MEDIZINERINNEN

*WIENER GESPRÄCHE ZUR SOZIALGESCHICHTE DER MEDIZIN*
*BAND 3*

# MEDIZINERINNEN

HERAUSGEGEBEN VON
SONIA HORN UND INGRID ARIAS

VERLAGSHAUS DER ÄRZTE
GESELLSCHAFT FÜR MEDIENPRODUKTION UND KOMMUNIKATIONSBERATUNG GMBH

Gedruckt mit Förderung des Bundesministeriums für Bildung, Wissenschaft und Kultur in Wien

Gefördert durch die Kulturabteilung der Stadt Wien, Wissenschafts- und Forschungsförderung


1. Auflage 2003



ISBN 3-901488-38-3

Umschlag: Lukas Drechsel-Burkhard, Wien
Satz und Layout: Helmut Lenhart
Projektbetreuung: Hagen Schaub
Druck: Medienfabrik, Graz

Printed in Austria

Anmerkungen zur Schreibweise:
Das Werk folgt den mit 1. August eingeführten Neuregelungen der deutschen Rechtschreibung. Davon ausgenommen sind Zitate sowie Literaturhinweise.
Aus Gründen der leichteren Lesbarkeit – vor allem in Hinblick auf die Vermeidung einer ausufernden Verwendung von Pronomen – haben wir uns dazu entschlossen, alle geschlechtsbezogenen Wörter nur in eingeschlechtlicher Form – der deutschen Sprache gemäß zumeist die männliche – zu verwenden. Selbstredend gelten alle Bezeichnungen gleichwertig für Frauen.

# INHALTSVERZEICHNIS

# VORWORT

Im Wintersemester 1900/1901 wurden in Österreich erstmals Frauen zum Medizinstudium zugelassen – obwohl sie davon nie dezidiert ausgeschlossen waren. 1897 war die Medizinerin Gabriele Possanner als erste Frau an der Universität Wien promoviert worden – sie war jedoch eine Ausnahme. Wie viele Medizinerinnen in dieser Zeit, hatte sie ihr Studium in der Schweiz absolviert und musste es – im Gegensatz zu ihren ebenfalls im Ausland promovierten männlichen Kollegen – in Österreich beinahe zur Gänze nochmals durchlaufen. Der Weg zur Zulassung war ein langer und harter, geprägt von bürokratischen Hindernissen und den vorgegebenen Einstellungen zu intellektuellen Fähigkeiten von Frauen im Allgemeinen. Dass Frauen mit der Verordnung des Unterrichtsministeriums vom 3. September 1900 „allgemein" zum Medizinstudium zugelassen wurden, setzte eine Änderung in Denkweisen voraus, die Frauen prinzipiell die Fähigkeit zustanden, Medizin zu studieren.

Das „Jubiläum" 100 Jahre Medizinstudium für Frauen in Österreich wurde zum Anlass genommen, Rückschau zu halten, die gegenwärtige Situation von Ärztinnen zu analysieren und Ausblicke zu wagen. Der historischen Dimension kommt bei solchen Anliegen eine wesentliche Bedeutung zu, da die entsprechenden Tatsachen – vor dem gesellschaftlichen, kulturellen, politischen, aber auch dem wirtschaftlichen Hintergrund betrachtet – Ausgangsbasis für heutige Zustände sind. Die Analyse dieser Basis kann dazu dienen, zu erkennen, dass die heutige Situation eine historisch gewachsene ist, die aktuellen gesellschaftlichen Strukturen jedoch bereits verändert sind. So kann zumindest die These aufgestellt und diskutiert werden, dass die heutige Situation von Ärztinnen (aber auch von Ärzten) noch durch Denkweisen früherer Zeiten geprägt ist, die der heutigen Realität des Lebens weitgehend nicht mehr entsprechen. Auch was die Fragestellungen der forschenden und praktizierten Medizin betrifft, kann über diese These nachgedacht werden.

Die „Wiener Gespräche zur Sozialgeschichte der Medizin – Medizinerinnen" behandelten, ausgehend von den genannten Fragestellungen und wissenschaftlichen Ansätzen zwei große Themenbereiche. Die beruflichen Möglichkeiten von Medizinerinnen und die Vorstellungen von Gesundheit und Krankheit in Bezug auf den weiblichen Körper.

Die Bezeichnung „Medizinerinnen" wurde gewählt, weil wir jenen Frauen Aufmerksamkeit schenken wollten, die ein Studium der Medizin an einer akademischen Einrichtung absolviert hatten und in theoretischen oder praktischen Bereichen der Medizin tätig waren bzw. sind. Frauen, die in verschiedenen historischen Epochen als Ärztinnen bezeichnet wurden oder medizinisch tätig waren, wurden diesmal nicht berücksichtigt. Ihnen sollen eigene „Wiener Gespräche" gewidmet sein.

Die Verbindung der beiden genannten Themenbereiche ergab sich einerseits aus der historischen Tatsache, dass sowohl berufliche Möglichkeiten von Frauen in der Medizin, als auch das Bild von gesunden/kranken Menschen durch die gesellschaftliche Definition der Rolle einer Frau/eines Mannes bestimmt sind. Andererseits gehört es zur Methodik der Sozialgeschichte der Medizin, bei der Auseinandersetzung mit der Geschichte von Gesundheit und Krankheit auch die Seite jener zu betrachten, die Medizin „erleiden", seien sie nun tatsächlich krank oder gesund. Diese Verknüpfung erfolgte über die Frage, ob, wie und in welchem Ausmaß sich in der Medizin als „Wissenschaft", aber auch als „Kunst" Inhalte und Praktiken geändert haben, seit Frauen nicht nur „Forschungsgegenstand" sind, sondern sich auch forschend und praktizierend betätigen. Verschiedene Aspekte boten sich hierbei an – etwa die Definition des männlichen Körpers als jenem, von dem Normen abgeleitet werden, des weiblichen Körpers als etwas „anderem" und damit als prinzipiell Pathologischem; das Einfließen gesellschaftlicher Normen in Bezug auf „männlich" und „weiblich" in die forschende und praktizierte Medizin sowie das Wirksamwerden dieser (zum Teil überkommenen) Normen auf den beruflichen Alltag von Medizinerinnen (Studentinnen wie Absolventinnen) und die Situation von Patientinnen.
Die Tagung wurde vom Verein für Sozialgeschichte der Medizin, dem Institut für Wirtschafts- und Sozialgeschichte der Universität Wien, dem Institut für Geschichte der Universität Wien sowie dem Frauenreferat der Wiener Ärztekammer veranstaltet. Finanzielle Unterstützung erhielten wir vom Österreichischen Ost- und Südosteuropainstitut, von der Österreichischen Forschungsgemeinschaft und der Stadtentwicklung Wien/Gruppe Wissenschaft, wofür wir uns hier herzlich bedanken.

Wir hoffen, mit diesem Buch einen Beitrag zur besseren Positionierung von Frauen in der Medizin und in der Gesellschaft leisten zu können.

Die Herausgeberinnen

# HISTORISCHE RAHMENBEDINGUNGEN

SIBYLLA FLÜGGE

# „GRÜNDLICHE UNTERSUCHUNG DER URSACHEN, DIE DAS WEIBLICHE GESCHLECHT VOM STUDIREN ABHALTEN."

„*Gründliche Untersuchung der Ursachen, die das weibliche Geschlecht vom Studiren abhalten.*" So nannte Dorothea Christiana Leporin, verheiratete Erxleben, ihre im Jahr 1742 publizierte Streitschrift,[1] mit der sie von Friedrich dem Großen einen königlichen Befehl erwirkte, der die Universität Halle zwang, sie zum Studium der Medizin zuzulassen. In ihrem Buch führte sie alle zeitgenössischen Argumente gegen das Frauenstudium ad absurdum. Diese Argumente bewegten sich durchweg noch in der paulinischen und aristotelischen Tradition. Das heißt, es ging zum einen um Lehren, denen zufolge Frauen im sozialen Sinne den Männern unterstellt seien, durch die ihnen der Platz im Inneren des Hauses zugewiesen und sie von öffentlichen Funktionen ausgeschlossen wurden, und es ging zum anderen um Theorien, wonach die Frauen als schwächere Wesen anzusehen seien, schwächer an Körperkräften, an Geisteskräften und seelischen Qualitäten. Dorothea Christiana Leporin konnte sich auf die neue geistesgeschichtliche Strömung der Aufklärung beziehen, wenn sie diese Auffassungen, die in den vorangegangenen Jahrhunderten als unumstößliche, von Gott gesetzte Wahrheiten tradiert worden waren, als überkommene Vorurteile kritisierte.[2] Für sich persönlich konnte sie damit einen Erfolg erzielen. Sie promovierte 1754 im Alter von 35 Jahren und war bis zu ihrem Tod 1762 als Ärztin in Quedlinburg tätig, während sie zugleich ihre Pflichten als Pfarrfrau und Stiefmutter von vier Kindern erfüllte. Einen Durchbruch für das Recht der Frauen, Medizin zu studieren, konnte sie nicht erringen. Im Gegenteil, mit dem 19. Jahrhundert begann für Frauen eine Epoche, in der ihre Rechte noch weiter eingeschränkt wurden.[3]

Im Zentrum der diesjährigen „Wiener Gespräche zur Sozialgeschichte der Medizin" stehen die Fragen, welche Widerstände die ersten Medizinerinnen zu überwinden hatten und welche Körpervorstellungen die Medizin im 19. und 20. Jahrhundert für Frauen und Männer bereit hielt. Zur Einführung möchte ich daher zwei Thesen vortragen, von denen sich die erste auf die Gründe für den Ausschluss der Frauen vom Studium bezieht und die zweite auf die Entstehung komplementärer Körperbilder, die wiederum Rückwirkungen auf die Rechtsstellung von Frauen auch auf dem Gebiet der Medizin hatten.

1 Dorothea Christiana LEPORIN, Gründliche Untersuchung der Ursachen, die das weibliche Geschlecht vom Studiren abhalten, Darin deren Unerheblichkeit gezeiget und wie möglich, nöthig und nützlich es sey Daß dieses Geschlecht der Gelahrtheit sich befleisse, umständlich dargelegt wird (Nachdruck der Originalausgabe Berlin 1742, Hildesheim/ New York 1975).

2 Auch vorher schon war die hier nur grob skizzierte herrschende Lehre vereinzelt in Frage gestellt worden, dazu: Constance JORDAN, Renaissance Feminism, Literary Texts and Political Models, Ithaca (London 1990); zum Diskurs in der Epoche der Aufklärung: Gisela BOCK, Frauen in der europäischen Geschichte (München 2000).

3 Ute GERHARD, Verhältnisse und Verhinderungen. Frauenarbeit, Familie und Rechte der Frauen im 19. Jahrhundert, mit Dokumenten (Frankfurt am Main 1978); Sibylla FLÜGGE, Gleiche Rechte für Frauen und Männer: greifbar nah – unendlich fern. Traditionslinien vom Mittelalter bis zur Aufklärung. In: STREIT, Feministische Rechtszeitschrift 2/2001 72–79.

**1. These: Frauen waren im Mittelalter und in der Frühen Neuzeit vom Studium an Universitäten ausgeschlossen, weil sie die Ämter, für die man an Universitäten qualifiziert wurde – primär das Priesteramt –, nicht ausüben durften. Der Ausschluss vom Amt legitimierte den Ausschluss von Studium und Lehre.**

Die Medizin gehört zu den ältesten an Universitäten gelehrten Wissenschaften. Sie teilt mit der Institution der Universität einen „Geburtsfehler": die Ausgrenzung der Frauen. Letztere lässt sich zurückführen auf den von der christlichen Kirche durchgesetzten Ausschluss der Frauen vom Priesteramt.[4]

Mit dem viel zitierten Machtwort des Apostel Paulus *„Wie in allen Gemeinden der Heiligen lasset eure Weiber schweigen in der Gemeinde; denn es soll ihnen nicht zugelassen werden, dass sie reden, sondern sie sollen untertan sein, wie auch das Gesetz sagt."*[5] legitimierte die christliche Kirche von Anbeginn das Verbot für Frauen, das Amt des Predigers wahrzunehmen, das heißt im Namen der Kirche Gottes Wort auf konkrete Situationen anzuwenden. Insbesondere während des Mittelalters herrschte die Auffassung, dass, wer zur Lehre nicht berechtigt war, auch nicht lernen sollte,[6] denn wer Zugang zu den Quellen des Wissens hatte, konnte sich von der heiligen Schrift, von den Schriften der Kirchenväter und von den Schriften der Kommentatoren ein eigenes Bild machen. Daraus folgte die Möglichkeit, sich eine eigene Meinung zu bilden, diese weiter zu geben, und dadurch Einfluss zu nehmen. Paulus fährt dementsprechend fort: *„Wollen sie aber etwas lernen, so lasset sie daheim ihre Männer fragen. Es steht den Weibern übel an, in der Gemeinde zu reden."* Wissen galt ihm als Machtfaktor. So schreibt er in einem anderen Brief: *„Einem Weibe aber gestatte ich nicht, dass sie lehre, auch nicht, dass sie des Mannes Herr sei, sondern stille sei."*[7] Dass die Lehren der Frauen auf Abwege führen und deshalb die Frauen den Männern Folge leisten müssen, leitete er aus der Geschichte des Sündenfalls her. So heißt es in dem Brief weiter: *„Denn Adam ist am ersten gemacht, darnach Eva. Und Adam ward nicht verführt; das Weib aber ward verführt und hat die Übertretung eingeführt."* Wissen und Lehre waren in der Theologie des Mittelalters und der Frühen Neuzeit verbunden mit dem Anspruch auf absolute Wahrheit, die ihren Ausdruck fand im Wort Gottes. Dessen Erkenntnis und Auslegung setzte daher eine klare Hierarchie der Definitionsmacht voraus, an deren Spitze Gott selbst stand und an deren Ende die Frauen verortet wurden: *„Ich lasse euch aber wissen, dass Christus ist eines jeglichen Mannes Haupt; der Mann aber ist des Weibes Haupt; Gott aber ist Christi Haupt."*[8]

Das Wort und Gebot Gottes galt in der Theologie des Mittelalters und der Frühen Neuzeit als beherrschend für die gesamte Schöpfung, jenseits dieser Wahrheit gab es kein Wissen über die Natur und den Menschen und kein legitimes Gesetz. Daraus konnte zwanglos die

4 Ida RAMIG, Der Ausschluss der Frau vom priesterlichen Amt – Gottgewollte Tradition oder Diskriminierung? Eine rechtshistorisch-dogmatische Untersuchung der Grundlagen des Kanon 968 § 1 des Codex Juris Canonici (Köln, Wien 1973). Zur ersten These siehe auch: Sibylla FLÜGGE, Hebammen und heilkundige Frauen. Recht und Rechtswirklichkeit im 15. und 16. Jahrhundert (Basel, Frankfurt am Main 1998).

5 1. Kor. 14, 34. Es geht in diesem Zusammenhang nicht um die Fragen nach dem authentischen Text, Kontext oder Verfasser der Briefe, sondern allein um die herrschende Interpretation der Texte im Mittelalter und der Frühen Neuzeit.

6 Klaus SCHREINER, Laienbildung als Herausforderung für Kirche und Gesellschaft – religiöse Vorbehalte und soziale Widerstände gegen die Verbreitung von Wissen im späten Mittelalter und in der Reformation. In: Zeitschrift für Historische Forschung 1984 257–354.

7 1. Tim. 2, 12.

8 1. Kor. 11, 3.

Suprematie der Theologie über jede andere Wissenschaft gefolgert werden wie auch die Untauglichkeit des weiblichen Geschlechts für wissenschaftliche Forschung und Lehre, auch außerhalb der Theologie. Daraus folgte des weiteren die Überzeugung, dass Frauen zur interpretierenden Umsetzung wissenschaftlicher Erkenntnisse, das heißt zum Regieren, nicht zugelassen werden dürften. Man bezog sich dabei insbesondere auf den Fluch, durch den Eva für den Griff nach den Früchten des Baums der Erkenntnis gestraft worden war: *„Und dein wille sol deinem Man unterworffen sein. Und Er sol dein Herr sein.“*[9]

Die zweite Wissenschaft, die an Universitäten gelehrt wurde, war die Rechtswissenschaft. An den rechtswissenschaftlichen Fakultäten, die zuerst in Oberitalien entstanden, wurden vor allem Prozessvertreter, Diplomaten und Richter ausgebildet. Der gerichtliche Prozess diente ursprünglich der Vermeidung eines bewaffneten Kampfes und war deshalb seit alters her eine Männerdomäne. Frauen waren demzufolge traditionell nicht als Richterinnen und Rechtsvertreterinnen tätig. Die an den Universitäten gelehrte Rechtswissenschaft hatte allerdings wenig zu tun mit bewaffneten Auseinandersetzungen. Vielmehr ging es ihr darum, verbindliche Regeln im Geschäftsverkehr einzuführen und klar definierte Ansprüche in einem kalkulierbaren Prozess durchsetzbar zu machen. Dabei wurden in erster Linie die von den Römern geschaffenen Rechtsregeln und Urteilssammlungen systematisiert und weiter entwickelt. Die unter dem christlichen byzantinischen Kaiser Justinian ca. 533 erstellte Kodifizierung des römischen Rechts enthielt den Satz: *„Frauen sind von allen bürgerlichen und öffentlichen Pflichten ausgenommen, daher können sie auch weder Richter sein noch Ämter bekleiden noch klagen oder für einen anderen vor Gericht eintreten noch als Bevollmächtigte auftreten.“*[10] Damit lag es für studierte Juristen auf der Hand, dass Frauen alle Berufe, für die das rechtswissenschaftliche Studium qualifizierte, nicht ausüben durften. Auch aus ihrer Sicht bestand daher keine Notwendigkeit, Frauen zum Studium zuzulassen. Zwar waren während der Renaissance an den eher gewerblich ausgerichteten Universitäten Oberitaliens vereinzelt auch Frauen unter den Lernenden und Lehrenden zu finden,[11] im deutschsprachigen Raum wurden die Universitäten jedoch von Anfang an als Institutionen geschaffen, die auch und vor allem der Ausbildung von Theologen dienten. Die Mitglieder der Universitäten erhielten durchweg den privilegierten Status der Kleriker, ein Status, der Frauen und Juden nicht verliehen werden konnte. Insbesondere in der Zeit der Reformation und Gegenreformation, als besonders viele Universitäten gegründet wurden, verfolgten die Landesherren damit den Zweck, Landeskinder zu geeigneten Beamten der Obrigkeit heranzubilden. Dementsprechend wurden nicht mehr nur Frauen und Juden, sondern auch die Angehörigen der jeweils anderen Konfessionen vom Studium ausgeschlossen.[12]

9 1. Moses 3, 16: Die Bibel in der Übersetzung Martin Luthers nach der Ausgabe Wittenberg 1545 neu gesetzt (Gütersloh 1986). In der Neubearbeitung der EKD von 1984 heißt es: „Und dein Verlangen soll nach deinem Manne sein, aber er soll dein Herr sein.“

10 C. E. OTTO / B. SCHILLING / C. F. F. SINTENTIS (Hg.), Corpus Juris Civilis (Leipzig 1832) D., 50, 17, 2, dazu: Sibylla FLÜGGE, Entstehungsbedingungen von Frauendiskriminierung im Recht: Methodische Überlegungen zur Rechtsgeschichte. In: Recht Richtung Frauen, Beiträge zur feministischen Rechtswissenschaft, hg. vom Verein ProFri – Schweizerisches Feministisches Rechtsinstitut, Lachen (St. Gallen 2001) 127–158.

11 Mary Bailey OGILVIE, Women in Science, Cambridge Mass. (London 1986).

12 Monika RICHARZ, Der Eintritt der Juden in die akademischen Berufe (Tübingen 1974).

Die dritte Wissenschaft, die von Anfang in Universitäten gelehrt wurde, die Medizin, galt im Mittelalter als weltliches Pendant zur Theologie: der Physicus verstand sich neben dem Theologicus, dem Seelenarzt, als Leibarzt. Als zu Beginn der Frühen Neuzeit im deutschsprachigen Raum die ersten medizinischen Fakultäten entstanden, galten deren Absolventen als Sachverständige für das leibliche Wohl des Gemeinwesens. Als solche beanspruchten sie die Kontrolle über alle heilkundlich tätigen Personen und berieten die Obrigkeiten in Fragen der Gesundheitsfürsorge. Sie nahmen damit im Namen der Obrigkeiten einen Teil der Regierungsaufgaben wahr – das heißt Funktionen, die Frauen grundsätzlich verschlossen waren. Institutionell wurden diese Aufgaben im Amt der Stadt- oder Landphysici verankert und in einigen Städten waren sie einem Kollegialorgan der Ärzte zugewiesen, dem „collegium medicum" oder der medizinischen Fakultät.[13]

Der Hauptberuf der studierten Medici, die ärztliche Praxis, war jedoch kein Privileg der Doctores, darin unterschied sich ihre Lage grundsätzlich von der der Juristen und Theologen. Vielmehr sahen sich erstere der Konkurrenz einer Vielzahl anderer Berufsgruppen ausgesetzt, die beim Publikum oft ein höheres Vertrauen genossen als die studierten Ärzte. So gab es die nach Zunftrecht organisierten Wundärzte, die Bader und Barbiere, und die von der Obrigkeit mit einem entsprechenden Privileg versehenen Apotheker. Daneben aber gab es eine Vielzahl anderer Berufsgruppen, die mit Arzneimitteln handelten, und eine große Zahl von SpezialistInnen für bestimmte Krankheiten, Diagnosen oder Operationen, die oftmals von Ort zu Ort zogen. Schließlich gab es überall Personen, die als niedergelassene Ärzte praktizierten, ohne über eine formelle Ausbildung zu verfügen.[14] So berichtet der studierte Arzt Felix Platter, dass im Jahr 1557 in Basel neben 11 Doctores als „Empiriker" *„der Zilochus zu S. Alban"* und *„Ottonis Brunfelsii witwen"* tätig waren. Daneben war aber auch *„der Amman, so man nempt der bur von Utzensdorf"* sehr berühmt. *„Nach im ist der jud von Alßwiler mechtig gebrucht worden lange zeit. Es war auch ein alt weib im Gerbergeßlin, die Lülbürenen genannt, so auch ein zulauf von krancken hatt, wie auch beide nachrichter alhie, Wolf und Görg, gebriedere Käse."*[15]

Im Verlauf des 16. und 17. Jahrhunderts versuchten die studierten Ärzte, sich ein Terrain zu erobern, für das sie allein das Privileg beanspruchten: das so genannte Medizinieren, die Verordnung von Arzneimitteln, insbesondere zur Behandlung der Krankheiten im Innern des Körpers. Während des 17. Jahrhunderts drängten die ärztlichen Berater der Obrigkeiten im gesamten deutschsprachigen Raum darauf, die Pflichten und Befugnisse aller im heilkundlichen Bereich tätigen Berufsgruppen in Medizinalordnungen zu regeln. Im Ergebnis führte das dazu, dass eine große Vielzahl von gewerblich tätigen Heilkundigen, von Arzneimittelverkäufern und von Spezialisten für bestimmte Krank-

13 Letzteres galt vor allem in Wien, dazu: Sonia HORN, »... damit sy in ain rechte erfahrenheit der practighen kummen.« Der Praktische Unterricht für akademische Ärzte vor den Reformen durch van Swieten. In: Wiener Gespräche zur Sozialgeschichte der Medizin, Vorträge vom 9.–11. 11. 1994, hg. von Helmuth GRÖSSING, Sonia HORN, Thomas AIGNER (Wien 1996) 75–96.

14 Christian PROBST, Fahrende Heiler und Heilmittelhändler. Medizin von Marktplatz und Landstraße (Rosenheim 1992); Robert JÜTTE, Ärzte, Heiler und Patienten. Medizinischer Alltag in der Frühneuzeit (München 1991).

15 Felix PLATTER, Tagebuch, Lebensbeschreibung 1536-1567, hg. v. Valentin LÖTSCHER (Basel 1976) 335.

heiten oder Operationen ihre Tätigkeit nicht mehr legal ausüben durften.[16] Während jedoch medizinisch interessierte Männer – sofern sie keine Juden waren – die Möglichkeit hatten, entweder das medizinische Handwerk des Baders bzw. des Barbiers zu erlernen, ein Apotheken-Privileg zu erhalten oder Medizin zu studieren, waren die an der Heilkunde interessierten Frauen nicht nur vom Studium ausgeschlossen, sondern ihnen wurde im Verlauf der Frühen Neuzeit auch zunehmend die Möglichkeit verwehrt, das Handwerk der Bader bzw. Barbiere auszuüben oder selbständig eine Apotheke zu führen.[17] Diese Entwicklung stand im Zusammenhang mit einer generellen Verengung des Arbeitsmarktes für Frauen, ausgelöst durch eine anhaltende wirtschaftliche Stagnation im Bereich der zünftigen Gewerbe. Der Ausschluss von Frauen wurde legitimiert durch das insbesondere durch die Reformatoren propagierte Leitbild der dem Manne dienenden Hausfrau.[18] Solange es jedoch zugelassene Ärzte nicht in ausreichender Zahl gab, die Dienste der zugelassenen Ärzte, insbesondere der Akademiker, für weite Teile der Bevölkerung nicht finanzierbar waren und darüber hinaus die akademisch ausgebildeten Ärzte im Wettbewerb mit den sonstigen Heilkundigen keine sichtbar höheren Erfolgsraten erzielen konnten, blieb die Zahl der „im Winkel"[19] arbeitenden Heilkundigen sehr hoch.[20] Unter ihnen muss der Frauenanteil auch deshalb beträchtlich gewesen sein, weil es viele Frauen in bestimmten Situationen *„heimlicher weiber krankheiten halber, so man einem artztet nit gern entdeckt"*[21] vorzogen, bei einer Frau Hilfe zu suchen.

Während die Theologen und Juristen Ämter bekleideten, die Frauen niemals hatten ausüben können, mussten sich die Ärzte im beruflichen Alltag sehr direkt mit der Konkurrenz durch Frauen auseinander setzen. So konnten gerade die Mediziner kein Interesse daran haben, diese Konkurrenz durch eine Zulassung der Frauen zum Studium zu vergrößern. Allerdings war es im Bereich der Medizin nicht leicht, den Ausschluss der Frauen vom Studium zu legitimieren. Während die Theologen den Ausschluss der Frauen von der Wissenschaft direkt aus Gottes Wort ableiten konnten, während die Juristenausbildung ausschließlich für öffentliche Ämter qualifizierte, von denen Frauen nach alter Tradition und nach dem römisch-kaiserlichen Gesetz schon immer ausgeschlossen waren, gab es für die Medizin keine vergleichbar alten Traditionen und Rechtssätze. In der Praxis war es allerdings auch nicht nötig, das Verbot des Medizinstudiums für Frauen zu rechtfertigen. Da die Theologen- und Juristenfakultäten sich so eindeutig gegen Frauen abgeschottet hatten, konnten sich die Mediziner dieser Praxis einfach anschließen.[22]

So gesehen ist es vielleicht kein Zufall, dass es vorrangig Mediziner waren, die den generellen Ausschluss der Frauen vom Studium in der Epoche der Aufklärung, als die Gleichstellung aller Menschen, der Männer wie der Frauen, denkbar wurde, auf eine neue, solide Basis

16 Sibylla FLÜGGE, Reformation oder erneuerte Ordnung die Gesundheit betreffend – Die Bedeutung des Policeyrechts für die Entwicklung des Medizinalwesens zu Beginn der Frühen Neuzeit. In: Bettina WAHRIG-SCHMIDT, Werner SOHN (Hg.), Zwischen Aufklärung, Policey und Verwaltung. Zur Genese des Medicinalwesens, erscheint 2002 in der Reihe „Wolfenbüttler Forschungen", hg. von der Herzog August Bibliothek.

17 Merry E. WIESNER-HANKS, Ausbildung in den Zünften. In: Elke KLEINAU / Claudia OPITZ (Hg.), Geschichte der Mädchen- und Frauenbildung Bd. 1, vom Mittelalter bis zur Aufklärung (Frankfurt am Main, New York 1996) 91–102.

18 Lyndal ROPER, Das fromme Haus – Frau und Moral in der Reformation (Frankfurt/Main, New York 1995).

19 Sie wurden „Winkelärzte" genannt. Heute würden wir von einer „Schattenwirtschaft" sprechen.

20 Robert JÜTTE, Geschichte der alternativen Medizin: Von der Volksmedizin zu unkonventionellen Therapien von heute (München 1996).

21 „Geschworenen Frawen Eid", Mitte 17. Jahrhundert, Staatsarchiv Basel, Ratsbücher K 4, Eid- und Ordnungsbuch, 1534, fol. 196-197. Die „geschworenen Frauen" wurden in einigen Städten des süddeutschen Raumes Ende des 16./ Anfang des 17. Jahrhunderts als medizinisch tätige Frauen für die Hilfe bei schweren Geburten verpflichtet. Dazu: FLÜGGE, Hebammen (Anm. 4) 91 ff.

22 Das Gleiche galt für die philosophischen Fakultäten. Die dort gelehrten „freien Künste" wurden in der Gründungszeit der Universitäten in erster Linie als Grundstudium für die spezielleren Wissenschaften aufgefasst. Mit der Emanzipation der Naturwissenschaften, der Philosophie und Philologie vom Korsett theologischer Dogmen erhielten Frauen zunächst eine Chance, sich als anerkannte Wissenschaftlerinnen zu betätigen, bis die herrschende Meinung sich gegen Ende des 18. Jahrhunderts auf die alte Rollenzuweisung im neuen Gewand festlegte. Beispiele bei: Lynette HUNTER, Sarah HUTTON (Hg.), Women, Science and Medicine 1500–1700 (Gloucestershire 1997); Londa SCHIEBINGER, Schöne Geister. Frauen in den Anfängen der Wissenschaft (Stuttgart 1993).

stellten, indem sie die Notwendigkeit dieses Ausschlusses durch eine naturwissenschaftliche Analyse des weiblichen Körpers begründeten.

Dorothea Christiana Leporin hatte sich noch mit der aristotelischen Lehre von der Schwäche des Weibes auseinander zu setzen. Diese beruhte auf den aus der Antike überkommenen Vorstellungen über die körperliche Beschaffenheit von Männern und Frauen, die als mehr oder weniger heiß bzw. kalt und mehr oder weniger feucht bzw. trokken qualifiziert wurden. Frauen galten als überwiegend kalt und feucht und schwach und wankelmütig, Männer als überwiegend heiß und trocken und stark. Es gab aber in dieser Vorstellungswelt auch relativ trockene, heißere und stärkere Frauen so wie umgekehrt einzelne Männer auch ähnlich kalt und feucht und schwach sein konnten wie Frauen. Auch die Genitalien wurden zwar nach ihrer äußeren Gestalt unterschieden aber nicht als prinzipiell verschieden interpretiert: alle Teile, die sich beim Mann außerhalb des Körpers befinden, wurden bei Frauen im Inneren verortet.[23]

Friedrich der Große, der dem Zeitgeist der Aufklärung verbunden war, ließ sich durch Dorothea Christiana Leporin überzeugen, dass die graduellen Unterschiede, die zwischen Männern und Frauen gemacht wurden, den Ausschluss aller Frauen vom Studium nicht rechtfertigen konnten. Ebenso überzeugend war das Argument, dass auch die Aufgaben, die den Frauen durch die Führung des Haushalts entstanden, diese nicht notwendiger Weise vom Studieren abhalten mussten. Die Frage, ob der Ausschluss der Frauen von öffentlichen Ämtern legitimierbar sei, wurde von Dorothea Christiana Leporin nur am Rande gestreift, da diese durch das römisch-kaiserliche und kirchliche Recht errichtete Bastion offenbar zu groß war. Sie bringt aber zahlreiche Argumente, warum das Studium auch dann nützlich ist, wenn es nicht in die Ausübung eines öffentlichen Amtes mündet. Es sind dies die Argumente, mit denen etwa zur gleichen Zeit die ersten Juden zum Studium zugelassen wurden, die ja ebenfalls noch lange keine öffentlichen Ämter übernehmen durften.[24] Während sich die Universitäten im späten 18. und frühen 19. Jahrhundert nach und nach dazu bereit fanden, Juden zum Studium zuzulassen, wurden Frauen in dieser Zeit explizit und radikaler als zuvor vom Studium ausgeschlossen. Damit komme ich zu meiner zweiten These.

**2. These: Im Zuge der Aufklärung kamen die in der Theologie und im römischen Recht verankerten Begründungen für die Diskriminierung von Frauen ins Wanken. An ihre Stelle traten neue, naturwissenschaftlich und naturrechtlich fundierte Theorien über den Geschlechtscharakter von Frauen, die geeignet waren, die Frauendiskriminierung weiter zu verfestigen.**

Wissenschaftler verschiedener Disziplinen, insbesondere Pädagogen, Anthropologen und Mediziner, erfanden in der Epoche der Aufklärung

23 Zur Veränderung des Körperbildes vom Ein-Geschlecht-Modell zum Zwei-Geschlechter-Modell: Thomas LAQUEUR, Auf den Leib geschrieben. Die Inszenierung der Geschlechter von der Antike bis Freud (Frankfurt/Main, New York 1992).

24 RICHARZ, Eintritt (Anm. 12).

das Konzept der Komplementarität von Männern und Frauen, mit dem die Unterordnung der Frauen unter die Herrschaft der Männer wissenschaftlich untermauert wurde.[25] Jakob Fidelis Ackermann, der erste Mediziner, der in Deutschland den Versuch unternahm, durch vergleichende Messungen an männlichen und weiblichen Leichen die Geschlechtsunterschiede in allen Körperteilen nachzuweisen,[26] kam in seiner Dissertation von 1788 *„Ueber die körperliche Verschiedenheit des Mannes vom Weibe außer den Geschlechtstheilen“* noch zu dem Ergebnis, dass Frauen zur Wissenschaft besser geeignet seien als Männer: *„Das weibliche Geschlecht führt nun größtentheils eine sitzende Lebensart, und beschäftigt sich nicht mit solchen Arbeiten, die anhaltende Körperkräfte und Muskelstärke fordern. Ihre Knochen und Muskeln sind überdas schwächer und die Nervenanfänge dünner; daher es denn auch kein Wunder ist, wenn sie im Durchschnitt genommen zu wissenschaftlichen Unternehmungen tauglicher sind als die Männer; deren größten Theil ohnstreitig körperliche Arbeiten zum Loose geworden.“*[27] Diese Deutung der beobachteten Unterschiede setzte sich nicht durch und wurde später von Autoren, die sich auf Ackermann beriefen, verschwiegen.[28] Gab es in der Epoche der französischen Revolution noch eine Reihe von Frauen und Männern, die sich für das Recht auf Bildung und politische Betätigung von Frauen eingesetzt hatten,[29] so wurde gegen Ende des 18. Jahrhunderts die insbesondere von Rousseau begründete Lehre von der Notwendigkeit komplementärer Geschlechtsrollen zur herrschenden Lehre, die eine grundsätzlich andere Deutung der anatomischen Befunde notwendig machte. 1802 schrieb der Arzt Pierre-Jean-Georges Cabanis in seinen viel beachteten „Rapports du physique et du moral de l'homme“:[30] *„Zur Erreichung dieses Zwecks muß der Mann, wie dieses Rousseau sehr gut gesagt hat, angreifen, das Weib vertheidigend zu Werke gehen. (...) Der Mann muß stark, kühn, unternehmend, das Weib schwach, furchtsam, verschlagen seyn. So lautet das Gesetz der Natur.“*

Mit dem Siegeszug der Naturwissenschaften wurde das Naturgesetz auch zur Richtschnur der bürgerlichen Gesetze, die die Unterordnung der Frauen immer detaillierter festschrieben.[31] Während in Universitäten und Akademien die Wissenschaften ausschließlich von Männern weiterentwickelt wurden und diese den Menschen grundsätzlich als männlich dachten, entstand die Wissenschaft von dem „anderen“ Wesen, von den „Eigenthümlichkeiten der weiblichen physischen und psychischen Lebensäußerungen“, die der Direktor der Entbindungsanstalt Dresden, Carl Gustav Carus, 1820 erstmals mit dem Begriff „Gynäkologie“ bezeichnete.[32] Er schrieb in seinem „Lehrbuch der Gynäkologie“: *„Wenn nämlich im Weibe überhaupt Animalität, und folglich schärfere Individualität sowie Selbständigkeit weniger vorherrscht, so wird sich dieß auch im Psychischen äußern, und wir finden daher <u>die</u> Energie der Geisteskraft im Weibe nicht, welche dem Manne möglich ist. Das eigentliche Feld der Wissenschaft und Spekulation, die Schärfe*

25 Zum Folgenden: Claudia HONEGGER, Die gute Ordnung der Geschlechter. Die Wissenschaft vom Menschen und das Weib (München 1991).

26 Er war ein Schüler von Samuel Thomas Sömmering, der 1785 durch seine anatomische Studie „Ueber die körperliche Verschiedenheit des Negers vom Europäer“ heftige Auseinandersetzungen provoziert hatte: HONEGGER, Gute Ordnung (Anm. 25) 172.

27 Jakob Fidelis ACKERMANN, Ueber die körperliche Verschiedenheit des Mannes vom Weibe außer den Geschlechtstheilen, übersetzt nebst einer Vorrede und einigen Bemerkungen von Joseph WENZEL (Mainz 1788) 141 f., zit. nach HONEGGER, Gute Ordnung (Anm. 25) 177.

28 Ebenda.

29 Ute GERHARD, Grenzziehungen und Überschreitungen. Die Rechte der Frauen auf dem Weg in die politische Öffentlichkeit. In: Ute GERHARD (Hg.), Frauen in der Geschichte des Rechts. Von der Frühen Neuzeit bis zur Gegenwart (München 1997) 509–548.

30 Zitat aus der deutschen Ausgabe: Pierre-Jean-Georges CABANIS, Ueber die Verbindung des Physischen und Moralischen in dem Menschen, 2 Bände (Leipzig 1804) 329 f., zit. nach HONEGGER, Gute Ordnung (Anm. 25) 159.

31 Doris ALDER, Die Wurzel der Polaritäten, Geschlechtertheorie zwischen Naturrecht und Natur der Frau (Frankfurt/Main, New York 1992).

32 HONEGGER, Gute Ordnung (Anm. 25) 208.

*des Urtheils, die Tiefe der männlichen Vernunft, sind der weiblichen Seele unzugänglich; dahingegen ist der Geist des Weibes feiner, schneller in der Auffassung, zur richtigen Erkenntniß der einzelnen und näheren Verhältnisse des menschlichen Lebens mehr geeignet, und ein gewisser Scharfsinn, Neigung zur List, so wie Fertigkeit im Uebergehen aus einer Vorstellungsreihe in die andere, ist ihm natürlich.*[33]

Der Fachmann für Frauen, der Gynäkologe, kannte nicht nur die Zeichen der Schwangerschaft und die Geburtsvorgänge, er kannte die besondere Spezies Frau in allen ihren Lebensäußerungen. Der berühmte Geburtshelferarzt Eduard Caspar von Siebold beginnt im Jahr 1828 die Einleitung zu seinem Lehrbuch mit einer Betrachtung über die Geschlechtsunterschiede. In Anspielung auf den durch die Anatomie geschärften Blick des Arztes, der das Innere des Menschen erblickt und damit auch sein eigentliches Wesen erkannt hat, definiert er die Unterschiede zwischen Männern und Frauen ausschließlich aus ihrer Zwecksetzung heraus. Diese steht deutlich in aristotelischer Tradition, die hier als Naturgesetz gedeutet wird, einem Gesetz, dem die Natur selbst unterworfen ist, wenn sie ihre Absichten umsetzen will:

*„Der Mann und das Weib, nach einem scheinbar gleichen Vorbilde geschaffen, bieten den Augen der Menge keine besonderen Verschiedenheiten dar, als in der Gestalt und Beschaffenheit des äußeren Körpers, so wie in der Kraft der Muskeln. (...) Ohne sich bei diesen oberflächlichen Begriffen aufzuhalten, dringen die Blicke des aufgeklärten Beobachters weiter: das tiefe Studium, welches er einem so wichtigen Gegenstande widmen musste, macht ihn fähig, zwischen dem Manne und dem Weibe eine Menge Unterschiede und Schattirungen zu entdekken, welche dem ersten Blicke nicht auffallen. Der Mann muss kraftvoll sein: er muss sich einer grossen Gestalt erfreuen. Er soll ja nicht allein für die Erhaltung und Sicherheit der Familie sorgen, seiner Frau und seinen Kindern die nöthigen Bedürfnisse schaffen, sondern das Wohl des Staates, das seiner Mitbürger, mit einem Worte die Aufrechterhaltung der ganzen Weltordnung ruht in seinen Händen. Indessen hat seine Grösse doch keinen wirklichen Werth, wenn nicht alle andern Theile seiner Organisation in der vollkommensten Harmonie sind; (...) Es erreicht der Mann aber diese Vollkommenheit erst zwischen seinem dreissigsten und vierzigsten Jahre, (...) Wenn vermöge seiner Bestimmung der Mann der Welt angehört, so gehört das Weib dagegen dem Manne an. Klein ist der Wirkungskreis, in welchem die Frau wirken soll; aber er greift doch in das Ganze mächtig mit ein. Ganz anders musste aber auch die Natur das Weib ausstatten, und nicht allein hinsichtlich der Zeugungsorgane, und überhaupt des ganzen Körpers, vom Manne unterscheiden, sondern in der ganzen Persönlichkeit musste das Weib als solches hervortreten, und schon in der ersten Kindheit musste sich dasselbe als weiblich beurkunden. Alles bezweckt die Erfüllung der deutlich ausgesprochenen Absicht der Natur, vom Weibe*

33 Carl Gustav CARUS, Lehrbuch der Gynäkologie oder Systematische Darstellung der Lehren von der Erkenntniß und Behandlung eigenthümlicher gesunder und krankhafter Zustände, sowohl der nicht schwangern, schwangern und gebärenden Frauen, als den Wöchnerinnen und neugeborenen Kinder, 2 Bände (Leipzig 1820) 46, zit. nach: HONEGGER, Gute Ordnung (Anm. 25) 208 f.

*zunächst die Gattung fortpflanzen zu lassen: alle Wünsche der Frau sind erreicht, sobald Schwangerschaft eintritt.*"[34]

Der akademisch gebildete Arzt inszeniert sich hier als Fachmann, der alles über den Lebenszweck, den Körper und auch über die Wünsche der Frauen weiß. Damit unterscheidet sich seine Position wesentlich von der seines hundert Jahre älteren Kollegen Dr. Johannes Pelargius Storch, der zwischen 1747 und 1752 Erfahrungen aus seiner 1708 begonnenen Eisenacher Praxis in acht Bänden „Von Weiberkranckheiten" publiziert hatte.[35] Auch Storch war ein Forscher, der versuchte, den „Willen der Natur" in der Vorgängen der Körper zu erkennen. Aber für ihn war der Leib noch undurchsichtig, wie Barbara Duden feststellt, *„ein Ort verborgenen Geschehens. Solange der Mensch lebt, lässt sich der Körper nicht öffnen, sein Inneres lässt sich nicht entschlüsseln, nicht sehen. Nur über Zeichen, die am Leib erscheinen, oder die aus ihm strömen, lassen sich Vermutungen über sein Inneres anstellen. Das war Selbstverständlichkeit bis zur Verallgemeinerung unserer anatomischen Gewissheit.*"[36] Solange der Körper dem deutenden Blick und dem manipulierenden Zugriff des forschenden Arztes verschlossen war, wurde das Innere nicht als fest gefügte Struktur erlebt, vielmehr schien er erfüllt zu sein von verschiedenen Flüssigkeiten, die ihre Menge, Fließrichtung und Struktur verwandeln konnten, von Organen, die wandern konnten, und eventuell von toten oder lebenden Fremdkörpern, die sich einnisteten. Das Innere wurde von äußeren Eindrücken beeinflusst. Diese konnten materieller Natur sein, wie Speisen oder Gerüche, sie konnten aber auch immaterieller Natur sein, wie Gefühlserregungen oder Magie. Um Leibphänomene zu verstehen, musste nach ihrer Ursache geforscht, die Folge beschrieben und ihr Sinn und Ziel erfasst werden. Eine Diagnose war daher nur möglich im Gespräch, in dem die Kranken oder ihre Angehörigen ein Leibphänomen als auffällig schilderten und mögliche Ursachen dafür benannten, um so zu einer Deutung zu finden, ob das beobachtete Phänomen als Ausdruck eines natürlichen Heilungsprozesses zu verstehen sei, oder ob der Natur geholfen werden müsse. Für die Fragen, was Besorgnis erregend sein könne, insbesondere aber, was die Ursache für körperliche Veränderungen sein könne, gab es zu Beginn des 18. Jahrhunderts noch keine verbindlichen Vorgaben. Hier hielt sich der Arzt Storch weitgehend an die Interpretationen seiner Patientinnen. Meinungsverschiedenheiten aber gab es häufig bezüglich der anzuwendenden Heilmittel: *„Die Zeichen des Leibes sagen den Frauen eher von einem obstinaten, widerspenstigen und von Verhärtung bedrohten Inneren, für den Arzt erzählen sie von einem inneren Irrtum, davon, wie und wo der Leib selbst sich müht, die Last loszuwerden.*"[37]

Durch die Verfeinerung anatomischer Kenntnisse, durch die Entwicklung von Hilfsmitteln wie Scheidenspekulum und Hörrohr, durch die der Arzt ein Stück weit in das Innere eindringen konnte, und durch die

34 Eduard Caspar Jacob von SIEBOLD, Abbildungen aus dem Gesammtgebiete der theoretisch-praktischen Geburtshülfe, nebst beschreibender Erklärung derselben. 2. umgearbeitete und vermehrte Aufl. (Berlin 1842) 1 f. (1. Aufl. 1828).

35 Zum Folgenden: Barbara DUDEN, Geschichte unter der Haut. Ein Eisenacher Arzt und seine Patientinnen um 1730 (Stuttgart 1987).

36 Ebenda 125

37 Ebenda 132

Mikroskopie, die Unsichtbares sichtbar machte, verloren die subjektiven Wahrnehmungen der Patientinnen und Patienten für die Diagnose der Ärzte zunehmend an Wert. Die Deutung des Körpers als Maschine, die mit der Erfindung von Automaten – sich selbst bewegenden, zuerst von Uhrwerken, später von Dampf und schließlich von der unsichtbaren Kraft der Elektrizität angetriebenen Maschinen – einher ging, führte zur Normierung der Körper. Nicht mehr die subjektiven und komplexen Erklärungsversuche für als störend wahrgenommene Erscheinungen am Körper wurden jetzt von den Ärzten zum Ausgangspunkt ihrer Diagnosen und Therapien genommen, sondern messbare Normabweichungen. Damit gerieten die PatientInnen im Allgemeinen und die Frauen im Besonderen in die Position bloßer Objekte wissenschaftlicher Spekulation.

Wie sehr Frauen diesen neuen Zugriff als gewalttätigen Übergriff auf ihre körperliche Integrität empfanden, geht aus der Petition eines besorgten Braumeisters hervor, der im Jahr 1779 versuchte, seine unverheiratete Tochter davor zu bewahren, in der neu eröffneten Jenaer Gebäranstalt entbinden zu müssen: *„mit einem Strohm von Thränen, die ihr der gerechte Schmertz ausprеßete sagte sie zu mir und meinem hochschwangeren Weibe: Nun bin ich da, wo ihr mich hinschickt, gewesen, keine Hebamme habe ich nicht, sondern nur den H. Prof. Loder anfänglich angetroffen. Dieser brachte mich in eine Stube, und kaum befande ich mich darinnen, so kahmen aus dieser Stuben Cammer etliche 20 Studenten eingetreten, diese umgaben mich, ein neugieriger davon wollte so gleich den Anfang, unerwartet und unanständig mich zu betasten machen. (...) Vater! sprach meine Tochter, voller Jammer und Verzweiflung (...) ich kann die Schamhaftigkeit nicht auf die Seite setzen und mich etwann den muthwilligen Betastungen junger Studenten bloß und willkürlich Preiß stellen. Ihr wisset, daß ich mich jederzeit ehrlich aufgeführet, und mir nichts als diesen meinen ersten Fehltritt vorzuwerfen habe, zwinget mich nicht dahin zu gehen, wo ich aller Schamhaftigkeit vergessen seyn soll, eher will ich das Leben verlieren, als mich so unerbar behandeln zu lassen und als hoch Schwangere vor Schecken und Alteration meine Gesundheit und wohl gar mein Leben darüber auf zu opfern.“*[38]

Die hier zitierte Christina Sophia Rosina Tonndorff geht ganz im Sinne der traditionellen Vorstellungen davon aus, dass Schrecken und Scham ihr und ihrer Leibesfrucht schaden könnten. Die Generalpolizeidirektion hingegen gibt sich in ihrem Erwiderungsschreiben vom 9. 8. 1779 aufgeklärt: *„Die Obliegenheit der unehelich Schwangern, sich touchiren und accouchiren zu lassen, ist nicht als etwas der Ehre zuwider laufendes anzusehen (...) Der Abscheu der unehelich Schwangern rührt blos aus einem Vorurtheil her, welches aber zu bekämpfen und auszurotten der Obrigkeit Pflicht ist.“*[39] Die Ärzte räumten in der Folgezeit nicht nur mit so genannten Vorurteilen auf, sondern sie ent-

38 Stefan Wolter: „...zwinget mich nicht dahin zu gehen, wo ich aller Schamhaftigkeit vergessen sein soll“. Aus den Anfängen der Jenaer Entbindungsanstalt. In: Christine LOYDVET (Hg.), Von der Wehemutter zur Hebamme. Die Gründung von Hebammenschulen mit Blick auf ihren politischen Stellenwert und ihren praktischen Nutzen (Osnabrück 2001) 79–98, 79 und 88. Die junge Frau entzog sich selbst erfolgreich der Entbindung in der Anstalt und ihr tot geborenes Kind der Sektion durch den Geburtshelferarzt und Anatom Loder. Zur Strafe wurde sie 4 Wochen eingesperrt.

39 Ebenda 88 f.

wickelten neue Urteile über richtiges und falsches Verhalten. Die Gynäkologie als Wissenschaft von den Frauen beschäftigte sich außerdem intensiv mit deren Wünschen. Anders als dem an Frauen interessierten Arzt Storch im 18. Jahrhundert ging es den Frauenärzten im 19. Jahrhundert nicht mehr darum, was eine Frau zu wünschen meinte, sondern was nach dem Gesetz und Willen der Natur ihr objektiver Wunsch war. Diese komplexe Frage konnte im Einzelfall nur der Fachmann beantworten, deshalb wurde in Ratgeberbüchern für Frauen in der zweiten Hälfte des 19. Jahrhunderts dringend davon abgeraten, bei gesundheitlichen Problemen den Rat anderer Frauen einzuholen oder gar mit Freundinnen über psychische bzw. sexuelle Probleme zu sprechen. Der Hausarzt oder Frauenarzt stilisierte sich so – gegebenenfalls neben dem Theologen – zum einzigen Vertrauten der Frauen, zu ihrem normativen Ratgeber in allen Lebensfragen.[40]

Die Frauenbewegung, die in der zweiten Hälfte des 19. Jahrhunderts entstand, forderte die Zulassung von Frauen zum Studium der Medizin vor allem unter Hinweis auf die Verletzung des Schamgefühls, die Frauen empfanden, wenn sie ihren Körper vor dem Auge eines Mannes entblößen und mit diesem über sexuell konnotierte Körperteile und Erfahrungen sprechen mussten. So argumentierte die Frauenrechtlerin Mathilde Weber in ihrer Petition an den deutschen Reichstag unter dem Titel „*Aerztinnen für Frauenkrankheiten – eine ethische und sanitäre Notwendigkeit*“, es sei unerträglich, dass „*wir bei sexuellen Leiden im Konflikte mit unserem angeborenen Zartgefühl und unseren anerzogenen Sitten nur durch – Männerhilfe Heilung finden können.*“ Es müsse Frauen möglich gemacht werden, medizinische Hilfe bei einer Frau in Anspruch zu nehmen, ohne durch „*die moralische Pein (...), von einem Arzte Symptome prüfen zu lassen*“, von einer rechtzeitigen Diagnose und Therapie abgehalten zu werden.[41] Dem setzten allerdings führende Ärzte in wissenschaftlichen Gutachten zur Frage des Frauenstudiums moralische Bedenken ganz anderer Art entgegen: „*Man denke sich nur die junge Dame im Seziersaal mit Messer und Pincette vor der gänzlich entblößten männlichen Leiche sitzen (...) man bedenke, dass das alles in Gegenwart der männlichen Studenten vor sich geht, dass die männlichen wie die weiblichen in der ersten Zeit der Mannbarkeit stehen, wo die Erregung der Sinnlichkeit ganz besonders leicht und gefahrvoll ist, – man stelle sich das einmal so recht lebhaft vor und dann sage man, ob man junge weibliche Angehörige der eigenen Familie in solchen Verhältnissen sehen möchte!*“[42]

Die erste Ärztin, die, nach dem Studium in Zürich, in Österreich ihre Promotion und Approbation durchsetzen konnte, erreichte dies 1897 durch eine Intervention des Kaisers Franz Joseph persönlich. In ihrer Petition hatte die Baronin Gabriele Posanner von Ehrenthal ihn gebeten, ihr die „*Ausübung der ärztlichen Praxis in Österreich allergnädigst zu bewilligen (...) da zahlreiche Mädchen und Frauen sich*

40 Zu den Folgen dieser Ursprünge gynäkologischer Wissenschaft für die heutige ärztliche Praxis: Gerhard AMENDT, Die Gynäkologen (Hamburg 1982).

41 Mathilde WEBER, Aerztinnen für Frauenkrankheiten – eine ethische und sanitäre Notwendigkeit, 4. Aufl. (Tübingen 1889) 18 und 19, zit. nach: Beate ZIEGELER, »Zum Heile der Moral und der Gesundheit ihres Geschlechtes ...« Argumente für Frauenmedizinstudium und Ärztinnen-Praxis um 1900. In: Eva BRINKSCHULTE, Weibliche Ärzte. Die Durchsetzung des Berufsbildes in Deutschland (Berlin 1993) 33–43, 34 und 36

42 Gutachten des Berliner Pathologen Johannes Orth, in: A. KIRCHHOFF, Die akademische Frau. Gutachten hervorragender Universitätsprofessoren, Frauenlehrer und Schriftsteller über die Befähigung zum wissenschaftlichen Studium und Beruf (Berlin 1897) 69, zit. nach: Anja BURCHARDT, Die Durchsetzung des medizinischen Frauenstudiums in Deutschland, in: BRINKSCHULTE, Weibliche Ärzte (Anm. 41) 10–21, 11. In Deutschland erhielten die Frauen das Recht zum Studium zuerst in Baden (WS 1899–1900), zuletzt in Preußen (WS 1908–09) und Mecklenburg (SS 1909); ebenda 19.

*scheuen, beim Beginne der Krankheit einem männlichen Arzte sich anzuvertrauen, infolgedessen solche Leiden sich steigern und oft unheilbar werden.*"[43] Der Kaiser war bereits für das Problem sensibilisiert, weil ihm nach der Annexion Bosniens berichtet worden war, dass sich dort die muslimischen Frauen weigerten, von männlichen Ärzten untersucht zu werden. Die österreichische Regierung hatte sich deshalb 1891 gezwungen gesehen, in der Schweiz nach Frauen zu suchen, die in Bosnien als Amtsärztinnen eingesetzt werden konnten.[44]

Als zu Anfang des 20. Jahrhunderts durch die Frauenemanzipation und die neuen Erkenntnismethoden der Psychoanalyse die Gewissheiten über die psychischen Dispositionen der Frauen ins Wanken gerieten, machte sich eine gewisse Verunsicherung breit, die in einem Brief des Seelenarztes Sigmund Freud einen sprichwörtlich gewordenen Ausdruck fand: *„Die große Frage, die noch nie beantwortet wurde und die ich trotz meiner dreißigjährigen Erforschung der weiblichen Seele noch nicht beantworten kann, ist: Was will das Weib?*"[45] Er stand mit dieser Frage nicht allein. Etwas prosaischer formulierte ein amerikanischer Frauenarzt die Erkenntnis, dass er als Mann Frauen nicht verstehen könne. Er gehörte zu den Ärzten, die Tag und Nacht für ihre Patientinnen zur Verfügung standen – woraus man den Umkehrschluss ziehen kann, dass er so gut wie nie Zeit für seine Frau und seine beiden Töchter hatte. 1939 erinnert er sich an die erste Zeit seiner Ehe und resümiert: *„Frauen sind merkwürdige Wesen. Ich kann sie auseinander nehmen und wieder zusammensetzen, aber bis zum heutigen Tage weiß ich noch immer nicht, wie sie seelisch funktionieren und wie sie sich – in gesunden oder kranken Tagen – unter gegebenen Umständen verhalten werden.*"[46]

Offensichtlich war es höchste Zeit, dass weibliche Ärzte und Wissenschaftlerinnen das Feld betraten ...

43 zit. nach: Sonja STIPSITS, »... so gibt es nichts Widerwärtigeres als ein die gesteckten Grenzen überschreitendes Mannweib«. Die konstruierte Devianz – Argumente gegen das Frauenstudium und Analyse der Umstände, die 1900 dennoch zur Zulassung von Frauen zum Medizinstudium geführt haben. In: Birgit BOLOGNESE-LEUCHTENMÜLLER, Sonia HORN (Hg.), Töchter des Hippokrates. 100 Jahre akademische Ärztinnen in Österreich (Wien 2000) 27–44, 38 f. In Österreich erfolgte der Zugang der Frauen zum Studium fachspezifisch: 1897 wurden sie an die philosophische Fakultät zugelassen, 1900 an die medizinische, 1919 an die juristische, ab 1923 durften Frauen ev. Theologie studieren und ab 1946 auch die katholische Theologie; ebenda 36.

44 Ebenda 32 f.

45 Sigmund Freuds Brief an Bonaparte, in: Ernst JONES, The Life and Work of Sigmund Freud, Bd. 2 (New York 1953) 421, zit. nach: Kate MILLETT, Freud und der Einfluss der Psychoanalyse. In: Carol HAGEMANN-WHITE, Frauenbewegung und Psychoanalyse (Frankfurt, Basel 1979) 280.

46 Frederic M. LOOMIS, Sprechzimmer, Erinnerungen eines Frauenarztes (Zürich 51946) 36, die Originalausgabe „Consultation Room" erschien 1939 in New York.

**BRIGITTA KEINTZEL**

# WEIBLICHKEIT IM SPANNUNGSFELD ZWISCHEN PSYCHE UND SOMA

Studiert man die historischen Schriften um die Jahrhundertwende, die im Kampf gegen das Medizinstudium der Frauen geschrieben wurden, so fällt auf, dass diese fast durchwegs über populärwissenschaftliche Vorstellungen über die angebliche „Natur“ der Frau und die daraus resultierende vermeintliche Ungleichheit der Geschlechter begründet wurde. Ich greife im Folgenden zwei historische Beispiele heraus, um exemplarisch die Argumentationsstrategie zu verdeutlichen:

1895 im selben Jahr, in dem Josef Breuers und Sigmund Freuds „*Studien zur Hysterie*“ erschienen sind, veröffentlichte der Wiener Chirurg und Universitätsprofessor Eduard Albert eine Schrift, in der er sich gegen das Medizinstudium für Frauen wandte. Er behauptete, Frauen seien offenkundig intellektuell und emotional ungeeignet für den Arztberuf. Sie könnten bestenfalls nützliche Helferinnen männlicher Ärzte sein. Er begründet diesen Standpunkt über eine sozialdarwinistische Argumentation: Frauen seien dem Kampf ums Dasein nicht gewachsen.[1]

Das zweite Beispiel kommt vom Wiener Arzt Fritz Wittels, der in späteren Jahren als Psychoanalytiker tätig war. Dieser publizierte am 3. Mai 1907 einen Aufsatz in der Zeitschrift *Die Fackel*. Er äußert darin Ansichten über das mutmaßliche psychologische Profil von weiblichen Ärzten. Nach Wittels Ansicht studiere die Frau Medizin, weil sie andere Frauen übertreffen wolle: „*Je hysterischer sie sei, als um so bessere Studentin erweise sie sich, denn die Hysterikerin könne ihren Sexualtrieb vom Sexualziel ablenken. ... Männer, die sich als Feministen ausgeben, in Wahrheit aber nichts anderes als Masochisten seien, mögen das Medizinstudium von Frauen begrüßen; aber der gewöhnliche und halbwegs gesunde Student halte seine Kommilitonin für nichts anderes als eine Prostituierte. Solange die Frau Studentin der Medizin sei, schade sie bloß sich selbst, sobald sie aber als praktizierender Arzt arbeitet, werde sie zu einer Gefahr für andere.*“[2] Wittels kommt in der Diskussion der Mittwochs-Gesellschaft abschließend zu der Schlussfolgerung: „*Er könne unmöglich das Weib für das höherstehende achten, das auf den Ruf der Periode nicht hört*“[3].

Ich vertrete dabei den Standpunkt, dass es sich bei diesen Äußerungen nicht um individuelle Vorurteile gehandelt hat, sondern sie resultieren aus einem positivistischen Wissenschaftsverständnis, das die Bestim-

1 ALBERT, Eduard: Die Frauen und das Studium der Medizin (Wien 1895).

2 NUNBERG, Herman u. FEDERN, Ernst (Hg.): Protokolle der Wiener Psychoanalytischen Vereinigung (Band I 1906-1908, Frankfurt a. M. 1976) 183-188, hier 183.

3 NUNBERG et al, Protokolle, 188.

mungen der Psyche anhand biologischer Funktionen definiert hat. Das positivistische Wissenschaftsverständnis hat sich ab der Professionalisierung der Naturwissenschaften und Psychiatrie, also ab der Mitte des 19. Jahrhunderts entwickelt, indem es gelungen war, das früher gültige idealistische Wissenschaftsparadigma, das eine Harmonie zwischen Körper und Geist zum Inhalt hatte, zu verdrängen.

Damit verloren auch der idealistisch begründete Freiheitsbegriff der Aufklärung und die idealistisch und nicht naturalistisch begründete Differenz der Geschlechter an Definitionsmacht. Das neue positivistische Wissenschaftsparadigma begriff den „Geist“ (bzw. seinen modernen Nachfolger die „Psyche“) als Funktion des Körpers.

Der Körper und im Besonderen seine biologischen Funktionen sollten Aufschluss über das Innenleben und die Psyche geben. Zum bestimmenden Merkmal wurde die Anatomie und die Biologie des Körpers. Mit der Aufwertung der Physiologie und ihrem zentralen Organ, dem Gehirn, erhielten psychische Auffälligkeiten eine physiologische und damit auch eine geschlechtsspezifische Konnotation. Die damit einhergehende Polarisierung zwischen Körper und Geist bedurfte eines Katalysators, über den ein Zusammenhang zwischen „psychischer“ und „körperlicher“ Gesundheit bzw. Krankheit erneut hergestellt werden konnte. Als solche fungierte eine konstruierte Norm von Wahnsinn bzw. eine konstruierte Norm von psychischer Gesundheit, die mit einem geschlechterstereotypen Rollenbild korrelierte. In diesem neuen Klima wurde damit nicht nur das Verständnis von Wissenschaft, sondern es wurden auch gesellschaftliche Konventionen und Rollenbilder maßgebend bestimmt. Wie zu zeigen sein wird, ist die Berücksichtigung des Gender-Aspektes dabei zentral. Eine besondere Bedeutung hatte dabei nämlich der weibliche Körper erlangt, der, bedingt durch die „Wellenbewegungen der weiblichen Sexualität“, besonders prädestiniert schien, sich dem positivistischen naturwissenschaftlich orientierten Verständnis in der Psychiatrie auch immer wieder erfolgreich entziehen zu können. So fungierte gerade der weibliche Körper als Schlachtfeld, an dem die positivistischen Wissenschaften (im Besonderen die Psychiatrie und die Gynäkologie) sich zu bewähren versuchten. Die daraus resultierenden phänomenologischen und hermeneutischen Defizite möchte ich anhand der Darstellung der Anfänge der neu entstandenen naturwissenschaftlichen Disziplin der Psychiatrie von der Mitte des 19. Jahrhunderts bis zur Jahrhundertwende schlaglichtartig beleuchten. Dabei zeigt sich, dass ein positivistisches Wissenschaftsverständnis, ein tiefenpsychologischer Nihilismus und ein sozialdarwinistisch geprägter Wissenschaftsbegriff das universitäre und das klinische Feld bestimmt haben.

Im Beschreiben dieser wissenschaftlichen Episteme (Michel Foucault) bzw. disziplinären Matrix (Thomas Kuhn)[4] werde ich auch die Entfal-

4 Dazu weiter: Bernhard H.F. TAURECK: Michel Foucault (Reinbek bei Hamburg 1997) 75f.

tung eines Geschlechterdispositivs in den Anfängen der modernen Psychiatrie skizzieren. Maßgebend war dabei zunächst die Verknüpfung von Moral und Sitte mit psychischer Gesundheit in der modernen Psychiatrie. In einem zweiten Schritt werde ich dann unter dem Blickwinkel einer positivistischen Sichtweise den weiblichen Körper und die daraus abgeleiteten Bestimmungen der Psyche in den neuen Grundlagenwissenschaften vom Gehirn – die naturwissenschaftlich orientierte Psychiatrie – fokussieren. Gerade in den Anfängen der Etablierung dieser neuen Wissenschaftsdisziplin zeigt sich nicht nur der Kampf um die Definition einer normativen Form von psychischer Gesundheit, sondern auch damit einhergehend die subversive Macht des weiblichen Körpers, sich diesem positivistischen Wissenschaftsbegriff immer wieder erfolgreich auch zu entziehen. Die sich daraus entwickelnden epistemischen Brüche möchte ich dabei schlaglichtartig beleuchten. Vor diesem Hintergrund werde ich dann die Entstehung der Psychoanalyse darstellen.

## Die Entstehung der modernen Psychiatrie

Moderne Psychiatrie wird im engeren Sinne mit dem Terminus der Anstaltspsychiatrie umschrieben, die sich aus den so genannten „Irrenhäusern" entwickelt hat, und die von ihrem Selbstverständnis her sich nicht über eine moralische Besserungs- und Verwahrungsanstalt definierte, sondern objektivierbare Behandlungsmethoden für psychische Erkrankungen entwickelt wurden. Wegweisend für die Entwicklung der modernen Psychiatrie war Phillippe Pinels Entfernung der Eisenketten der Irren in der Bicêtre in Paris um 1793. Nicht nur auf einer symbolischen Ebene markierte das Wirken Pinels eine entscheidende Wende. Die Psychiatrie des 18. Jahrhunderts war auf philosophische Ansätze und auf empirische Teilbeobachtungen aufgebaut. Philippe Pinel (1745-1826) setzte an ihre Stelle ein systematisches Beobachten und eine darauf gegründete eigene Systematik, die sich von der philosophisch begründeten Psychiatrie seiner Zeit deutlich abgrenzte. Als sein Schüler galt Jean-Ettienne-Dominique Esquirol (1772–1840). Beide kamen von der Theologie relativ spät zur Psychiatrie. Grundgedanken einer somatologisch orientierten Psychiatrie wurden von beiden akzeptiert und integriert. Somatische Bezüge blieben dabei noch relativ unsystematisch. Der Kopf und das Gehirn galten noch nicht als Zentrum der Geisteskrankheiten, wodurch sich die strikt naturwissenschaftlich ausgerichtete Psychiatrie auszeichnete. So lag beispielsweise der Sitz der Manie für den Internisten und Psychiater Pinel in der Magengegend.[5]

Bereits in den Anfängen der modernen Psychiatrie wurde darüber diskutiert, ob mit der Anzahl der Häufigkeit von psychischen Krankheiten der Fortschritt und der Zivilisationsstand einer Gesellschaft gemessen werden konnte.[6] Die Berücksichtigung moralischer Faktoren wurde bei Pinel und Esquirol noch als notwendig erachtet, insofern sie die

5 PINEL, Philippe: Philosophisch-Medicinische Abhandlung über Geistesverirrungen oder Manie (Wien 1801).

6 Diese Sichtweise ermöglichte eine narzisstisch gefärbte Auffassung vom Beruf des Arztes. Wenn das gehäufte Auftreten von psychischen Krankheiten als Gradmesser für Fortschritt, Zivilisation und Moderne interpretiert werden konnte, konnten sich Ärzte berufen fühlen, den Fortschritt nach ihren Wertmaßstäben zu definieren. Vgl.: ACKERKNECHT, Erwin: Kurze Geschichte der Psychiatrie (Stuttgart 1985), 49.

Therapie unterstützen sollten. Beklagt wurde, dass die Entwicklung der moralischen Werte mit den Fortschritten der Naturwissenschaften nicht Schritt halten konnte.[7] Psychische Erkrankungen wurden in Zusammenhang mit dem Verlust von verinnerlichten moralischen und kulturellen Werten gesehen und krankhafte psychische Veränderungen wurden letztendlich auf eine mangelnde Erziehung zurückgeführt.[8] Diese Unklarheit, ob mehr soziale oder mehr biologische Faktoren für den Ausbruch von Geisteskrankheiten ausschlaggebend seien, korrelierte mit einer unklaren Interpretation, wie das Verhältnis zwischen Psyche und Soma zu bestimmen sei. Diese Unklarheit äußerte sich in einem psycho-somatischen Dilemma, nämlich beispielsweise in der Frage, ob das Geschlecht mehr psychisch oder mehr somatisch bestimmt sei und wie vor dem Hintergrund dieses psycho-somatischen Zwiespaltes die Unterschiede zwischen männlichem und weiblichem Geschlecht zu denken seien. Diesem Dilemma begegnet Esquirol beschreibend: *„Die Frauen werden durch Ursachen, die nur ihrem Geschlechte zukommen, von dieser Krankheit ergriffen. Die physischen Momente wirken bei ihnen mehr als bei den Männern ein. Sie erkranken öfter vor dem zwanzigsten Jahre und sind der Verwirrtheit mehr ausgesetzt. Ihr Delirium ist religiöser oder erotischer Art. Fast alle Formen der Geisteskrankheit complicieren sich bei ihnen mit Hysterie. Die Frauen bewahren während ihrer Krankheit einen versteckteren Character, als die Männer; sie sprechen mit mehr Scham von ihrem Zustande, suchen denselben sich und Anderen zu verbergen. Die Männer sind im Gegentheil mehr Maniaci, mehr wütend; sie sind in ihrem Delirium, welches sich oft mit Hypochondrie complicirt, freier, zutraulicher. Ihre Behandlung ist nicht so oft unterbrochen. Verhältnißmäßig werden mehr Männer als Frauen geheilt, und sind weniger den Recidiven als diese ausgesetzt“*[9].

Für Esquirol schien festzustehen, dass Beziehungsstrukturen wie Heirat, Sexualität und spezifisch weibliche somatische Vorgänge wie Menstruation, Schwangerschaft und Laktation Geisteskrankheiten bei Frauen verstärkt beeinflussen können. Bei Männern nahm er als wesentlichen Faktor berufliche Identität an. Generell kann festgehalten werden, dass in den Anfängen der modernen Psychiatrie die Verbindung von psychischen mit moralischen Ursachen als häufigste Ursache für den Ausbruch von Geisteskrankheiten betrachtet wurde. Insbesondere galten für Frauen der Verlust „natürlicher, gesunder Sitten“, das „Lesen von Romanen“[10], „häuslicher Kummer (Familienzwistigkeit)“[11] als Hauptursache. Dem Zug der Zeit entsprechend wurde auch eine übermäßige Intellektualität und bevorzugt die Beschäftigung mit metaphysischer, spekulativer Philosophie[12] als mitausschlaggebend für die Entstehung von Geisteskrankheiten betrachtet. Ebenso all jene „Exzesse“ und „Abartigkeiten“, die nach Esquirol das moderne Leben kennzeichneten, wie „Vergnügungen, ‚Frivolitäten‘, Büroarbeit, Musik, Kunst, Genussmittel“.

7 ESQUIROL, Jean Etienne Dominique: Von den Geisteskrankheiten in Beziehung zur Medizin und Staatsarzneikunde (Berlin 1838), 54f.

8 ESQUIROL, Von den Geisteskrankheiten, 56.

9 ESQUIROL, Von den Geisteskrankheiten, 44.

10 ESQUIROL, Von den Geisteskrankheiten, 55.

11 ESQUIROL, Von den Geisteskrankheiten, 63.

12 ESQUIROL, Von den Geisteskrankheiten, 48.

## Die Anfänge der naturwissenschaftlichen Psychiatrie

Die Anfänge der naturwissenschaftlichen Psychiatrie zeichnen sich durch eine strikt gehirnorganische Begründung aus, was vor allem im Kontext der Psychopathologie des Weiblichen entscheidende Rückwirkungen hatte. Der auf psychiatrischem und internistischem Gebiet tätige Mediziner Griesinger (1817–1868) war maßgebend daran beteiligt, dass die Psychiatrie eine eigenständige Disziplin wurde. Sein Lehrbuch *Pathologie und Therapie von psychischen Erkrankungen* beginnt mit der Frage: „*Welchem Organ gehört das Phänomen des Irreseins an? ... Zeigen uns psychologische und pathologische Thatsachen, dass dieses Organ nur das Gehirn sein kann, so haben wir vor allem in den psychischen Krankheiten jedesmal Erkrankungen des Gehirns zu erkennen, ...*“[13]. Mit dieser Publikation erfolgte eine richtungsweisende Weichenstellung in der Psychiatrie. Die tendenziell heilgymnastisch und ganzheitlich orientierte Seelenheilkunde, wie sie noch E. v. Feuchtersleben (1806-1849) vertrat, wurde nun auf eine gehirnorganische Grundlage gestellt. Das Gehirn galt damit als Sitz der Geisteskrankheiten, auch wenn psychologische Ursachen der Geisteskrankheiten anerkannt wurden, warnte Griesinger vor deren Überschätzung und der Vernachlässigung physischer Ursachen. Daraus resultiert die Paradoxie, dass der Sitz der Geisteskrankheiten zwar das Gehirn sein müsse, auch wenn entsprechende Hirnschädigungen nicht immer gefunden werden konnten.

In diesem Paradigmenwechsel war inkludiert, dass eine Schwerpunktverlagerung vom ganzheitlichen Studium des lebenden Menschen zur Obduktion des toten Menschen stattfand. 1844–1846 erschien von Carl Rokitansky (1804–1878) das dreibändige „*Handbuch der pathologischen Anatomie*“, das richtungsweisend für die naturwissenschaftlich-objektive Richtung der zweiten Wiener medizinischen Schule wurde. Rokitanskys Beobachtungen der Krankheitsprozesse wurden über das Studium von Leichen begründet. Die neue, zweite Wiener Medizinische Schule hatte, wie die Medizinhistorikerin Erna Lesky prägnant zusammenfasst, ihr Zentrum im Leichenhof des Wiener Allgemeinen Krankenhauses, am Obduktionstisch Rokitanskys[14]. Auf dieser Grundlage entstanden „objektive“ Krankheitsbilder durch Einzelbeobachtungen und Einzelaussagen am Seziertisch. Aus der Vielheit dieser Zustandsbilder der im Zuge der Krankheitsprozesse sich verändernden Organen wurden Gesetzmäßigkeiten bestimmter Krankheitstypen beschrieben. An dem positivistischen, beobachtbaren Tatsachenmaterial der pathologischen Anatomie partizipierten medizinische Teildisziplinen, wie die Gynäkologie, die Chirurgie und nicht zuletzt auch die Psychiatrie[15].

Für psychische Krankheiten bedeutete diese neue disziplinäre Matrix, die sich über das Studium von toten Menschen definierte, dass eine biologische, neuroanatomische Grundlage gegeben sein musste, um

13 GRIESINGER, Wilhelm: Pathologie und Therapie der Psychischen Krankheiten (Berlin, 5. Auflage, 1892; EA 1845), 1.

14 LESKY, Erna: Die Wiener Medizinische Schule im 19. Jahrhundert (Graz 1965), 131f.

15 MEYNERT, Theodor: Karl Rokitansky. In: Th. M.: Sammlung von Populär-Wissenschaftlichen Vorträgen über den Bau und die Leistungen des Gehirns (Wien u. Leipzig 1891), 78ff.

überhaupt psychische Krankheiten diagnostizieren zu können. Gleichzeitig diente die Interpretation der neuroanatomischen Basis als Grundlage für die Interpretation von Kultur und Gesellschaft. So war es fast zwingend, wie Ulrike Hoffmann-Richter hervorhebt, dass Meynert sich bei der Obduktion des Malers Hans Makart in dessen Gehirn auf die Suche nach Erkenntnissen machte, wie die besonderen künstlerischen Fähigkeiten des Malers zu erklären seien.[16]

Diese neuroanatomische Begründungsparadoxie, der Sitz der Geisteskrankheiten müsse im Gehirn liegen, auch wenn es nicht immer zu beweisen sei, verlangte nach einem zweiten Kriterium, über das die Lükken im neuroanatomischen Begründungsmodell geschlossen werden sollten. Als solches fungierte das biologische Geschlecht und ermöglichte es damit unter biologischen Vorzeichen erneut, ein komplementäres Geschlechtermodell einzuführen. Das komplementäre Geschlechtermodell wurde nicht über eine unterschiedliche sittlich-geistige Bestimmung der Geschlechter, wie dies etwa bei Rousseau oder bei Hegel erfolgt ist, sondern über unterschiedliche biologisch-sexuelle Funktionen begründet. Dies führte zu einer Allianz zwischen gynäkologischen und psychiatrischen Behandlungsmethoden. Die Gynäkologie avancierte zur zentralen Wissenschaft[17], über deren Prämissen auch die Psychiatrie und das Verständnis von weiblichen psychischen Erkrankungen definiert blieb.

Dennoch zeigt gerade das Studium der psychiatrischen und gynäkologischen Strategien zur Klassifizierung und Behandlung des weiblichen Körpers, dass dieser sich einer positivistischen Matrix der naturwissenschaftlichen Psychiatrie auch immer wieder entzog. Das Studium von toten Frauen gab nur bedingt Aufschluss über das Verständnis von Geisteskrankheiten bzw. von ihren generativen Möglichkeiten. Menstruation und die davon abgeleitete „Wellenbewegungen der weiblichen Sexualität“ (von der Menakme zur Menopause) konnten über dieses naturwissenschaftliche positivistische neuroanatomisch orientierte Paradigma nur bedingt erfasst werden. Dementsprechend wurde der Einfluss der Menstruation und der weiblichen Sexualfunktionen auf das Geistesleben im Sinne einer beschreibenden Psychiatrie (in Anlehnung an Esquirol und Pinel) interpretiert. Als richtungsweisende Publikation für die naturwissenschaftlich neuroanatomische Ausrichtung in den Anfängen der naturwissenschaftlichen Psychiatrie galt Carl Emil Louis Mayers Publikation: „*Die Beziehungen der krankhaften Zustände und Vorgänge in den Sexual-Organen des Weibes zu Geistesstörungen*“ (1869).

Auf der Grundlage einer gehirnorganisch orientierten Psychiatrie blieb Mayer in der Interpretation der weiblichen Psyche im Denken des frühen 19. Jahrhunderts befangen, da er, wie viele andere seiner Zeitgenossen und Vorgänger, den Grundgedanken Esquirols von einer größe-

16 HOFFMANN-RICHTER, Ulrike: Freuds Seelenapparat. Die Geburt der Psychoanalyse aus dem Wiener Positivismus und der Familiengeschichte Freuds (Bonn 1994), 14ff.

17 Vgl.: HONEGGER, Claudia: Die Ordnung der Geschlechter. Die Wissenschaften vom Menschen und das Weib (Frankfurt a. M., 2. Auflage, 1992; EA 1991), 202–215.

ren physiologischen Abhängigkeit des Weibes von seinem Geschlecht wiederholte: „*Zwischen der Menstruation und dem Geistesleben besteht von ihrem ersten Erscheinen an bis zum Eintritt des Climacterium eine unverkennbare Sympathie, eine Wechselwirkung der Beeinflussung*"[18].

Psyche und Soma befanden sich besonders beim Weibe in einem größeren Naheverhältnis: „*Beim Weibe ist derselbe wegen der hier vorhandenen grösseren Vielseitigkeit des geschlechtlichen Lebens und seiner Verrichtungen ohne Zweifel noch mächtiger und bedeutsamer, als beim Manne, und wird sich besonders augenfällig sowohl in der somatischen wie in der psychischen Sphäre bei Störungen auf der einen oder anderen Seite kund geben*"[19].

Ausschlaggebend dafür waren die weiblichen Sexualfunktionen, die neben dem Gehirn als zentraler zweiter (oder verborgener eigentlicher) Wesenskern zur Bestimmung des Verhältnisses zwischen Psyche und Soma fungierten. Erkenntnisfortschritte erhoffte man sich durch die Untersuchung der weiblichen Genitalien im Gegensatz zum Hirnstudium insofern, da diese auch an lebenden Frauen vorgenommen werden konnten, gleichzeitig gerade durch das Betasten der Ärzte der inneren Genitalien zahlreiche Frauen zu Tode kamen.[20]

Der Marienbader Kurarzt E. H. Kisch und der Wiener Psychiater Krafft-Ebing (1879), der sich in seinem *Lehrbuch der Psychiatrie* maßgebend auf Kisch bezog, nahmen beide eine ähnliche Systematisierung vor. Weibliche Gesundheit wurde auf der Grundlage von „Wellenbewegungen der weiblichen Geschlechtsphasen" interpretiert.[21] Unter Wellenbewegung wurde verstanden, dass pathologische Symptome zu Beginn der weiblichen Geschlechtsphase verstärkt auftraten, in der Menakme zurückgingen, und in der Menopause wieder an Relevanz erlangten. Der weibliche Körper wurde über Gehirnvorgänge bestimmt, im Speziellen wurde die weibliche Psyche über „Generationsdrüsen" bestimmt:

„.... *Das Weib ist, sagt Virchow, eben nur Weib durch seine Generationsdrüse; alle Eigentümlichkeiten seines Körpers und Geistes oder seiner Ernährung und Nerventätigkeit .... diese Sanftheit, Hingebung und Treue - kurz alles, was wir an dem wahren Weibe Weibliches bewundern und verehren, ist nur eine Dependenz des Eierstocks*"[22].

Im Kontext der Psychopathologie des Weiblichen ermöglichte es der bio-somatische Ansatz in der Psychiatrie, dass die operative Gynäkologie für die Behandlung psychischer Krankheiten instrumentalisiert werden konnte. Es entstanden Verfahren wie die Totalextirpation des Uterus zur Heilung der Hysterie, die um die Jahrhundertwende noch in der renommierten *Wiener Klinischen Wochenschrift* ernsthaft diskutiert

18 MAYER, Carl Emil Louis: Die Beziehungen der krankhaften Zustände und Vorgänge in den Sexual-Organen des Weibes zu Geistesstörungen (Jubiläumsheft der Ges. f. Geburtshülfe). (Berlin 1869), 21f.

19 MAYER , Geistesstörungen, 3.

20 LESKY, Erna: „Die Wiener geburtshilflich-gynäkologische Schule. Geist und Leistung", in: Deutsche Medizinische Wochenschrift 41 (Stuttgart, 12. Oktober 1962), 2096–2102; FISCHER-HOMBERGER, Esther: Krankheit Frau und andere Arbeiten zur Medizingeschichte der Frau (Bern 1979); BERGMANN, Anna: Die Verlebendigung des Todes und die Tötung des Lebendigen durch den medizinischen Blick. In: MIXA, Elisabeth, MALLEIER, Elisabeth, SPRINGER-KREMSER, Marianne, BIRKHAN, Ingvild (Hg.), Körper – Geschlecht – Geschichte. Historische und aktuelle Debatten in der Medizin (Innsbruck u. Wien: Studienverlag 1996), 77–95.

21 KISCH, E. Heinrich: Über Wellenbewegung pathologischer Prozesse im Sexualleben des Weibes (Sonderdruck: Wiener Med. Presse, 1905, Institut für die Geschichte der Medizin, Wien).

22 KISCH, E. Heinrich: Das Geschlechtsleben des Weibes in physiologischer, pathologischer und hygienischer Beziehung (Wien, 2. Aufl. 1907; EA 1904), 2; VIRCHOW, Rudolf: Gesammelte Abhandlungen zur Wissenschaftlichen Medicin (Frankfurt a. M. 1856), 747.

wurde[23] sowie Genitaloperationen, etwa das Verfahren der Ovariotomie bzw. der Eierstockextirpation oder das Verfahren der „Klithorikatesis“, vom Wiener Gynäkologen Halban 1932 entworfen, bzw. überhaupt die Entfernung der Klitoris zur „Heilung“ von psychischen und/oder sexuellen Störungen. Die Methode der Eierstockexstirpation, die von Robert Battey (1828–1895) begründet wurde, wurde im deutschsprachigen Raum u. a. von Alfred Hegar (1830–1914), Ordinarius für Geburtshilfe in Freiburg i. B. und späteres Ehrenmitglied der „Gesellschaft für Rassenhygiene“, durchgeführt. Hegar und Kaltenbach gehörten zu den ersten, die auf abdominalen Weg die Ovarien entfernten. Gemeinsam verfassten sie das erste Lehrbuch der operativen Gynäkologie. Statt Extirpationsverfahren der inneren Geschlechtsorgane sprach Hegar von weiblicher Kastration, zum *„Zweck der Erhaltung der Jugendlichkeit und Form“*[24].

Daraus kann gefolgert werden, dass die Anfänge in der naturwissenschaftlichen Psychiatrie eine Dominanz des Körpers über die Psyche beanspruchten. Die Psyche blieb als kulturanthropologische Tatsache, aber letztendlich als naturwissenschaftlich irrelevant bestehen. Genau diese Zugangsweise ermöglichte es, einen sex-based Krankheitsbegriff in der Psychiatrie zu definieren Der bio-somatisch orientierte Ansatz in der Begründung von psychischen Krankheiten verlangte ferner nach einer geschlechterdifferenten Konzeption der Psyche. Angenommen wurde, dass die zweigeschlechtliche Psyche sich ab der Entstehung der Keimdrüsen, entweder ab der Geburt (Josef Halban) oder ab der Pubertät (Richard von Krafft-Ebing) formierte.

Zusammenfassend kann festgestellt werden, dass das positivistisch-biologische Wissenschaftsverständnis ein hermeneutisches und phänomenologisches Defizit schuf, auf Grund derer ein komplementäres Geschlechtermodell erneut legitimiert werden konnte. Das Geschlechtermodell wurde dabei durch einen zweifachen Zeitbegriff bestimmt, nämlich durch eine teleologisch männliche und durch eine weibliche Zeit. Die weibliche Natur wurde zyklisch (reproduktiv) begründet, etwa bei Halban, der festhielt, dass der Zusammenhang zwischen Keimdrüse und Geschlechtsorgan vor allem bei der Frau beobachtet werden kann, *„da beim Manne die Einstellung der Funktion der Keimdrüse nicht so sehr an zeitliche Grenzen gebunden ist wie beim Weib“*[25]. Dieses Modell implizierte, dass die Frau ab der Menopause als asexuelles Wesen betrachtet wurde, das eine weitere Entwicklung „von der gebärfähigen Frau zum geschlechtslosen Menschen, zur Matrone, zu vollziehen hatte“[26].

## Die Entwicklung der Psychoanalyse

Die Entwicklung nahm in Wien ihren Ausgang, als im Jahre 1886 der mittlerweile habilitierte Freud in der Gesellschaft für Ärzte in Wien Charcots Ansichten von einem männlichen Hysteriebegriff vortrug.[27]

23 ELZHOLZ, A.: Heilung einer Psychose bei Uterusmyom nach vaginaler Totalextirpation der inneren Geschlechtsorgane. In: Wiener Klinische Wochenschrift 29 (Wien 1898), 710–714.

24 EULENBURG, Albert (Hg.): Real-Encyclopädie der Gesammten Heilbücher. Medizinisch-Chirurgisches Handwörterbuch für Praktische Ärzte in 23 Bänden (Wien u. Leipzig, 2. Umgearbeitete Auflage, 1885-1890), Artikel: Castration, 691; S.a.: LESKY, Die Wiener geburtshilflich-gynäkologische Schule; SHORTER, Edward: Moderne Leiden: Zur Geschichte der psychosomatischen Krankheiten. (Reinbek 1994), 125–165.

25 HALBAN, Josef: Die Entstehung der Geschlechtscharaktere. Eine Studie über den formativen Einfluß der Keimdrüse (Berlin 1903), 2.

26 S. KRAFFT-EBBING, Richard v.: Psychopathia sexualis (München 1997, EA 1886), 12.

27 HIRSCHMÜLLER, Albrecht: Freuds Begegnung mit der Psychiatrie. Von der Hirnmythologie zur Neurosenlehre (Tübingen 1991), 213 u. 511.

Da psychische Krankheiten in der klassischen Tradition der Wiener medizinischen Schule durch eine strikte gehirnorganische und demnach physiologische Begründung definiert wurden, betrachtete die scientific community die Annahme, dass auch Männer an Hysterie (die entsprechend ihrer etymologischen Herkunft mit krankhaften Vorgängen im weiblichen Unterleib, in der Gebärmutter identifiziert wurde) erkranken können, als Infragestellung ihrer wissenschaftlichen Grundannahmen.

In der Schule der Salpêtrière stand nach Charcot die Frage der männlichen Hysterie auf der Tagesordnung. Von 1875 bis 1880 sind an der Fakultät von Paris nicht weniger als fünf Inauguraldissertationen zu diesem Thema vorgelegt worden.[28] Charcot ging von einem geschlechtsspezifischen Unterschied in der Ätiologie der Hysterie aus. Beobachtungen zeigten ihm, dass Männer beständigere hysterische Symptome besaßen, Frauen unbeständigere, sie waren seinen Beobachtungen zufolge einem rascheren Wechsel der Erscheinungen unterworfen. Zur Ätiologie der Hysterie nach Charcot zählte das hereditäre Moment der Nervenkrankheiten Um Hysterie auch zu einem Gegenstand der psychologischen Vorstellungswelt zu machen, war ein lebensgefährlicher Anlass, ein „Schock" oder ein „Trauma" notwendig, um Hysterie auszulösen.[29] Gleichzeitig manifestierte sich dieser psychologisch bedingte Schock im Physiologischen in den „hysterogenen Punkten".[30] Auch beim Mann wurde die „Große Hysterie" durch die hysterogenen Punkte ausgelöst. Sowohl bei J.-M. Charcot als auch bei seinem amerikanischen Kollegen G. Beard[31] finden sich Versuche, die in der medizinhistorischen Literatur eher unscharf verwendeten Begriffe der Hysterie bzw. Neurasthenie sowohl auf eine physiologische als auch auf eine psychologische Grundlage zu stellen. Die daraus resultierenden Doppelgleisigkeiten, die Krankheitsbilder der Neurasthenie und Hysterie sowohl auf eine bio-somatische als auch auf eine psychische Ebene zu stellen, bewirkten, dass die Geschlechter zu einem bevorzugten Prüfstein für die Relevanz dieser Theorie wurden. Es galt zum einem zu beweisen, dass die psychologischen Krankheitstheorien mit den damit verbundenen Symptomen und Phasen für beide Geschlechter Relevanz hätten und zum anderen aber auch, auf ein bio-somatisches (sex-based) Kriterium in der Ätiologie zu beharren.

Von diesem Dilemma, wie nun geschlechtsspezifische psychische Krankheiten zu definieren seien, waren ebenfalls Freuds frühe neuropathologisch orientierte Schriften bestimmt. Der geschlechtsspezifische Unterschied von Hysterien findet sich 1888 im Manuskript K wieder[32]. In den frühen Manuskripten von 1893 vertrat Freud noch den Standpunkt einer geschlechts- und sexualitätsspezifischen Ätiologie, da er die Entstehung der Neurasthenie auf das Vermögen der „männlichen Physiologie" der (Sexual-)Nerven zurückführte, und die „Hystero-Neurasthenie" der Frau davon ableitete.[33]

28 CHARCOT, Jean-Martin: Neue Vorlesungen über die Krankheiten des Nervensystems insbesondere über Hysterie, übersetzt von S. Freud (Leipzig u. Wien 1886), 203.

29 CHARCOT, Neue Vorlesungen, 213f.

30 Bekanntermaßen wurden ab ca. 1891 die mit den Mitteln der Suggestion und Hypnose ausgelösten und öffentlich vorgeführten hysterischen Zustände und Phasen als „Kunstprodukt, als Ergebnis von Einübung" (Bernheim) durch die Schüler Charcots entlarvt. Die Kritik ging aus vom Landarzt Liébault und wurde im Besonderen vertreten vom Landarzt H. Bernheim. Im weiteren Sinne gehörten zu den Kritikern auch A. Moll, R. Krafft-Ebing und Morton Prince. Dass die hysterischen Phasen künstlich erzeugtes Produkt der Charcot'schen Schule war, war spätestens nach Charcots Tod zu einem Allgemeingut in der wissenschaftlichen Fachwelt geworden Vgl. auch: BRAUN, Christina v.: NichtIch (Berlin 1990; EA 1985); DIDI-HUBERMAN, Georges: Erfindung der Hysterie (München 1997).

31 BEARD, Georges M.: Die sexuelle Neurasthenie ihre Hygiene, Ätiologie, Symptome und Behandlung (Wien 1885).

32 MASSON, Jeffrey M. : Sigmund Freud. Briefe an Wilhelm Fliess 1887–1904 (Frankfurt a. M. 1996; EA 1985), 177.

33 MASSON, Jeffrey M. : Sigmund Freud. Briefe an Wilhelm Fliess, 28ff.

Als die Frage nach der „psychischen Lücke“ bestimmte sie die weiteren Überlegungen Freuds zur Ausbildung des psychoanalytischen Ansatzes. Die Annahme einer geschlechtsspezifischen Ätiologie wurde ab der *Ätiologie der Hysterie* 1896 von der Annahme nach der zentralen Bedeutung der individuellen Erinnerung für das Zustandekommen einer Ätiologie überlagert. Damit emanzipierte Freud sich sowohl von einem naturwissenschaftlichen Lokalisationsverfahren, bei dem bestimmte Hirnregionen bestimmten psychischen Funktionen zugeordnet wurde, und auch von einem sex-based Krankheitsbegriff:

*Wir haben erfahren, daß kein hysterisches Symptom aus einem realen Erlebnis allein hervorgehen kann, sondern daß alle Male die assoziativ geweckte Erinnerung an frühere Erlebnisse zur Verursachung des Symptoms mitwirkt.' Wenn dieser Satz – wie ich meine – ‚ohne Ausnahme' richtig ist, so bezeichnet er uns aber auch das Fundament, auf dem eine psychologische Theorie der Hysterie aufzubauen ist.*“[34]

Die Frage, warum alte Erlebnisse wirkungskräftig blieben, der oder die Hysteriker/in nicht fähig seien, psychische, längst vergangene Reize zu erledigen, verlangte nach einer Neuformulierung der Bedeutung der Vergangenheit. Indem Vergangenheit nicht nur zeitlich vergangen bedeutet, sondern nach wie vor aktuell ist, führen die Überdeterminierung der Vergangenheit und die Bedeutung der frühkindlichen Erinnerungen für die Erklärung (bzw. Deutung) eines hysterischen Symptoms, zu Freuds Verständnis vom Unbewussten.

An dieser Stelle kann nicht das Lehrgebäude der Psychoanalyse und auch nicht das psychoanalytische Geschlechtermodell dargestellt werden. Festgehalten werden kann aber, dass Freud über den Begriff des Unbewussten einen dynamischen Krankheitsbegriff und damit auch ein dynamisches Verständnis zum Verhältnis zwischen Psyche und Soma entwickelt hat. Ein dynamischer Krankheits- und Gesundheitsbegriff und ein dynamisches Geschlechtermodell wurden über das Postulat einer frühkindlichen und lebenslang andauernden Sexualität und der Annahme eines zeitlos gültigen Unbewussten ermöglicht. Gesundheit und Krankheit befinden sich demnach in einem fließenden Gegensatz und das individuelle Erleben gilt als eine zentrale Kategorie für das Verständnis der Psyche. Damit ging Freud über einen sex-based Krankheitsbegriff hinaus und integrierte Gender-Aspekte in die Ätiologie. Freud definierte Sexualität nicht über das Wirkungsspektrum der generativen Funktionen, sondern sie wurde primär als eine Bestimmung der Psyche und des Unbewussten betrachtet, auf Grund derer sich eine biosomatische Bestimmung ableitet.

Was Freuds Sichtweise zur Weiblichkeit anbelangt, muss zwischen dem frühen und dem späten Freud unterschieden werden. Besonders in den Frühschriften (ca. bis 1908) verknüpfte Freud soziale mit sexuellen

34 FREUD, Sigmund: Zur Ätiologie der Hysterie. In.: Wiener Klinische Rundschau 10 (1896). Wiederabgedruckt in: Studienausgabe 6 (Frankfurt a. M. 1994, EA 1971), 51-81, hier 58f.

Fragestellungen, beispielsweise in der Schrift *Die kulturelle Sexualmoral und die moderne Nervosität* (1908): *„Die Erziehung nimmt die Aufgabe, die Sinnlichkeit des Mädchens bis zu seiner Verehelichung zu unterdrücken, offenbar nicht leicht, denn sie arbeitet mit den schärfsten Mitteln. Sie untersagt nicht nur den sexuellen Verkehr, setzt hohe Prämien auf die Erhaltung der sexuellen Unschuld, ... Der Erfolg ist, dass die Mädchen, wenn ihnen das Verlieben plötzlich von den elterlichen Autoritäten gestattet wird, die psychische Leistung nicht zustande bringen und ihrer eigenen Gefühle unsicher in die Ehe gehen. ... Die Erziehung versagt ihnen die intellektuelle Beschäftigung mit den Sexualproblemen, für die sie doch die grösste Wissbegierde mitbringen, schreckt sie mit der Verurtheilung, dass solche Wissbegierde unweiblich und Zeichen sündiger Veranlagung sei. Damit sind sie vom Denken überhaupt abgeschreckt, wird das Wissen für sie entwertet. Das Denkverbot greift über die sexuelle Sphäre hinaus, zum Teil infolge der unvermeidlichen Zusammenhänge, zum Teil automatisch, ... Ich glaube nicht, dass der biologische Gegensatz zwischen intellektueller Arbeit und Geschlechtstätigkeit den „physiologischen Schwachsinn" der Frau erklärt, wie Moebius es in seiner vielfach widersprochenen Schrift dargetan hat. Dagegen meine ich, dass die unzweifelhafte Tatsache der intellektuellen Inferiorität so vieler Frauen auf die zur Sexualunterdrückung erforderliche Denkhemmung zurückzuführen ist."*[35]

In diesem frühen gesellschaftsorientierten Ansatz waren sehr viele dynamische und gesellschaftskritische Aspekte mitberücksichtigt, die beim späten Freud einer biologisch-statischen Sichtweise wichen. Gleichzeitig gestand Freud in den Spätschriften Wissensdefizite ein und sprach von den *„lücken- und schattenhaften Einsichten in die Entwicklungsvorgänge beim Mädchen"* [36].

Das Spannungsverhältnis zwischen Einheit und Vielheit in der psychoanalytischen Forschung wurde beim Topos Weiblichkeit in den Spätschriften Freud dadurch entschieden, dass soziale und dynamische Aspekte im Begreifen einer Psychoanalyse des Weiblichen in den Hintergrund getreten sind, anstelle dessen besonders im Kontext der Geschlechterfrage biologisch-anatomische Geschlechtsunterschiede einen zentralen Stellenwert erlangt haben: *„Die feministische Forderung nach Gleichberechtigung der Geschlechter trägt hier nicht weit, der morphologische Unterschied muß sich in Verschiedenheiten der psychischen Entwicklung äußern. Die Anatomie ist das Schicksal, um ein Wort Napoleons zu variieren"*[37].

Auch die These von der passiven Weiblichkeit wurde biologisch begründet: *„Es sind dann biologische Faktoren, die sie (im Falle des Mädchens) von ihren anfänglichen Zielen ablenken und selbst aktive, in jedem Sinne männliche Strebungen in die Bahnen der Weiblichkeit leiten"*[38].

35 FREUD, Sigmund: Die kulturelle Sexualmoral und die moderne Nervosität. In: Sexual-Probleme 4 (1908), 123f.

36 FREUD, Sigmund: Der Untergang des Ödipuskomplexes (1924). In: Studienausgabe 5, 250. Zenia Odes Fliegel spricht sogar von einer „Lücke in der psychoanalytischen Geschichtsschreibung" auf Grund derer das Thema der weiblichen Sexualität nach 80 Jahren noch immer so kontrovers sei. Die Kontroverse um die Weiblichkeit sieht sie auf dem Hintergrund institutioneller Problemstellungen, nämlich des fragilen Zusammenhalts der noch jungen psychoanalytischen Bewegung, wodurch spätestens ab 1915 wenig Spielraum für andere Sichtweisen blieb. Sie versucht zu zeigen, dass diese Lücke großenteils sich aus einer Kombination von Umständen ergab, die die Horney-Jones-Freud-Debatte in den zwanziger und frühen dreißiger Jahren umgaben. Fliegel, Zenia Odes: Freuds Theorie der psychosexuellen Entwicklung der Frau. In: Psyche 29 (1975), 813–834.

37 FREUD, Untergang des Ödipuskomplexes, 249.

38 FREUD, Sigmund: Über die weibliche Sexualität (1931). In: Studienausgabe 5, 289.

Die Überwindung dieser anatomischen und geschlechterverdinglichten Sichtweise beim späten Freud wurde nicht zuletzt durch das Erstarken der Frauenbewegung ab den 60er Jahren ermöglicht. Innerhalb der psychoanalytischen Theorie fand eine Revision der Freudschen Annahmen bereits in der Zwischenkriegszeit durch die Entstehung der Objektbeziehungstheorie statt. Dies darzustellen, würde allerdings den Rahmen des vorliegenden Aufsatzes sprengen.

Zusammenfassend kann im Vergleich zum Wissenschaftsbegriff in der Medizin, Psychiatrie und Psychoanalyse um die Jahrhundertwende festgehalten werden, dass durch die Entdeckung des Unbewussten eine neue Instanz für die Vermittlung zwischen Psyche und Soma geschaffen wurde, die ein normatives Verständnis von „Geisteskrankheiten" für obsolet erklärte. Die Entdeckung der Dimension des Unbewussten ermöglichte, weibliche Sexualität und Intellektualität in einem produktiven Zusammenhang zu denken und nicht, wie zur Zeit Freuds durchaus üblich, als hinderlich für Kultur und Fortschritt zu betrachten. Im Vergleich zu den Anfängen der modernen Psychiatrie zeigt sich, dass nicht der Verlust der Moral und der Erziehung als Auslöser für psychische Krankheiten betrachtet wurde (wie noch bei Esquirol und Pinel), sondern eine zu rigide (Sexual-)Moral als krankheitsfördernd betrachtet wurde. Im Vergleich zur naturwissenschaftlich orientierten Psychiatrie fällt auf, dass dort bedingt durch das Paradigma eines tiefenpsychologischen Nihilismus die Psyche als wissenschaftlich irrelevanter Bereich betrachtet wurde, wodurch gerade Vorstellungen über eine „weibliche Psyche" zur individuellen Projektionsfläche der jeweilige Rollenvorstellungen der behandelnden Ärzte und Psychiater werden konnte, und wodurch Behandlungsprozesse mitbeeinflusst wurden. Last but not least sollte gezeigt werden, dass durch die Marginalisierung der Bedeutung der Psyche und des Unbewussten eine Allianz zwischen Gynäkologie und Psychiatrie zur „Heilung" psychischer Krankheiten möglich geworden war.[39]

39 Der Artikel ist entstanden auf der Grundlage eines vom bm:bwk geförderten Forschungsprojektes zu: „Psychiatrie und Geschlecht".

*MEIKE LAUGGAS*

# ADRESSATINNEN DER ALLGEMEINEN UNTERRICHTSPFLICHT

## Erläuterungen über das Entstehen von Mädchen und ihrer Bildung

In diesem Text geht es um die Fragen, *wer wann* als „Mädchen" bezeichnet wird und *warum*, welches die gesellschaftliche Position, der Erwähnungsrahmen von jenen ist, die ab dem 18. Jahrhundert vereinheitlicht „Mädchen" heißen und die soziale Kategorie „weibliche Kinder" darstellen. Diese Positionierung von Mädchen erfordert eine Analyse der Geschichte von Kindheit und ihrer Vergeschlechtlichung auf körperlicher und geistiger Ebene, bevor dezidiert auf ihre Bildungsgeschichte eingegangen werden kann.

Ausgangspunkt für meine historischen Forschungen über „Mädchen" war das nebensächliche Staunen darüber, dass in Akten des 18. Jahrhunderts in der Habsburgermonarchie bei relativ einheitlicher Orthographie das Wort „Mädchen" erlaubterweise sehr uneinheitlich geschrieben wird, und in Folge dessen, woher es im Deutschen kommt, warum es grammatikalisch neutralen Geschlechts ist, warum es eine Verkleinerungsform (Mäd*chen*) ist.

Das Bildungswesen erweist sich gemeinsam mit der medizinischen Beschau nicht nur als *ein* Kontext der „Erfindung" und Setzung von Mädchen-Kindheiten, sondern stellt die *zentrale Bedingung für die Existenz* von Mädchen als eine Menschenkategorie dar, die jahrhundertelang nicht zu trennen ist bzw. nicht getrennt wird von Vorstellungen, was (erwachsene) Frauen können und dürfen. Die zweiseitige Wechselwirkung von Weiblichkeit und Kindlichkeit ist bis heute auch in den Bildern von (der Unmöglichkeit von) Ärztinnen wirksam. Allen Erklärungen vorausgeschickt sei aber, dass eine Hegemonie der damit Angesprochenen dennoch selbst auf diskursiver Ebene nicht vorausgesetzt und auch kaum zu finden ist.

### Kindheit: historisch

In meiner Annahme der Entstehung von Kindheit als bewusstes und neues Konzept im 17. Jahrhundert folge ich der „Geschichte der Kindheit" von Philipe Ariès[1] aus dem Jahre 1975. Ariès betont, dass der Unterschied zwischen mittelalterlicher und neuzeitlicher Mentalität in Bezug auf Kinder darin liege, dass ihre Anwesenheit ins Bewusstsein zu dringen begann, ihre Präsenz als kleine Menschen, kategorial von Erwachsenen differenziert, wahrgenommen wurde. Das „kein Verhältnis

1 Philipe ARIÈS, Geschichte der Kindheit (München-Wien 1975, franz. 1960). Zu Kritik an Ariès und zu weiteren historischen Theorien über Kindheit siehe Meike LAUGGAS, Mädchenbildung bildet Mädchen. Eine Geschichte des Begriffs und der Konstruktionen (Wien 2000).

zur Kindheit"-Haben, eine „traditionelle Gleichgültigkeit" der mittelalterlichen Gesellschaft, bezieht sich auf das Verständnis für diesen Lebensabschnitt und nicht auf die Zuneigung, die Kindern entgegengebracht wurde.[2] Aufgrund der sehr hohen Kindersterblichkeit wechselte laut Ariès ein Mensch, wenn er die Periode, in der die meisten Kinder starben, überschritten hatte, in die Gruppe der Erwachsenen, die bei sieben Jahren ihre Untergrenze hatte.[3] Die „Hinwendung zum Kind (betreibt; Anm. ML) dessen Vergesellschaftung" und es wird anhand der sich konstituierenden Wissenschaftsfelder Pädagogik und Medizin und der industrialisierungsbedingten Etablierung von „Familie" von Anfang an zum „Durchgangsort von Machtinteressen".[4] Einmal entdeckt, will man alles wissen über dieses Wesen und seine Besonderheiten: Psychologie und Körper bzw. Geist und Leib des Kindes werden bis ins kleinste Detail zerlegt und untersucht. Dabei wurde das Kind einerseits defizitär im Vergleich zu Erwachsenen und andererseits als unverdorbene reine Natürlichkeit gesetzt, die es nun zu formen galt.

Entlang der Geschlechterlinie besteht aber eine zeitliche und vor allem inhaltliche Differenz: Während die männliche Kindheit mit ausgehendem 17. Jahrhundert beginnt beschrieben zu werden, erfolgt selbiges für die weibliche erst mit Mitte des 18. Jahrhunderts. An den Inhalten lässt sich erkennen, dass dies zu einem großen Teil einer komplementären Absicht geschuldet ist.

## Kindheit: medizinisch

Die medizinhistorische Konstituierung weiblicher Kindheit findet im 18. Jahrhundert an den neu geschaffenen bzw. im Begriff ihrer Neudefinition stehenden Schnittstellen von Kindheit versus Erwachsenheit, Weiblichkeit versus Männlichkeit und Geisteswissenschaft versus Naturwissenschaft statt, wovon „Mädchen" in den beiden erstgenannten Bereichen jeweils an der hierarchisierten unterlegenen Seite angesiedelt sind. *„Doch das Zugeständnis, dass die Produktion und Anwendung von Wissen nicht nur wissenschaftlichen Erkenntnisregeln folgt, sondern ebenso von soziokulturellen Bedingungen und mithin auch von dem Geschlechterverhältnis mitbestimmt wird, bedeutet die Aufkündigung des Konsens, der bis heute die Medizingeschichte mit der Medizin verbindet, und stellt damit das Selbstverständnis des Faches in Frage. Die traditionelle medizingeschichtliche Literatur zum Thema Frau und Geschlecht entsprang dagegen der Übereinstimmung von medizinischem Selbstverständnis und historischer Deutung."*[5]

Eine der wesentlichen Bedingungen, unter denen Kinderleiber zunehmend systematisch erforscht wurden, sind die Einrichtungen von Kinderkrankeninstituten, in denen kranke Kinder mittelloser Eltern kostenlos behandelt wurden. Das Ausgangsmaterial medizinischer Betrachtung ist also einerseits das ständig vom Tode bedrohte Kind[6] und

2 ARIÈS, Geschichte der Kindheit (wie Anm. 1) 209.

3 ARIÈS, Geschichte der Kindheit (wie Anm. 1) 209–210.

4 Helga GLANTSCHNIG, Liebe als Dressur. Kindererziehung in der Aufklärung (Frankfurt a. M./New York 1987) 14.

5 Johanna BLEKER, Die Frau als Weib. Sex und Gender in der Medizingeschichte, in: Christoph Meinel, Monika Renneberg (Hg.), Geschlechterverhältnisse in der Medizin, Naturwissenschaft und Technik (Stuttgart 1996) 19.

6 Über den Tod als zweiseitiges Motiv ärztlichen Agierens schreibt Anna BERGMANN, Die Verlebendigung der Todes und die Tötung des Lebendigen durch den medizinischen Blick. In: Elisabeth MIXA, Elisabeth MALLEIER, Marianne SPRINGER-KREMSER, Ingvild BIRKHAN (Hg.), Körper – Geschlecht – Geschichte. Historische und aktuelle Debatten in der Medizin (Innsbruck–Wien 1996) 77–95.

andererseits das kranke und arme.[7] Dies bewirkte ein in erster Linie an Defizitärem orientiertes Kinderbild, was der pädagogischen Perspektive auf das, was das Kind alles noch nicht weiß und kann, entsprach.

1784 erfolgte in Wien die Einrichtung einer Abteilung für Findel-, Waisenkinder und Gebärende im neu eröffneten Allgemeinen Krankenhaus durch Joseph II. Dezidiert von Kinderkrankenhäusern kann in Europa ab 1802 gesprochen werden, als in Paris das Findelhaus zu einem Krankenhaus umgewandelt wurde (und damit eine Ausnahme darstellt, denn nirgends sonst wurden Findelhäuser zu Krankenanstalten). In Wien wurde das erste Kinderkrankenhaus 1828 eingerichtet, allerdings existierte seit 1787 das privat eingerichtete Kinderkrankeninstitut[8], in dem kranke Kinder mittelloser Eltern ambulant behandelt wurden. Vor dieser Wiener Einrichtung hatte bereits zwischen 1769 und 1771 ein ähnliches Institut in London existiert, wobei jenes in Wien ungebrochen bis 1938 geöffnet war.[9] Das im Allgemeinen Krankenhaus (AKH) eingerichtete Findelhaus war zwar verpflichtet, generell alle Kinder ohne Versorgung aufzunehmen, kann aber nicht als Vorläufer vom Kinderkrankenhaus gelten. Für den Kontext der Zeit ist es aber charakteristisch, dass im neuen AKH kranke Kinder als PatientInnen noch nicht vorgesehen waren.

Den Kontext des österreichischen Gesundheitswesens im Zeitalter des aufgeklärten Absolutismus[10] stellt die kameralistisch geprägte Bevölkerungspolitik dar, wie sie besonders von Joseph von Sonnenfels getragen und formuliert wurde und ihren Ausdruck im „Haupt-Sanitätsnormativ" von 1770 fand, in dem erstmals die Gesundheitsverwaltung aller Erbländer zur Staatsangelegenheit erklärt wurden. Die Nähe der staatlichen Gesundheitspolitik zu pädagogischen Intentionen zeigt sich darin, dass soziale und hygiene-bezogene Programme nicht auf Betreiben von Medizin und Ärzten hin eingeführt wurden, sondern von den Polizeiwissenschaften sowohl ihre Impulse als auch Effizienzüberwachung (durch die seit 1764 so genannte „medizinische Polizey") erfuhren. Vor allem Joseph II. wird zum Gesundheitserzieher der Bevölkerung, von deren Vermehrung und Produktivkraft sich das sich konstituierende moderne Staatswesen eine Steigerung von Wohlfahrt und Sicherheit versprach. Dies bedeutete staatliche Eingriffe auf private und intime Bereiche, die als solcherlei abgegrenzte erst im Entstehen waren, wie auch eine pronatalistische Politik, die sich an (zu werdende) Frauen und ihre Säuglingspflege richtete.[11]

Jedes Sprechen über Geschlechterdifferenz erfährt Rückbeziehungen auf den Körper, über dessen Beschaffung in feministischen und medizinhistorischen Diskursen der letzten Jahre die Meinungen stark auseinander gehen: In Konfrontation zur traditionellen Anerkennung der leiblich-körperlichen Bezüglichkeit von Geschlecht, stellte Judith Butler die These auf, dass das Geschlecht (sex) möglicherweise immer

7 Siehe hierzu: Peter FELDBAUER, Kinderelend in Wien. Von der Armenpflege zur Jugendfürsorge im 17.–19. Jahrhundert (Wien 1980).

8 Carl HOCHSINGER nennt es „die älteste Heilanstalt für kranke Kinder der Erde", in: Die Geschichte des Ersten Öffentlichen Kinder-Kranken-Institutes in Wien während seines Bestandes 1788-1928 (Wien 1928), über das genaue Eröffnungsjahr gibt es divergierende Hinweise. Siehe auch Erna LESKY, Paediatrica Vindobonensia. In: Pädiatrie und Pädologie 6 (1971) 217–220.

9 Bei der gewaltsamen Schließung durch die Nationalsozialisten wurden leider fast alle Akten von diesem Institut vernichtet.

10 Erna LESKY, Das österreichische Gesundheitswesen im Zeitalter des aufgeklärten Absolutismus (= Archiv für österreichische Geschichte 122/1, Wien 1959).

11 AKH-Direktor und Medizinprofessor Johann Peter FRANK (1745–1821) schrieb ein „System einer vollständigen medizinischen Polizey" über alle Gebiete des Gesundheitswesens, wobei er vielsagenderweise mit einem Band über Fortpflanzung und Ehehygiene begann. Diese staatlichen Einmischungen bewirkten aber auch Widerstand.

schon Geschlechtsidentität (gender) gewesen und somit rein diskursiv hergestellt sei[12], setzt dies in ihrem zweiten Buch allerdings in den Kontext vom sozialen Bedeutungsgehalt von Körper und dem Nachdenken darüber, wie und wozu Körper/Subjekte auch nicht konstruiert werden.[13] Donna Haraway geht in die ähnlich radikale Richtung mit der Aussage *„Biologie ist ein analytischer Diskurs, nicht der Körper selbst"*[14]. Dass die Konstruktion von Geschlecht und Körper nicht nur außerhalb individueller, realer Erfahrungswelten stattfindet und darauf, dass auch in der Geschichtsforschung die Identifikation von Menschen mit an sie herangetragenen Definitionen als Wirklichkeiten beachtet werden müssen, weist u.a. Gesa Lindemann hin.[15] Auf die selbst gestellte Frage nach natürlichen Voraussetzungen von Körper und Leib antwortet sie im Zuge einer ausführlichen wissenschaftshistorischen Abhandlung über gemeinsames und unterschiedliches in der Setzung von Körper und Leib: *„Der Leib ist einerseits total natürlich, denn das Faktum der Strukturalität ist nicht auf eine Kultur relativ; andererseits ist der Leib aber total relativ auf die jeweilige Kultur, denn seine Form ist eine je historische, an der kein Substrat feststellbar ist, das sich diesseits von ihr befände."*[16]

Auch die Definition weiblicher Kindheit orientiert sich am Körper, der noch nicht gebärfähig ist, der noch zu klein ist, aber bereits eine „zukünftige Kindsmutter" darstellt.[17] Als Ausgangsort zur Definition der Zugehörigkeit zu einem Geschlecht wird bei Neugeborenen das Genital gesetzt, das zum Zwecke der eindeutigen Unterscheidung und Zuteilung zu einem der beiden Geschlechter beschrieben werden muss.[18] Auch für diese Leistung nimmt die gewählte Zeitepoche des 18. Jahrhunderts eine zentrale Rolle ein: Stellte man sich bis zu dieser Epoche *„die Vagina als inneren Penis, die Schamlippen als Vorhaut, den Uterus als Hodensack und die Eierstöcke als Hoden vor"*[19], den weiblichen Körper also in umgestülpter „Gleichheit" mit dem männlichen, was sich auch in gemeinsamen Standardbezeichnungen sprachlich niederschlug, *„so wurde das alte Modell (...) im späten 18. Jahrhundert von einem neuen Modell eines radikalen Dimorphismus und der biologischen Verschiedenheit verdrängt. In der Auffassung von der Frau trat eine Anatomie und Physiologie der Unvergleichlichkeit an die Stelle einer Metaphysik der Hierarchie."*[20] Nachdem diesen Formulierungen die Frage der Sexualität und Fortpflanzung zu Grunde lag, ist es notwendig, diese Prozesse neu nachzuvollziehen auf ihren Abgrenzungsgehalt von noch nicht fortpflanzungsfähigen Körpern hin. Die „Pädagogisierung des kindlichen Sexes" ist für Michel Foucault einer der vier strategischen Komplexe vom 18. Jahrhundert an, um den „spezifische Wissens- und Machtdispositive" entfaltet werden: Die Kinder werden als „vorsexuelle" Wesen an der Schwelle der Sexualität definiert, die sich diesseits des Sexes und doch schon in ihm auf einer gefährlichen Scheidelinie bewegen; die Eltern, die Familien, die Erzieher, die Ärzte und später die Psychologen müssen diesen kostbaren und ge-

12 Judith BUTLER, Das Unbehagen der Geschlechter (Frankfurt/M. 1991) 24.

13 Judith BUTLER, Körper von Gewicht. Die diskursiven Grenzen des Geschlechts (Berlin 1995) 40.

14 Donna HARAWAY, Primatologie ist Politik mit anderen Mitteln. In: Barbara ORLAND, Elvira SCHEICH (Hg.), Das Geschlecht der Natur. Feminstische Beiträge zur Geschichte und Theorie der Naturwissenschaften (Frankfurt/M. 1995) 142.

15 Gesa LINDEMANN, Wider die Verdrängung des Leibes aus der Geschlechtskonstruktion. In: Feministische Studien 2 (1993) 44–54.

16 Gesa LINDEMANN, Zeichentheoretische Überlegungen zum Verhältnis von Körper und Leib. In: Annette BARKHAUS, Matthias MAYER, Neil ROUGHLEY, Donatus THÜRNAU, Identität-Leiblichkeit-Normativität. Neue Horizonte anthropologischen Denkens (Frankfurt/M. 1996) 175.

17 Auf diese Formulierung bin ich gestoßen in: ÖSTA, AVA, StHK, Sign. 20, Karton 102: 295 ex 1787.

18 Irena SGIER, Aus eins mach zehn und zwei lass gehn. Zweigeschlechtlichkeit als kulturelle Konstruktion (Bern-Zürich-Dortmund 1994).

19 Thomas LAQUEUR, Auf den Leib geschrieben. Die Inszenierung der Geschlechter von der Antike bis Freud (Frankfurt a. M./New York 1992) 17.

20 LAQUEUR, Auf den Leib geschrieben (wie Anm. 19) 18.

fährlichen, bedrohlichen und bedrohten Sexualkeim in ihre stete Obhut nehmen.[21]

Sexuelle Stimulierung, Träumerei und falsche Vorbildwirkungen stehen im Mittelpunkt jener Lesediskurse des 18. und 19. Jahrhunderts, die sich zunehmend mit (pubertierenden) Mädchen als Lesende beschäftigen. „*Die Reden über Weiblichkeit und Pubertät verschränken sich immer wieder mit den Lesediskursen, die sich angesichts eines epochalen Wandels von Buchmarkt und Lesepublikum seit dem Ausgang des 18. Jahrhunderts formierten. In diesen werden die Heranwachsenden als eine durch Lektüre besonders gefährdete und deshalb der erfahrenen Lektürebegleitung bedürftige Leser- bzw. Leserinnengruppe wahrgenommen. Eine besondere Aufmerksamkeit richtet sich dabei immer wieder auf die jungen Mädchen. Es gibt kaum eine mädchenpädagogische und eine frauenmedizinische Schrift, die nicht in irgendeiner Weise über Lesen spricht.*“[22]

Über die Geschlechterdifferenz wird ein Unterschied im Verhältnis einerseits der Personen selbst zum Genital hin als auch der Medizin zu selbigem hin eingezogen, sodass es zur Entwicklung einer Frauen- (200 Jahre später einer Mädchen-), aber keiner Männer- und Knabenheilkunde kam. „*Die Geschichte der Frauenheilkunde konzentrierte sich auf die Erkenntnisfortschritte in der Physiologie, Pathologie und Therapie weiblicher Geschlechtsorgane und -funktionen, wie Schwangerschaft, Geburt, Stillen und Menstruation. Die anatomisch-physiologischen Besonderheiten des Frauenkörpers wurden als Repräsentation des Ganzen wahrgenommen.*“[23] Sprachlich findet sich das auf der Ebene von personenbezogenen Beschimpfungen und Beleidigungen, die für Mädchen und Frauen auffallend oft mit abwertenden Bezeichnungen ihrer Genitalien identisch sind.[24]

Der Mangel der Fortpflanzungsfunktion der Genitalien zeichnet einerseits definitorisch Kinder aus, andererseits sind sie erstens trotzdem mit Genitalien ausgestattet, und zweitens wird eben gerade die Kindheit als Phase des Erlernens der *Geschlechter*rolle aufgrund des Geschlechts eingeführt.

## Kindheit: pädagogisch

Die pädagogische Konstituierung von „Mädchen“ und ihrer (gesunden) Körper beginnt im 18. Jahrhundert sich von der Medizin als zweiter Seite der Pädagogik abzulösen. Die Unabgeschlossenheit dieses Prozesses schlägt sich insoferne nieder, als explizit erwartet wurde, dass pädagogische Maßnahmen sich körperlich auswirken würden und umgekehrt, dass körperliche Erscheinungen Rückschlüsse auf geistige Verfasstheiten wie Anstand und Erziehung zuließen.

21 Michel FOUCAULT, Der Wille zum Wissen. Sexualität und Wahrheit 1 (Frankfurt/M. 1991, Paris 1976) 125–126. Als die drei anderen Komplexe nennt er die Hysterisierung des weiblichen Körpers, die Sozialisierung des Fortpflanzungsverhaltens und die Psychiatrisierung der perversen Lust.

22 Susanne BARTH, Mädchenlektüren. Lesediskurse im 18. und 19. Jahrhundert (Frankfurt/M. 2002) 77. Hier finden sich ausführliche Analysen medizinischer Diskurse über Mädchen.

23 BLEKER, Die Frau als Weib (wie Anm. 5) 20.

24 Meike LAUGGAS, Möse, also bin ich. Gedanken zum weiblichen Genital ausgehend von bayrisch-österreichischen Dialektalausdrücken. In: Christa NEBENFÜHR (Hg.), Möse. Frauen über ihr Geschlecht (Wien 1998).

An dieser Stelle ist eine Begriffsdifferenzierung zwischen Sozialisation, Erziehung und Bildung aus heutiger Sicht notwendig:

- Mit Sozialisation ist die Eingliederung in eine soziale Gruppe durch Übernahme von Rollenerwartungen, Werten und Überzeugungen gemeint und räumlich sehr umfassend lokalisiert.
- Erziehung hingegen ist absichtsvoll und zielgerichtet zum Erwerb von Kenntnissen und Fähigkeiten, aber auch von erstrebtem sozialen Verhalten.
- Bildung wird im 18. Jahrhundert erst ab der 2. Hälfte als pädagogischer Begriff verwendet und meint Klugheit und Verständigkeit (durch Lehre von Geschichte, Geographie, Moral, Haushaltswissenschaft und schöner Literatur). Bildung ist auch absichtsvoll und zielgerichtet zum Erwerb von Kenntnissen und Fähigkeiten, unterschieden nach dem Prozess der Gestaltung, dann die Gestalt an sich und das Wissen.

Die Einführung der allgemeinen Unterrichtspflicht, die auch alle Mädchen umfasste, ist ein markanter Schritt in der Mädchen- und Frauenbildungsgeschichte. Damals wie heute ist diesem Themenkomplex ein Widerspruch inhärent, der sich durch die Diskussionen um den Stellenwert der Frauen-/Bildung zieht: Zugang zu Bildung ist de facto bis heute eine Voraussetzung für Autonomie von Frauen. In widersprüchlicher Gleichzeitigkeit dazu war die staatlich ermöglichte, aber auch erzwungene Bildung (Unterrichts- bzw. Schulpflicht) ein Instrumentarium zur Disziplinierung und Nutzbarmachung der Bevölkerung – also fern jeglicher Bestrebungen nach Autonomie.

In der zweiten Hälfte des 18. Jahrhunderts steht Maria Theresia an der Spitze der Habsburgermonarchie. Ihr Hauptziel war in allen Bildungsebenen von Universitäten bis zu Elementarschulen eine Ausweitung der Staatsmacht und staatlich kontrollierte Ausbildung der Untertanen, wie dies besonders deutlich in den Universitätsreformen seinen Niederschlag fand. *„Rationalität, Uniformität, Utilität und Funktionalität waren nicht nur die Leitprinzipien der unter den Auspizien allgemeiner Glückseeligkeit von Seiten des Staates in der zweiten Hälfte des 18. Jahrhunderts in Angriff genommenen Reformen in den Bereichen der politischen Verwaltung, der Rechts-, Finanz-, Wirtschafts- und Sozialpolitik, sondern galten auch auf dem Gebiet der Bildungspolitik als oberste Maximen."*[25] Bis zu Maria Theresias Regierungszeit lag das Schulwesen völlig in der Hand der Stände, vor allem der Geistlichkeit.[26] Ihre Bildungspolitik wird beschrieben als Übergang vom „Ecclesiasticum" zum „Politicum": Das als Angelegenheit der Kirche betrachtete Schulwesen wurde sukzessive auch für das Staatswesen interessant, 1770 kulminierte diese Entwicklung in der Aussage der Kaiserin, *„das Schulwesen aber ist, und bleibet allzeit ein Politicum"*[27]. 1774 wurde die allgemeine Unterrichtspflicht eingeführt, dazu betonten neue Universitätsreformen ihren Zweck als Ausbildungsinsti-

25 Gerald GRIMM, Die Schulreform Maria Theresias 1747–1775 (Frankfurt/M.–Bern–New York-Paris 1987) 93.

26 Ernst HELLBLING, Österreichische Verfassungs- und Verwaltungsgeschichte (Wien 1956) 299.

27 Zit. nach ENGELBRECHT, Geschichte des österreichischen Bildungswesens 3 490.

tutionen für Staatsbeamte (allen voran Joseph v. Sonnenfels), weniger ihre Bedeutung als Stätten der Wissenschaft und Forschung.

Joseph II. setzte diese Richtung der Bildungspolitik fort und agierte vor allem im Bezug auf die Mädchenerziehung sehr ambivalent. Wesentlich in seiner Regierungszeit ist die massenhafte Aufhebung von Klöstern und Klosterschulen. Dezidierte Lehrorden blieben davon mitunter verschont, nichtsdestotrotz gerieten Lehrart und -inhalte unter staatliche Überwachung, andere Orden wurden hiermit aber erpresst: Der Auflösung konnten sie sich nur entziehen, wenn sie eine öffentliche (Mädchen-) Schule einrichteten. *„Die Chancen auf eine unter originär pädagogischen Vorzeichen stehende grundlegende Neugestaltung des gesamten Bildungswesens waren durch das Faktum, dass Schule und Unterricht in Österreich in der zweiten Hälfte des 18. Jahrhunderts in das ‚Vorfeld der Verwaltung' rückten, auf ein Minimum gesunken, denn die von der ‚Staatsräson' geprägten bildungspolitischen Zielsetzungen der theresianischen (und in großen Teilen auch josephinischen; Anm. ML) Bürokratie, die ... zum ‚Träger der neuen Staatsanschauung' wurde, unterschied sich stark von den als ‚liberal' zu qualifizierenden Vorstellungen über Erziehung und Unterricht, wie sie die zeitgenössische Aufklärungspädagogik entwickelt hatte.“*[28]

Für die Neu-/Organisation der Geschlechterrollen im Kontext der Entwürfe der entstehenden Pädagogik gilt Jean-Jacques Rousseaus Werk „Emil oder Über die Erziehung“ als jene Schrift, die am Ende des 18. Jahrhunderts zentrale Trends setzte. *„Nachdem einmal bewiesen ist, dass der Mann und die Frau weder nach dem Charakter noch nach dem Temperament gleich gebildet sind noch sein dürfen, so folgt daraus, dass sie auch nicht die gleiche Erziehung haben dürfen“*, verkündet Rousseau und in seinem Gefolge ein Gutteil der Pädagogen.[29] Dieses Werk von Rousseau hatte europaweit prägende Wirkung, wurde allerdings im deutschen Sprachraum etwas später und in der Habsburgermonarchie im Kontext von anderen Erziehungsschriften des 18. Jahrhunderts rezipiert, was ich an späterer Stelle ausführen werde.[30]

Als „heimlicher Gegenentwurf“ zu Rousseau können die „Conversations d'Emilie“ von Louise d'Epinay betrachtet werden, die sie 1774 verfasste (und wofür sie 1783 den „Prix d'utilité“ der Académie Francaise erhielt[31]). Diese Aufzeichnungen ihrer fiktiven Gespräche mit ihrer Enkelin Emilie enthalten ihre pädagogischen Ideen und ihr Plädoyer für eine umfassende Bildung der Mädchen, die sich von jener Rousseaus klar unterscheiden. Ihr vorrangiges und wiederholt betontes Ziel ist die Schaffung von Bedingungen für Mädchen und Frauen, die sie aus der Abhängigkeit von anderen befreien: *„... die Pflichten einer Frau sind nicht unwichtig. Aber sobald sie diese erfüllt hat, tut sie sehr wohl daran, sich dem Studium und der Arbeit zu widmen, denn das ist ein sicheres Mittel, um unabhängig und frei zu werden.“*[32]

28 Gerald GRIMM, Die Schulreform Maria Theresias 1747–1775 S. 99.

29 Jean Jacques ROUSSEAU, Emile oder Über die Erziehung (Paderborn–München–Wien–Zürich 1995, franz. Erstauflage Paris 1762) 392.

30 Gerald GRIMM, Antijesuitismus und (staats-)bürgerliche Erziehung. Zur Rezeption der französischen Aufklärungspädagogik in Österreich. In: Michael BENEDIKT (Hg.), Wilhelm BAUM, Reinhold KNOLL (Mithg.), Verdrängter Humanismus – Verzögerte Aufklärung. Österreichische Philosophie zu Zeit der Revolution und Restauration (1750–1820) (Wien 1992).

31 Marion TIEDTKE, Margot BRINK, „Einen eigenen Willen zu haben, erschien mir wie ein Verbrechen“. Louise d'Epinay, eine ‚Femmes d'esprit. In: Iris BUBENIK-BAUER, Ute SCHALZ-LAURENZE (Hg.), „... ihr werten Frauenzimmer, auf!“ Frauen in der Aufklärung (Frankfurt/M. 1995) 130.

32 Dieselbe 150.

Radikale Vorstellungen über Mädchenerziehung in der Habsburgermonarchie formulierte der zweite Staatsminister und Leiter der Staatskanzlei, Johann Anton Graf von Pergen (1725–1814): Der „Plan zur Verbesserung des gesamten hohen und niederen Schul- und Erziehungswesens" blieb zwar unveröffentlicht, er trug ihn aber Maria Theresia und dem Staatsrat in Referaten vor: *„Wie endlich diese gute Anstalten auch für das weibliche Geschlecht zu benutzen, um diese Hälfte der Unterthanen, welche einen größeren Einfluß, als man insgemein glaubet, auf den Staat und die Sitte hat, gleichfalls besser zu erziehen."*[33] Unter der Perspektive, dass die angestrebte „künftige allgemeine Wohlfahrt" nur durch entsprechende Erziehungsarbeit und tugendhafte Vorbildwirkung der künftigen Mütter erreicht werden könne, forderte er für die Erziehung der weiblichen Jugend *„keine geringere Sorge als jene, so man für die Knaben trägt."*[34] Der Maßstab der Besorgnis bleibt also jene den Knaben zugedachte als Mindestmaß, was ein potentielles Mehr allerdings nicht ausschließt. Schließlich hängt viel von ihnen ab, doch bleibt auch eindeutig, dass es nicht um die Entfaltung der Mädchen oder gar eine Bildung zu Gelehrten geht: *„Indem dieses Geschlecht unter dem Namen Mutter, Gattin, Hausfrau, Tochter, Dienstmagd (...) einen allzu starken Einfluß in das Band der menschlichen und bürgerlichen Gesellschaft hat, mithin vieles darauf ankommt, ob es in jeder solchen Eigenschaft und Bestimmung zum allgemeinen Besten zweckmäßig handle (...)."* In einer doppelten Wendung wurde auf diese Weise Frauen erhebliche Macht zugeschrieben zugleich mit deren restriktiven Reglementierung und Zielgerichtetheit, sie selbst blieben von jeder Mitsprache ausgeschlossen.[35]

Von Pergens Ideen wurden schließlich nicht umgesetzt, sondern bewirkten, wie Margrete Friedrich prinzipiell gültig für Reformvorschläge für Mädchen hinweist, eine *„jeweils konkret erfolgte Verbesserung der Knabenerziehung."*[36]

Richtschnur für alle Klosterschulen und weltlichen Lehrerinnen wurde hingegen Ignaz Felbigers „Entwurf zum Unterricht der Mägdgen in den Schulen der Klosterfrauen"[37]. Er legt Zeugnis über jene Mentalität der Mädchenbildung gegenüber ab, die gleichzeitig auch geprägt ist vom Denken über Angehörige des weiblichen Geschlechts, das nämlich Mädchen, Frauen und das Weibliche als die Abweichung von der männlichen Norm begreift. Es beginnt bei den Büchern, die „für die deutschen Schulen der Knaben bestimmet sind" und nur zu einem Teil auch von den Mädchen gelesen werden sollen und setzt sich fort bei den Einschränkungen des Religions- und Schreibunterrichts. Besonders aussagekräftig sind in diesem Dokument die genauen Angaben über die Lehrart von „Schön- und Rechtschreiben". Es sei nämlich nicht notwendig, dass Lehrerinnen, die dies lehrten, es selbst auch beherrschten. Mit ihrem Einsatz zu warten, bis sie selber schreiben könnten, würde zu lange dauern. Es reiche *„eine aufmerksame Person, welche nur die*

33 AVA im ÖSTA, Nachlass Pergen, 13 ex fasc. 4, 1772, zit. nach Renate FLICH, Wider die Natur der Frau? Entstehungsgeschichte der höheren Mädchenschulen in Österreich, dargestellt anhand von Quellenmaterial (Wien 1992) 44.

34 AVA im ÖSTA, Nachlass Pergen, 2 ex fasc. 9, Beylage 7, zit. nach Friedrich, Anfänge eines staatlich geförderten Mädchenschulwesens, S. 29 Diese Quellenangabe gilt auch für die folgenden Zitate.

35 Dass dieser Ausschluss der Frauen hinsichtlich der Mitsprache nicht einfach akzeptiert und hingenommen wurde, dafür geben zahlreiche Schriften von Frauen Zeugnis ab, Elisabeth GÖSSMANN publiziert seit 1984 viele dieser in einer eigenen Buchreihe: dies., Das Wohlgelahrte Frauenzimmer (= Archiv für philosophie- und theologiegeschichtliche Frauenforschung 1, München 1984)

36 FRIEDRICH, Anfänge eines staatlich geförderten Mädchenschulwesens 29.

37 ÖSTA, AVA, StHK, Sign. 20, Karton 102: 145 ex 1775. Diese Quellenangabe gilt auch für die folgenden Zitate.

*Feder recht zu halten, die Leibesstellung zu weisen, und Grund- und Schattenstriche gehörig zu machen versteht*". Unterstützend könnten in Kupfer gestochen Vorschriften und gedruckte Regeln verwendet werden. Außerdem sollen die Lehrerinnen den Mädchen nicht zumuten, sich mit Kanzleischrift und Großbuchstaben abzugeben „*deutsch kurrent ist für sie meist hinlänglich*". Hieraus geht implizit aber eindeutig hervor, dass kein großer Wert auf korrekte Schreibfähigkeit von Mädchen und Frauen gelegt wurde. Dies muss keinen Widerspruch zum Unterrichtsfach „Schön- und Rechtschreiben" bilden. Die Schulpläne und Unterrichtsbücher sind allgemein, d. h. an Knaben ausgerichtet, die Wichtigkeit von „schön" und „richtig" könnte ausschließlich für sie gemeint sein, bei Mädchen liegt das Schwergewicht auf „schreiben" *können*. Außerdem kommt in dieser Empfehlung die große Wichtigkeit der Körperhaltung für Mädchen vor, indem sie einmal mehr auf Körperlichkeit losgelöst von geistigen Fähigkeiten reduziert werden.

## Conclusio

Mein Titel „Mädchenbildung bildet Mädchen" ist also sowohl Wortspiel als auch These, da auch die schulische Bildung wesentlich sozialisatorische Züge trägt und nicht Hauptgewicht auf die Vermittlung des Wissens legt. Pia Schmid bündelt diese Erkenntnis in „Weib oder Mensch, Wesen oder Wissen", wenn sie zu bürgerlichen Theorien zur weiblichen Bildung um 1800 schreibt.[38]

Was die Konzeptionen von Kindheit anbelangt, so waren diese in ihrer historischen Genese gekennzeichnet von erstens: der Bezüglichkeit auf vorerst nur Knaben der Oberschicht und zweitens: einer Unterschiedlichkeit entlang der Geschlechterlinie, die sich nicht nur auf die Geschlechterrollen beziehen lässt. Das männlich konzipierte Kindheitsmodell bezieht sich auf jene Menschengruppe, die zusammen mit Weiblichen und Verrückten unmündig ist und erst anschließend an die Erziehung als Einziger die Seite hin zu den mündig Imaginierten wechseln kann. Kindheit wird dabei die andere Phase des Mannes, in der er als erziehungsfähiger vorbereitet wird, idealiter ausprobieren und eben spielen kann.

Das Mädchen ist darin gänzlich anders positioniert, seine Kindheit besteht schlichtweg im Heranwachsen: Seine Rolle und Position ändert sich nur hinsichtlich des nun gebärfähigen Körpers. Die Einführung der Unterrichtspflicht hebt diese Menschengruppe als solche erst heraus, macht sie so gesehen zur Gruppe, die – und da schließen sich die Kreise – einer Bezeichnung, einer begrifflichen Setzung bedarf, und zwar: Mäd-*chen*, also lediglich die Kleine von einer, um die es als Große geht. Dabei handelt es sich um eine Besonderheit der deutschen Sprache, die allerdings im Kontext europaweiter Entwicklungen paradigmatisch ist.

38 Pia SCHMID, „Weib oder Mensch, Wesen oder Wissen?" Bürgerliche Theorien zur weiblichen Bildung um 1800. In: KLEINAU/OPITZ, Geschichte der Mädchen und Frauenbildung. Bd. 1: Vom Mittelalter bis zur Aufklärung (Frankfurt a. M./New York 1996) 327–345.

*Mädchen* kommt worthistorisch von *Magd*, das ein sehr weites semantisches Umfeld hatte.[39] Die Etablierung und Einschränkung auf die Bedeutung von weiblichen Kindern fand im selben Zeitabschnitt statt wie jene medizinischen und Erziehungsdiskurse, die sich zunehmend auch auf Weibliche beziehen.

In den Erziehungskonzepten und im Begriff ist das „Mädchen" als noch-kleine Frauenversion beschrieben und in Komplementarität zu Knaben *und* Männern angelegt. Das liebevolle „ewige Kind im Manne" gibt es im gleichen Sinne als „ewiges Kind im Weibe" nicht. Kindlichkeit bei Frauen wurde und wird unmittelbar gekoppelt an Unmündigkeit – ein nach wie vor nicht unwillkommener Status: Weiblichkeitsideale werden schließlich auch an immer jüngeren Frauen/Körpern orientiert. An dieser Stelle setzt das Konstrukt des „ewigen Kindes Mädchen" an, was sprachlich sich niederschlägt in dem, dass das Wort „Mädchen" für Frauen jeden Alters anwendbar ist. Bedenkt man zudem die prinzipielle Sexualisierung der Konstruktion „Frau", die mit dem selben Wort benannt werden kann, wie ein kleines Mädchen, so wird u.a. auf diesem Wege der Sexualisierung von weiblichen Kindern diskursive Tür und Tor geöffnet.

Das „Mädchen", entstanden im Kontext der staatlichen Bildungssysteme und medizinischer Aufmerksamkeit des 18. Jahrhunderts, ist also die Figur des Kindes, das nie Kind war, aber ewig wie ein Kind ist. Diese Wechselwirkung in beide Richtungen ist nach wie vor wirksam, sowohl in der überfordernden Begegnung von kleinen Mädchen, und – andersrum – in der verkindlichenden von erwachsenen, studierenden oder eben ordinierenden Frauen bzw. Ärztinnen.

39 Umfangreiche lexikalische und wort-historische Analysen zu „Mädchen" finden sich in: LAUGGAS, Mädchenbildung bildet Mädchen (wie Anm. 1) 26–97.

*HANS-GEORG HOFER*

# SCHWACHSTELLEN DER MÄNNLICHEN ABWEHRFRONT

## Arztberuf und Medizinstudium im Spiegel der Neurastheniedebatte um 1900

### Männliche Prüfungs-Neurasthenie

Im Wintersemester 1900/1901 wurden in Österreich erstmals Frauen zum Medizinstudium zugelassen. Die intellektuelle Energie und organisatorische Vehemenz der Frauenbewegung hatte sich gegenüber der männlichen Abwehrfront, in der Ärzte eine vorrangige Position bezogen hatten, durchgesetzt. Anfang 1900 hatte eine medizinische Veranstaltung stattgefunden, die nachgerade paradigmatisch für den inneren Zusammenbruch des Widerstands gegen das Frauenstudium erscheint. Für den 19. Januar dieses Jahres hatte einer der exklusiven Männervereine Wiens, die Gesellschaft der Ärzte, zu einer Versammlung in das Auditorium Maximum der Universität Wien geladen. Die Zusammenkunft war groß inszeniert und markierte gewissermaßen die medizinische Auftaktveranstaltung des neuen Jahrhunderts. Ein großer Teil der Wiener Ärzteschaft hatte sich eingefunden, um dem Festakt beizuwohnen. Eduard Albert (1841–1900), Ordinarius für Chirurgie und Festredner auf dieser Veranstaltung, konnte ein „vielhundertköpfiges Auditorium“[1] begrüßen.

Die meisten ärztlichen Festsitzungen des Jahres 1900 hatten den Charakter von Bilanzveranstaltungen, in denen über ein Jahrhundert, das der Medizin große wissenschaftliche Erfolge gebracht hatte, stolz resümiert wurde. Der Schwerpunkt dieser Wiener Neujahrssitzung jedoch war anders gesetzt. Albert hatte sich für seinen Vortrag einen Kommentar zur medizinischen Rigorosenordnung zum Inhalt genommen und damit ein Thema aufgegriffen, das nach alltäglicher Gremienarbeit klang und nicht so ganz der chronologischen Bedeutungsschwere der Sitzung zu entsprechen schien. Glaubt man einem der zahlreichen Teilnehmer, so war der Vortrag dennoch auf große Resonanz gestoßen; mit „atemloser Spannung“ seien die Anwesenden am Mund des Redners gehangen, der nach mehr als einer Stunde seine Ausführungen unter „donnernden Beifallstimmen“[2] schließen konnte.

Worüber hatte der Wiener Chirurg also gesprochen und weshalb waren seine Ausführungen so heftig akklamiert worden? Albert hatte in seiner Rede über die Reorganisation des Curriculums auf die gesundheit-

1 Vgl. Max KAHANE, Prüfungs-Neurasthenie. In: Wiener Medizinische Presse 41 (1900) 212.

2 Ebenda.

lichen Risiken des Medizinstudiums aufmerksam gemacht und sich dabei eines Begriffes bedient, der seine Bedenken über die Ausbildungssituation pointiert zum Ausdruck brachte: *Prüfungs-Neurasthenie*. Es war ein drastisches Szenario, das der Vortragende über die Ausbildungssituation der angehenden Mediziner aufbot. Bis vor kurzem hätten sich diese mit dem „Fertigwerden“ Zeit gelassen und einige Jahre länger studiert, doch seit etwa zwei Dezennien sei eine Trendumkehr zu bemerken, die das Studienleben auf der Fakultät gravierend verändert habe. Durch die überfrachtete Studienordnung und den falschen Ehrgeiz der Studenten hätten nervöse Erscheinungen in einem Besorgnis erregenden Maße zugenommen. Junge Männer – angehende Ärzte – würden an ihrer Ausbildungsstätte zu Nervenbündeln verzogen, ihre Geisteskraft vorzeitig verbraucht werden. Ihr Studium sei zu lang und zu kräfteraubend, ihre intellektuellen und mentalen Ressourcen würden sich zu rasch erschöpfen und nicht zuletzt sei die berufliche wie persönliche Zukunftsperspektive davon abhängig, wie sich Arztdasein und Nervenleben miteinander vereinbaren ließen. Was konnte man dagegen tun? Albert machte zwei Vorschläge. Der eine war konventionell und brachte inhaltlich kaum Neues: Die gestiegene Nervenbelastung des Medizinstudiums sei durch die Einführung einer neuen Studienordnung auszugleichen. Der andere war überraschend und in seiner Begründung ebenso effizient wie kurios. Da Albert wusste, dass die geplante neue Studienordnung das Diskussionsstadium noch nicht verlassen hatte, unterbreitete er der Kollegenschaft einen Vorschlag, der kurzfristig zur Wirkung gebracht werden konnte. Um die Nerven der Studenten zu schonen, müsse zur „wirksamsten Therapie“ gegriffen werden, die darin bestand, besonders lerneifrige Kandidaten „aus einem Gegenstande zu werfen, um ihnen dadurch eine heilsame Verlangsamung des Tempos der Examina aufzuerlegen“[3]. Das absichtliche Durchfallenlassen von strebsamen Studenten sollte diese vor dem Risiko der nervösen Erschöpfung bewahren.

Nun sind professorale Bemerkungen über Unzulänglichkeiten im Medizinstudium zu keinem Zeitpunkt der Universitätsgeschichte eine Besonderheit gewesen. Aber Alberts Vorstoß, die Ausbildung der Jungärzte unter dem Aspekt der Neurasthenie zu diskutieren, scheint mir für das erodierte Selbstverständnis der männlichen Ärzteschaft um 1900 doch signifikant zu sein. Der Problemstudent der Wiener Medizinischen Fakultät ist keine Ausnahmeerscheinung mehr, er ist auch nicht talentlos, minderbemittelt und jüdischer Herkunft, so wie noch Alberts Vorgänger, Theodor Billroth, behauptet hatte[4], sondern er repräsentiert den sensiblen und ehrgeizigen Nachwuchs, den nervösen akademischen Parvenü, der sich schon in seiner Ausbildung als Mitglied der modernen Leistungsgesellschaft auszugeben sucht – und an deren Vorgaben scheitert. In Expertenkreisen war um 1900 der nervöse Medizinstudent ein fixer Topos. Der Wiener Neurologe Moritz Benedikt hatte sich schon 1891 beklagt, dass seine Schüler und Rigorosanten „auffal-

3 KAHANE, Prüfungs-Neurasthenie, 214 (Anm. 1). Zu Albert siehe Erna LESKY, Die Wiener Medizinische Schule im 19. Jahrhundert (Graz-Köln 21978) 449–451.

4 Vgl. Theodor BILLROTH, Über das Lehren und Lernen der Medicinischen Wissenschaften an den Universitäten der Deutschen Nation, nebst allgemeine Bemerkungen über Universitäten (Wien 1876) 148 ff.

lend häufig an Neurasthenie" litten.[5] Nicht nur an der Wiener Medizinischen Fakultät schien das Leiden wie eine Epidemie um sich gegriffen zu haben. Aus Budapest berichtete der Nervenarzt Kollarits, dass er eigene Sprechstunden für „nervöse Studenten" abhielt.[6] Die intellektuelle Ermüdung der Schuljugend und des männlichen akademischen Nachwuchses war eines der großen Themen, die Pädagogen, Physiologen und Reformer am Ende des 19. Jahrhunderts bewegten.[7]

Im Hinblick auf die Ziele der Frauenbewegung und die Diskussion um die Zulassung von Studentinnen zum Medizinstudium sind die Ausführungen Alberts insofern interessant, als sie eine tief gehende Verstörung und Verunsicherung innerhalb der Abwehrfront der Mediziner repräsentieren. Denn einzugestehen war nicht weniger als das Scheitern der Medizin als eine „Männerwissenschaft", deren Ausübung besondere, eben „männliche" Eigenschaften und Kompetenzen erforderte. Der nervöse Medizinstudent Alberts war genau das Gegenteil von dem, was man von den Abgängern der Universität erwartete: Rationalität, Affektdisziplin, beherrschtes Auftreten, sicheren Umgang mit sich selbst und seinen Patientinnen und Patienten. Es zählt zu den feinen Ironien der Geschichte des weiblichen Medizinstudiums, dass ausgerechnet Eduard Albert, einer der hartnäckigsten Gegner der Frauenbewegung und radikaler Verfechter der Männermedizin,[8] eine Krise des männlichen Arztberufs diagnostizierte und mit anthropologischen Defiziten der Männer erklärte. Unter dem Druck der medizinischen Ausbildungsverhältnisse und ärztlichen Berufsanforderungen würde das Nervensystem der Frauen kollabieren, war in den Schriften der Alberts und Bischoffs argumentiert worden. Das Gegenteil war der Fall. Denn genau jene Diagnosen, mit denen die Ärzteschaft den Eintritt der Frauen in den akademischen Ärztestand abzuwehren suchte, waren nun in den eigenen Reihen zu stellen: psychische Überforderung, Willensschwäche, übergroße Sensitivität. Das polemische Arsenal der Hardliner implodierte. Gerade in den 1890er Jahren, als die Debatten um die Zulassung von Frauen am heftigsten geführt wurden, kulminierte auch die ärztliche Debatte um die Neurasthenie. Was also hat es mit den nervösen Krisen der Männer auf sich? Und wie lassen sich die Debatten um Neurasthenie und Frauenstudium in einen Zusammenhang bringen?

## Veränderungsängste: Die Nerven als Eingangsproblem des neuen Jahrhunderts

Die ablehnenden Positionen vieler Ärzte gegenüber dem Frauenstudium – generell und im Besonderen im Fach der Medizin – sind in der neueren Forschungsliteratur ausführlich behandelt worden.[9] Dabei ist eine differenzierte Betrachtungsweise eingefordert worden. Zu keinem Zeitpunkt war der männliche Widerstand gegen das medizinische Frauenstudium homogen und von einer gemeinsamen Abwehr-

5 Vgl. Moritz BENEDIKT, Über Neurasthenie. In: Allgemeine Wiener medizinische Zeitung 36 (1891) 126.

6 Vgl. Jenö KOLLARITS, Nervosität und Charakter (Berlin 1912) 119. Umgekehrt mochten sich auch einige Ärzte, die den Medizinstudenten Unterricht erteilten, selbst zum Studium der Nervosität eignen. 1910 berichtete ein Psychiater davon, dass er schon in seiner Studienzeit ausgiebig Gelegenheit hatte, die Neurasthenie aus nächster Nähe zu beobachten, und zwar an fünf Fällen, die „alle Ärzte" waren. Vgl. Ragnar FRIBERGER, Über die Prognose der Studienneurasthenie. In: Deutsche Zeitschrift für Nervenheilkunde 40 (1910) 294.

7 Vgl. Adolf KRONFELD, Die Nervosität der Schuljugend. In: Wiener Medizinische Wochenschrift 46 (1896) 73–74. Zur Debatte über die „geistige Ermüdung" siehe umfassend Anson RABINBACH, Motor Mensch. Kraft, Ermüdung und die Ursprünge der Moderne (= Wiener Schriften zur Historischen Kulturwissenschaft 1, Wien 2001) 175 ff.

8 Vgl. Eduard ALBERT, Die Frauen und das Studium der Medizin (Wien 1895).

9 Siehe Marina TICHY, Die geschlechtliche Un-Ordnung. Facetten des Widerstands gegen das Frauenstudium von 1870 bis zur Jahrhundertwende. In: Waltraud HEINDL und Marina TICHY (Hgg.), „Durch Erkenntnis zu Freiheit und Glück ..." Frauen an der Universität Wien (= Schriftenreihe des Universitätsarchivs der Universität Wien 5, Wien 1990) 27–48; Birgit BOLOGNESE-LEUCHTENMÜLLER, Sonia HORN (Hgg.), Töchter des Hippokrates. 100 Jahre akademische Ärztinnen in Österreich (Wien 2000). Zur Situation in Deutschland siehe Eva BRINKSCHULTE (Hg.), Weibliche Ärzte. Die Durchsetzung des Berufsbildes in Deutschland (Berlin 21995); Ugo D'ORAZIO, Angst vor „Fräulein Doktor„. Die Diskussion über das medizinische Frauenstudium in Deutschland. In: Doris RUHE (Hg.), Geschlechterdifferenz im interdisziplinären Gespräch (Würzburg 1998) 91-114; Johanna BLEKER, Sabine SCHLEIERMACHER, Ärztinnen aus dem Kaiserreich. Lebensläufe einer Generation (Weinheim 2000).

gesinnung getragen. Das Meinungsspektrum war breit und umfasste radikale Gegner, die ihre Position mit „wissenschaftlichen" Argumenten abzustützen suchten, aber auch vorsichtige, manchmal sogar eindeutige Befürworter. Widerspruch und Einwand gegen die polemischen Attacken kamen aber nicht nur von der Frauenbewegung, sondern auch von Männern.[10]

Im Folgenden geht es mir darum, den Blick hinter die Abwehrfront der Ärzteschaft zu lenken und auf einen Aspekt aufmerksam zu machen, der mir für den Zusammenbruch des männlichen Widerstandes am Ende des 19. Jahrhunderts wichtig erscheint. Die akademische Männerwelt war zu dieser Zeit in der Frage des Frauenstudiums nicht nur zunehmend uneinheitlich, sie war auch in Bezug auf das Männerstudium zunehmend unsicher geworden. Die Medizin ist dafür ein gutes Beispiel. Das Vorrecht der Männer auf das Studium der Medizin und die Ausübung des Arztberufes basierten unter anderem auf der Vorstellung der exklusiv bei Männern vorhandenen anthropologischen Fähigkeiten. Männer, so wurde argumentiert, könnten mit den gestiegenen Anforderungen an der Universität und im Berufsleben aufgrund ihrer überlegenen körperlichen und psychischen Fähigkeiten besser Schritt halten als Frauen. Zwischen Anspruch und Realität klaffte allerdings um 1900 eine immer größer werdende Lücke. Alberts Rede über die grassierende Neurasthenie unter den Wiener Medizinstudenten und die Suche nach einem neuen, „nervenschonenden" Curriculum markiert diese prekäre Situation besonders deutlich. Das Selbstverständnis der männlichen Medizin war in eine veritable Krise geraten.

Die neuere Forschungsliteratur zur Geschlechtergeschichte zeigt, dass der fanatische Eifer, mit dem die „Männerbastion Universität" verteidigt wurde, in Zusammenhang mit den sozialen, gesellschaftlichen und ökonomischen Transformationsprozessen des 19. Jahrhunderts und den daraus resultierenden Verunsicherungen gesehen werden kann. Johanna Bleker hat im Hinblick auf die Abwehrreflexe der Ärzteschaft vorgeschlagen, „die bekannten und bereits häufig zitierten Äußerungen der damaligen Gelehrtenwelt nicht, wie dies gewöhnlich und zu Recht geschieht, als Ausdruck antifeministischer Geisteshaltung, sondern als Ausdruck realer Veränderungsängste zu lesen"[11]. Auf die psychische Destabilisierung der akademisch-bürgerlichen Männerwelt um 1900 hat auch Ute Frevert aufmerksam gemacht. Frevert argumentiert, dass hinter dem Bestreben, die Geschlechterordnung aus dem rasanten Wandel der Moderne herauszuhalten, das Bedürfnis nach letzten, überzeitlich fixierten Lebenskoordinaten stehe, an denen man sich auch im 20. Jahrhundert orientieren konnte. Für die Übergangsmenschen sei die stabile Geschlechterordnung „die letzte und einzige sichere Brücke" gewesen, auf der man von der Vergangenheit in die Zukunft gelangte. „Ohne diese anthropologische Funktion lässt sich nicht verstehen, warum Zeitgenossen des ausgehenden 19. Jahrhunderts – Frauen nicht an-

10 Siehe etwa die scharfe Kritik des Wiener Pädagogen Emanuel HANNAK, Prof. E. Alberts Essay Die Frauen und das Studium der Medizin (Wien 1895).

11 Johanna BLEKER, Frauen in der Wissenschaft als Gegenstand der Forschungsgeschichte. In: DIES. (Hg.), Der Eintritt der Frauen in die Gelehrtenrepublik. Zur Geschlechterfrage im akademischen Selbstverständnis und in der wissenschaftlichen Praxis am Anfang des 20. Jahrhunderts (= Abhandlungen zur Geschichte der Medizin und der Naturwissenschaften 84, Husum 1998) 10.

ders als Männer – so strikt und einmütig auf der grundlegenden Differenz der Geschlechter beharrten und sie von allem Wandel auszuschließen suchten."[12] Die hartnäckigen Versuche der Ärzteschaft, die akademische Geschlechterdifferenz zementieren zu wollen, müssen in diesem Kontext gesehen werden.

In diesem Sinne lohnt es sich, bei Paul Möbius (1853–1907) nachzulesen. Möbius hatte seine Schrift mit dem unsäglichen Titel *Über den physiologischen Schwachsinn des Weibes* (von dem er später behauptete, er hätte diesen Titel nur deshalb gewählt, um Reklame für den Buchhändler zu machen)[13] 1900 publiziert. Der biologistisch-diskriminierende Gestus der Schrift ist bekannt; wie ein erratischer Block ist das Pamphlet im Bereich der medizinischen Diffamierungsliteratur verortet worden. Aber gerade beim Thema der Zulassung von Frauen zum Medizinstudium lässt Möbius mit einer Passage aufhorchen, die der Grundtendenz des Textes querläuft. *„Die Ärzte haben sich vielfach über die Forderung der Weiber, zur Medizin zugelassen zu werden, erregt. Vielleicht ist die Sache nicht so wichtig"*, heißt es an einer Stelle, und dann gesteht Möbius etwas umständlich ein, *„dass es nicht zu leugnen [sei], dass die weiblichen Geistesfähigkeiten zur Erlernung der Medizin ausreichen."*[14] Zwar relativiert er dann diese Position, da er das medizinische Frauenstudium für eine Modeerscheinung, für ein temporäres Kapitel männlicher Medizin, hält. Aber sein prinzipielles *nihil obstat* steht doch in einem deutlichen Gegensatz zu seiner publizistisch ausgebreiteten Misogynie.

Über die frauenfeindlichen Motive des Leipziger Neurologen ist viel gerätselt worden. In der zeitgenössischen Ärzteschaft galt er als Sonderling, der in seinen Schriften seine eigene Pathographie mitverarbeitete. Der Münchener Psychiater Emil Kraepelin spottete 1921 in Kirchhoffs *Deutsche Irrenärzte*, dass Möbius mit dem polemischen Werk nur „eine Rettung seiner [der weiblichen] wertvollen Eigenschaften vor der Gefahr der Vermännlichung"[15] beabsichtigt habe. In den Augen Kraepelins galt Möbius als hochgradig effeminiert, als nervös und willensschwach – allesamt Eigenschaften, die unmittelbar nach Ende des Krieges als Kennzeichen der „Kriegsneurotiker" galten, nicht aber als solche eines energischen und rücksichtslosen „Willensmenschen", als den Kraepelin sich selbst sah. In eine ähnliche Richtung war schon zwei Jahrzehnte zuvor die Kritik von Frauen gegangen, die der Verlag in den weiteren Auflagen des umstrittenen Bestsellers abdruckte. Möbius habe, so eine Rezensentin der Wiener Zeitschrift *Frauenleben*, mit seiner *„unbewusst komisch wirkenden Broschüre"* bloß seine eigene Nervosität bloßgelegt.[16]

Tatsächlich hatte Möbius in der Diskussion um das medizinische Frauenstudium die Denkfigur von der wachsenden Nervosität benutzt, die zur Angleichung und „Verwischung" der Geschlechter geführt

12 Ute FREVERT, Die Zukunft der Geschlechterordnung. Diagnosen und Erwartungen an der Jahrhundertwende. In: DIES. (Hg.), Das Neue Jahrhundert. Europäische Zeitdiagnosen und Zukunftsentwürfe um 1900 (Göttingen 2000) 162.

13 Vgl. Adolf STRÜMPELL, Aus dem Leben eines deutschen Klinikers. Erinnerungen und Beobachtungen (Leipzig 1925) 141.

14 P[aul] J[ulius] MÖBIUS, Über den physiologischen Schwachsinn des Weibes (Halle a. S. 1900) 16.

15 Zit. nach Cay-Rüdiger PRÜLL, Zum Selbstbildnis der deutschen Psychiater im 20. Jahrhundert – Theodor Kirchhoffs „Deutsche Irrenärzte" von 1921. In: Karl-Heinz LEVEN, Cay-Rüdiger PRÜLL (Hgg.), Selbstbilder des Arztes im 20. Jahrhundert. Medizinhistorische und medizinethische Aspekte (Freiburg 1994) 115.

16 Vgl. MÖBIUS, Schwachsinn, 5. Auflage (1903) 108. Zu Möbius siehe Francis SCHILLER, A Möbius strip. Fin-de-siecle neuropsychiatry and Paul Möbius (Berkeley-Los Angeles-London 1982); Wilhelm THEOPOLD, Paul J. Möbius (1853–1907). In: Medizinhistorisches Journal 18 (1983) 100–17.

habe. Möbius, der neben dem Heidelberger Neurologen Wilhelm Erb zu den führenden Nervositätsspezialisten seiner Zeit zählte, schreibt: *„Je nervöser die Bevölkerung wird, um so häufiger werden Mädchen mit Talenten und überhaupt männlichen Geisteseigenschaften.“*[17] Was er hier pointiert zum Ausdruck bringt, wird in der damaligen Nervositätsforschung heftig diskutiert. Es geht um viel: um die geschlechteranthropologische Zuordnung von kognitiven Fähigkeiten und mentalen Kompetenzen, um Adaptionsstrategien an die Herausforderungen des modernen Lebens, um Techniken zur Bewältigung jenes Reizstakkatos, das mit den rasanten sozioökonomischen Umbrüchen des 19. Jahrhunderts in Verbindung gebracht wird.[18] Die Fragen, die hinter Möbius Argumentation hervorschimmerten und seine zentrale These konterkarierten, waren folgende: Kamen Frauen mit diesen Umbrüchen nicht doch besser zurecht als Männer? War es nicht in erster Linie der *männliche* Körper, an dem sich die Risiken der Moderne stärker abbildeten?

## Männerkrankheit Neurasthenie

Für die Kennzeichnung und Reflexion der männlichen Veränderungsängste am Ende des 19. Jahrhunderts hatte die Ärzteschaft ein neues Kunstwort bereitgestellt: Neurasthenie. Sowohl bei Albert als auch bei Möbius war dieser Begriff, der komplementär zur Nervosität gebraucht wurde, präsent. Joachim Radkau hat für das wilhelminische Deutschland gezeigt, dass die Neurasthenie – ein Neologismus des New Yorker Nervenarztes George Miller Beard (1839–1883) – in den 1880er Jahren bereitwillig akzeptiert wurde und bald zum fixen Alltagsvokabular der Zeitgenossen gehörte.[19] Für die österreichischen Ärztemilieus lässt sich – mit einer gewissen Verzögerung – Ähnliches behaupten. Die bedeutendste Stimme kam aus Graz. Der Psychiater Richard von Krafft-Ebing erklärte die Neurasthenie zum medizinischen Leitbegriff des *nervösen Zeitalters*.[20]

Modediagnosen sind jedoch nicht modisch per se, sondern können ihre Attraktivität nur dann entfalten, wenn damit bestimmte Bedürfnisse und Erwartungshaltungen erfüllt werden. Man kann die Neurasthenie als ein medizinisches *umbrella-concept* lesen, mit Hilfe dessen Männer ihre Schwächen und Ängste ausleben konnten, ohne ihr gesellschaftliches Ansehen zu verlieren. Wie keine andere nervenärztliche Diagnose des ausgehenden 19. Jahrhunderts zog die Neurasthenie die Männerwelt in ihren Bann. Neurastheniker hatten das Image des überarbeiteten, gestressten Arbeitsmenschen, des „Workaholics“, der Karriere und hohe gesellschaftliche Akzeptanz aufwies. Neurasthenie war das Leiden von Männern, die Erfolg hatten, angesehene Berufe ausübten und am „Puls der Zeit“ waren: Bankiers, Kaufleute, Journalisten, Professoren, Offiziere und nicht zuletzt die Ärzte selbst. Nicht zufällig wurde Beards Neurasthenietext als klassische Referenzliteratur bezeichnet. Er

17 MÖBIUS, Schwachsinn (Anm. 15.) 18.

18 Christina von BRAUN, Gender, Geschlecht und Geschichte. In: DIES. und Inge STEPHAN (Hgg.), Gender-Studien. Eine Einführung (Stuttgart-Weimar 2000) 16–57.

19 Die Forschungsliteratur zur Neurasthenie ist reichhaltig und kann hier nicht ausführlich dargelegt werden. Genannt seien hier nur die Monographien. Zu Beard und der „Entdekkung“ der Neurasthenie siehe Francis G. GOSLING, Before Freud. Neurasthenia and the American Medical Community, 1870–1910 (Urbana-Chicago 1987). Zu Deutschland siehe Joachim RADKAU, Das Zeitalter der Nervosität. Deutschland zwischen Bismarck und Hitler (München-Wien 1998). Zur Bedeutung der Neurasthenie im psychiatrischen Diskurs um die Zivilisationskrankheiten siehe Volker ROELCKE, Krankheit und Kulturkritik. Psychiatrische Gesellschaftsdeutungen im bürgerlichen Zeitalter, 1790–1914 (Frankfurt/M.-New York 1999). Geschlechtergeschichtliche Interpretationen der Nervositätsdebatte offeriert Katrin SCHMERSAHL, Medizin und Geschlecht. Zur Konstruktion der Kategorie Geschlecht im medizinischen Diskurs des 19. Jahrhunderts (Opladen 1998). Für kulturgeschichtlich-vergleichende Perspektiven siehe Marijke GIJSWIJT-HOFSTRA and Roy PORTER (Hgg.), Cultures of Neurasthenia. From Beard to the First World War (= Clio Medica 63, Amsterdam-New York 2001).

20 Vgl. Richard von KRAFFT-EBING, Über gesunde und kranke Nerven (Tübingen 1885) 7. Zur affirmativen Rezeption der Neurasthenie in den österreichischen Ärztemilieus siehe Hans-Georg HOFER, Nervöse Männer. Nervenschwäche, Psychiatrie und Krieg (1880–1920), erscheint voraussichtlich 2002.

offerierte eine Vielzahl von Deutungsoptionen, die den Nervenzusammenbruch zu einem Ereignis machen konnten, das nur die „Besten der Nation"[21] betraf. Der diffamierende Grundzug der Hysterie, das negative Beiwerk, das Männer in Verlegenheit bringen konnte, fiel damit weg. Das Zerrbild des „hysterischen Mannes"[22] konnten Neurastheniker selbstbewusst von sich weisen. Die Ikonografie des Leidens offerierte erstaunliche Varianten: „Die schlimmsten Formen (der Neurasthenie) findet man nicht selten bei den gewaltigsten, muskelkräftigsten Körpern, während häufig relativ zart gebaute Männer besser widerstehen und sich rascher erholen."[23] Demnach hatte ausgerechnet der „feminin" gebaute Manneskörper die größte Resistenz gegen neurasthenische Zustände aufzuweisen.

Die These, wonach es vor allem Männer waren, die an der Neurasthenie erkrankten, wurde von den Psychiatern mehrheitlich damit begründet, dass diese den pathogenen Impulsen des modernen Lebens weitaus stärker ausgesetzt seien als Frauen. Die kulturelle Definition der Neurasthenie bildete die Erklärungsfolie dafür. Es waren nicht die „schwachen Nerven" des Mannes in dem Sinne, dass ein fragiles und physiologisch unterentwickeltes (und damit feminin anmutendes) Nervenkostüm kollabierte. Die Ursachen dafür lagen woanders, nämlich im angespannten Berufs- und Erwerbsleben, in substanzraubenden Tätigkeiten und damit an der überproportionalen Partizipation an der Moderne. Diesen Männern war Respekt zu zollen, da sie ihre Nervenkräfte überdurchschnittlich beanspruchten und Opfer ihrer rastlosen Tätigkeit geworden waren. In dieser Denkschiene hatte die Neurasthenie exkulpierenden Charakter: Selbst gesunde Männer konnten von den heftigen Eskapaden des modernen Lebens aus der Bahn geworfen werden, und je stärker die Männer durch ihre berufliche und soziale Stellung an dieser Entwicklung partizipierten, desto höher war eben auch das Risiko, an Neurasthenie zu erkranken. Entscheidend war, dass Männer, die sich mit dieser Diagnose konfrontiert sahen, unter diesem Deckmantel „unmännliche" Eigenschaften und Gefühle wie Erschöpfung, Gereiztheit oder Empfindsamkeit artikulieren konnten, ohne dass sie in ihrem sozialen Umfeld Imageverluste in Kauf nehmen mussten.[24]

Ein plausibles Argument für die Anschauung, wonach die Neurasthenie in erster Linie die Männer in Schutz nahm, lässt sich aus dem freizügigen Umgang mit der Diagnose im Ärztemilieu selbst ableiten. Nicht nur Medizinstudenten, sondern auch Ärzte griffen mit Vorliebe auf diese Diagnose zurück. Ein deutscher Nervenarzt, der sich 1904 unter dem Titel *Berufswahl und Nervenleben* mit der Verbreitung der Neurasthenie auseinander setzte, stellte die Ärzte in die erste Reihe jener Berufe, die als besonders nervengefährdend einzuschätzen waren.[25] Radkau meint, dass namhafte Protagonisten des Nervendiskurses aus ihrer persönlichen Erfahrung mit dem Leiden kein großes Geheimnis

21 H[ugo] von ZIEMMSEN, Die Neurasthenie und ihre Behandlung (Leipzig 1887) 3.

22 Lothar BRIEGER-WASSERVOGEL, Der hysterische Mann. In: Die Wage 15 (1912) 224–228.

23 [Heinrich] AVERBECK, Die akute Neurasthenie, die plötzliche Erschöpfung der nervösen Energie. Ein ärztliches Kulturbild (Berlin 1886) 36.

24 Vgl. SCHMERSAHL, Medizin und Geschlecht (Anm. 19) 260.

25 Vgl. Aug[ust] HOFFMANN, Berufswahl und Nervenleben (= Grenzfragen des Nerven- und Seelenlebens 26, Wiesbaden 1904) 21 f.

machten und wohl nicht zuletzt deshalb zu eifrigen Apologeten der Neurasthenielehre wurden.[26] Diese Einschätzung findet sich durch eine Reihe von Belegen bestätigt. Schon Beard hatte sich selbst für einen ausgesprochenen Neurastheniker gehalten und fand die Symptome auch bei vielen seiner Kollegen, die ihn in seiner Praxis besuchten. In den deutschsprachigen neurologischen Milieus war das nicht anders. Zahlreiche Ärzte machten in ihren Schriften Bemerkungen und Andeutungen, die auf eine persönliche Erfahrung mit der Nervenschwäche schließen ließen. Nicht zuletzt unter diesem Aspekt betrachtet schien die Neurastheniedebatte geeignet, die erstarrten und stereotypen Denkfiguren von der „schwachen, passiven Frau“ und dem „starken, aktiven Mann“ aufzuweichen. Die entsprechende These wäre also: Steigendes medizinisches Interesse an der Neurasthenie und verstärkte empirische Auseinandersetzung mit dem Leiden korrelierten mit der Durchsetzung der Anschauung, dass die männliche Medizin hinsichtlich der geschlechterbezogenen Verteilung von Nervenkrankheiten umdenken müsse.

## Zusammenfassung

Im Hinblick auf die ablehnende Haltung der Ärzteschaft gegenüber dem weiblichen Medizinstudium ist die Debatte um die männliche Neurasthenie mehr als nur eine delikate Fußnote. Sie verweist zunächst auf die Doppelzüngigkeit, mit der die Gegner ihre Argumente formulierten. Wenn also die Ärzte – die Pauschalierung scheint mir in diesem Punkt zulässig – in ihren Schriften die Warnung ausstießen, dass Frauen mit dem Eintritt in die Universität die Nervosität importieren würden, so war das ein Vorurteil, dessen prinzipielle Unrichtigkeit bewusst in Kauf genommen wurde. Die nervösen Krisen hatten in der akademischen Männerwelt längst Einzug gehalten, und es waren sogar häufig die angehenden Ärzte selbst, die davon betroffen waren. Dieser Trend schien sich auch außerhalb der Universität fortzusetzen. Das von den Medizinern in die Öffentlichkeit getragene Stereotyp von der „nervösen, hysterischen“ Frau stand im scharfen Gegensatz zu den Erfahrungen, die sich den Nervenärzten am Ende des 19. Jahrhunderts zeigten. Auch die statistischen Auswertungen ließen einen deutlichen Trend erkennen: Es waren männliche Patienten, die häufiger zu Nervenärzten gingen, an den psychiatrischen Abteilungen der Krankenhäuser untergebracht waren oder in den privaten Nervenheilanstalten medizinische Hilfe in Anspruch nahmen.[27]

Mit Hilfe ihrer Monopolstellung in den wissenschaftlichen Institutionen sahen sich Männer in der Lage, Erklärungsmuster zu entwickeln, die ihre Interessen sicherten und Schwächen verdeckten. Die Veränderungsängste und Identitätskrisen der akademischen Männerwelt um 1900 konnten mit Hilfe der Neurastheniediagnose medizinisch kodiert werden. Eliminiert waren sie damit aber nicht. Das

26 Vgl. RADKAU, Das Zeitalter der Nervosität, 14 (Anm. 17). Wilhelm Stekel widmete in seiner satirischen Studie *Nervöse Leute* ein Kapitel der Figur des Arztes, der selbst an seinen Nerven krankt, „Der nervöse Arzt ist selten, man könnte sagen fast nie, ein Operateur. Er meidet alles, was rasches, energisches Handeln voraussetzt. Er wird entweder ein guter, vorsichtiger – o, wie vorsichtiger Kinderarzt, wobei die Ängstlichkeit der Mütter an seiner Verfassung ein psychisches Äquivalent findet. Oder er wird der richtige Internist, der sich durch seine weitblickenden Diagnosen einen berühmten Namen macht. Am häufigsten aber wendet er sich jenen Krankheiten zu, die er aus eigener Erfahrung so gründlich kennt, Er wird Nervenarzt.“ Vgl. Wilhelm STEKEL, Nervöse Leute. Kleine Federzeichnungen aus der Praxis (Wien 1911) 69.

27 Siehe HOFER, Nervöse Männer, Kap. 6.

latente Unbehagen über den Verlust von „männlichen“ Verhaltenskompetenzen hatte einen sinnstiftenden Namen erhalten, aber dieser führte gleichzeitig auch den rasanten Wandel in der Geschlechterbeziehung vor Augen, der sich nicht mehr aufhalten ließ. Die selbstbewusste Frauenbewegung erkannte schnell, dass der Nervositätsvorwurf an sie ins Leere ging. Das medizinische Argumentationsarsenal gegen das Frauenstudium wurde mit der Konjunktur der Neurasthenie immer unbrauchbarer, da deren Mobilisierung stets auch die männlichen Defizite vor Augen führte. Und dagegen vermochten auch die hartnäckigen Versuche, die vermeintlichen anthropologischen und mentalen Differenzen zwischen Mann und Frau ein für allemal festzuschreiben, nichts mehr auszurichten.

# ALLER ANFANG IST SCHWER ...

*IRINA VALENTINOVNA EGORYSHEVA*

# FIRST WOMEN ZEMSTVO PHYSICIANS IN RUSSIA

The zemstvo medicine began to develop since the introduction of the economic local self-government in 1864 into 34 provinces (guberniyas) of the European part of Russia. Before that medical care was practically inaccessible for the rural population of the country. The hospitals were in the large cities only.

The zemstvo created its public health (zemstvo medicine) and the pattern of physician which in practice realized the best traditions of Russian public medicine.

At first the zemstvo physicians lived in cities and visited rural localities only on fixed days. Later this order was been replaced by a more progressive system. The base administrative and territorial units ("uezds") in Russia were divided into several medical districts ("uchastoks"). In the center of each uchastok there was situated a small hospital with an out-patient clinic. The physician worked at hospital and visited patients only in cases of severe and complicated diseases and pathological deliveries.

The zemstvo hospitals were at different levels. In the cities of the highest administrative and territorial units ("guberniya") there were large hospitals with 100-200 beds, in the cities of uezds there were the zemstvo hospitals with 40 beds. The small uchastok hospitals with 10–15 beds had been built since the eighties of the nineteenth century. There were also the zemstvo hospitals for mental diseases.

The zemstvo specialized medical care (surgical, obstetrical, ophthalmologic and others) began to develop by the end of the nineteenth century. The progressive Russian scientists rendered their assistance to the zemstvo physicians, provided consultations and helped to work on probation at university clinics.

Zemstvo physicians made efforts to provide medical care free of charge. They made a valuable contribution to control of communicable diseases, to reduce infant mortality and also to disseminate hygienic knowledge among the population, to develop of zemstvo sanitary statistic and health researches.

Conferences of zemstvo physicians were held once in two-three years to discuss issues of curative and sanitary care in zemstvo guberniyas.

The best situation with zemstvo medicine was noted in Moscow, Petersburg and Kherson guberniyas.

In the eighties of the nineteenth century the first women physicians appeared in zemstvo medical institutions. The first Russian women physicians were graduated in Switzerland. But in 1872 in Russia at the Medico-Surgical Academy of Petersburg a Special female course for education of trained obstetricians was created. It was the first special institute in Europe which provided a higher medical education to women. The first graduation was in 1878, the number of graduates was 60 women[1]. From 1880 each graduate of this course received a badge with letters "W" and "PH"- these letters stood for "women physician".

Officially in Russia it had been allowed to women physicians to give medical care only to women and children. But in those years there was an acute shortage of physicians particularly in rural areas where the physician's work was very hard. It is because the zemstvo administrators readily engaged women physicians without any restriction to their work.

The first women physicians in Russia were confronted with the different forms of discrimination. For example, the head of the Pskov guberniya ordered to discharge all women physicians in 1883. And it was not an unique case. The salary of women physicians in some guberniya was much less than that of the other physicians. Proprietors of drug-stores rejected the prescriptions of women physicians and required for them the visa of the main city physician.

Zemstvo organization of some guberniya gave grants to 30–35 women which were students of the female physician courses. In these cases the women after finishing the education were obliged to work in the zemstvo medicine of the given guberniya under the most non-profitable conditions.

In spite of the prohibitions the Russian women physicians already in the eighties of the nineteenth century worked not only at zemstvo medical services but also at university clinics and city hospitals, published scientific articles in medical journals, took part in the work of medical conferences and scientific medical societies[2].

In zemstvo medicine the women physicians prove to be unselfish and competent specialists. The majority of them considered their work as a performance of their duty to society.

Zemstvo organizations of many guberniyas made the requests to the Russian government for extending the rights of women physicians. The

1 A. V. SHABUNIN: Zhenskye vrachebnye kursy pri Mediko-xipypgicheskoy akademii i Nikolaevskom voennom gospitale (Sankt-Petersburg 1997).

2 A. N. SHABANOVA, Ocherk zhenskogo dvijeniya v Rossii. – SPb, 1912.

notable zemstvo physicians E. A. Osipov, D. N. Zhbankov, M. S. Uvarov and others made appeals in the press and at medical conferences to equalize in rights of women and men physicians. They believed that women were not only as skilled physicians as men but they were really indispensable for the work with children, in obstetrics and gynecology, at female education institutes, in convents and prisons, for giving medical care to women at the territories of the Islamic provinces of Russia. The staunch supporter of the female equality in rights D. N. Zhbankov asserted that women physicians worked with more intensity than men physicians and the population trusted them more[3].

62 women physicians worked in zemstvo medicine in 1883 and 102 – in 1893[4]. At that time in zemstvo medical services of the Moscow guberniya about 10 women physicians worked: A. G. Arkhangelskaya, P. I. Glushanovskaya-Yakovleva, E. S. Drenteln, E. M. Lintvareva, Ju. A. Kvjatkovskaya, M. P. Rashkovich, D. S. Tauber, V. P. Povalishina at al.

One of the first zemstvo women physicians was P. I. Glushanovskaya-Yakovleva who was graduated in Switzerland. During 24 years from 1881 she had been the head of the smallpox calf-shed in the zemstvo of the Moscow guberniya and supplied several guberniyas of Central Russia with smallpox vaccine. P. I. Glushanovskaya-Yakovleva was the first president of the Commission for a disseminating of hygienic knowledge among the population of the Pirogovsky society – the greatest Russian scientific medical society[5].

In the first generation of zemstvo women physician one should also mention A. G. Arkhangelskaya which was a skilled surgeon. The colleagues called her "the pride of the zemstvo physicians family". She created a model of uchastok's hospital in the Petrovskoye village in the Verejsky uezd of the Moscow guberniya. Professor of the Moscow University P. I. Dyakonov helped her in the management of surgical activities. A. G. Arkhangelskaya was a very skilled surgeon particularly in the field of obstetrics and ophthalmic-surgery. She performed about 1000 surgical operations a year[6]. The celebrated Russian writer L. N. Tolstoy highly estimated A. G. Arkhangelskaya. He edited her popular booklet "Primary medical care in accidents and in case of the sudden human disease".

S. A. Kochurova also was a good surgeon. The eminent Russian scientist I. I. Mechnikov highly estimated her as a remarkable physician. Owing to her initiative the zemstvo hospital with surgical, gynecological and ophthalmic division was built in the Tverskaya guberniya.

3 D. N. ZHBANKOV, O zhentschinah vrachah (Vrach 1989) N 30, pp. 660–663 and the same 31, pp. 686–688.

4 P. P. SUTSCHINSKY, Zhentschina vrach v Rossii. Ocherk desiytiletiya vrachebnyh kursov (1872–1882) – SPb, 1883.

5 I. V. EGORYSHEVA, P. I. Glushanovskaya-Yakovleva – vidny deyatel zemskoy meditsini – Epidemiologiya i infectsionnye (Bolesni 1998) N 4, p. 61-63.

6 S. A. YAKOBSON, Zemsky vrach A. G. Arhangelskaya (Moskva 1958).

The ophthalmologist E. P. Serebrennikova had a great authority in medicine. In 1885 in the Permskaya guberniya she created an in-patient ophthalmic division which was the first in the practice of zemstvo medicine. E. P. Serebrennikova worked on probation at the best clinics of Russia and Europe. During 10 years of her work she performed more than 6 thousand surgical operations, published many articles on ophthalmology in scientific journals, often made reports at medical conferences[7].

All first women physicians paid much attention to the issues of obstetrics. They tried to create comfortable maternity divisions everywhere, to introduce in practice asepsis and antisepsis in obstetrics and taught the peasant-women midwifery (A. G. Arkhangelskaya, T. M. Ivanova, M. F. Nagorskaya).

High morbidity and mortality of the rural population in Russia at the end of the ninetieth century was mainly connected with communicable diseases. Women physicians not only participated in the control of these diseases but studied the ways of their spreading. The eminent specialist in the field of syphilis control professor A. G. Ge as far back as in 1882 emphasized that the work of women physicians will be very useful for practice of zemstvo medicine to control syphilis in women. It had been proved by activities of the woman zemstvo physician Z.Ya. Eltsyna whose publications on the reasons of syphilis large spreading (80–90 years) were well known in Russia.

It should be emphasized that the overwhelming majority of women physicians at that time in Russia worked under very hard conditions. In the villages where there was not a building for a hospital they had a lease on a peasant's house for it. And often women physicians received patients, performed surgical operations and lived in the same building. The complicated surgical operations they performed with the aid of a medical assistant or a midwife.

The allocations which zemstvos assigned to buy medicines were too insufficient and physicians often bought medicines at their own account.

A.I. Veretennikova who worked in the Belebeevsky uezd of the Ufimskaya guberniya was the author of the book "The notes of a zemstvo physician". She wrote that her uchastok contained 185 villages and every day about 80 patients applied to her for medical care. But especially difficult were emergency calls to visit a sick man at night when the weather was bad[8].

In one publication about the women physician V.K. Shejdman-Losinskaya it is noted that often at night at 2–3 a.m. she was called to

7 V. S. BABUSHKIN, Vrach E. P. Serebrennikova (Perm 1957).

8 A. I. VERETENNIKOVA, Notes of the zemstvo physician (Ufa 1981).

visit a sick man who lived 15–20 kilometers away and she immediately went to the patient in the cart with one horse but tomorrow at 10 o'clock in the morning she was again at the hospital[9]. In spring under the conditions of impassability of roads and flood of rivers V. K. Shejdman-Losinskaya had to go on foot and on horseback, to swim across rivers on a peasant's gate which was off its hinges.

Many of women physician caught the dangerous diseases from their patients and were lost. In 1888 physician V. K. Shejdman-Losinskaya died from typhus, and in the same year A.I. Veretennikova died from tuberculosis.

In the short period of time women physicians acquired confidence of the population and authority with zemstvo organizations. Only during the first five years after the first graduation of women physicians the administration of the Special female course at the Medico-Surgical Academy in Petersburg received dozens of messages of gratitude for the work of women physicians in zemstvo hospitals and as physicians of uchastok.

But only in 1885 the real position of women physicians was consolidated by the law and women physician received official permit to be the head of a medical institution.

9 Zhentschiny vrachi i ih deiytelnost v provintsii (Russkoe bogatstvo 1888) july, p. 141.

*PETR SVOBODÝ*

# TSCHECHISCHE ÄRZTINNEN IN DER ERSTEN HÄLFTE DES 20. JAHRHUNDERTS[1]

In der zweiten Hälfte des 19. Jahrhunderts bildete sich in den böhmischen Ländern – in Übereinstimmung mit der gleichzeitigen Entwicklung in der Habsburgermonarchie als Ganzem – der Ärztestand in all seinen Komponenten heraus. Die Reformen der medizinischen Fakultäten bildeten die Grundlage für die Heranbildung neuer Generationen von Ärzten, die Gesetze der 70er, 80er und 90er Jahre wiesen den praktizierenden Privatärzten sowie den Amtsärzten ihren jeweiligen Platz zu und setzten die Grenzen fest, innerhalb derer sich die Beziehungen zwischen Patienten, Ärzten und dem Staat bewegten. Ein Spezifikum der böhmischen Länder war der Umstand, dass sich parallel zueinander zwei Ärztegesellschaften konstituierten, die füreinander nur wenig durchlässig waren: auf der einen Seite die tschechischsprachige, auf der anderen Seite die deutschsprachige Ärztegesellschaft. Beide Gesellschaften verfügten jeweils über eigene wissenschaftliche und pädagogische Institute und eigene Interessen- und Standesorganisationen.[2] In eben diesem Kontext nun entwickelten sich auch die Bemühungen der Frauen, in eine Gesellschaft vorzustoßen, die bislang ausschließlich Männern vorbehalten war.[3]

Die erste Voraussetzung für eine Vertretung von Frauen unter den Ärzten war ihre Zulassung zum Medizinstudium. In den böhmischen Ländern hinkte der Kampf der Frauen für das Recht, an einer Universität studieren zu dürfen, hinter der Entwicklung in Westeuropa oder in Amerika beträchtlich hinterher. Darüber hinaus hing er unmittelbar sowohl mit dem Vorgehen der Frauen in den übrigen Ländern der Monarchie, insbesondere in Wien, zusammen, als auch mit dem allgemeinen Kampf um Emanzipation, den die neuzeitliche tschechische Nation führte. Bereits in den 70er Jahren konnten zwar Frauen an Schweizer Universitäten Medizin studieren (wovon auch zwei Tschechinnen Gebrauch machten), in der Habsburgermonarchie wie auch in Süddeutschland jedoch erreichte der Kampf für das Recht auf ein vollberechtigtes Medizinstudium erst in den 90er Jahren seinen Höhepunkt.[4] Vereinzelte Anträge auf eine Medizinausbildung von Frauen wurden in den böhmischen Ländern zwar bereits seit den 40er Jahren gestellt, doch erst Ende des 19. Jahrhunderts begann man, sie an den dafür zuständigen Stellen zu diskutieren: in den Universitäten, den Ärzteorganisationen, in der Fachpresse sowie im Wiener Reichsrat.[5]

Gleichzeitig mit den Diskussionen, die zwischen den Anhängern und den Gegnern aus den Reihen der etablierten männlichen Ärzte verliefen

1 Der vorgelegte deutsche Text ist eine verkürzte Version des ursprünglich in Tschechisch abgefassten Artikels: Petr SVOBODNÝ, Lékařky v českých zemích v první polovině 20. století. In: Acta Universitatis Carolinae – Historia Universitatis Carolinae Pragensis 35 (1995) 75–87. Übersetzt von Wolf OERTER.

2 Petr SVOBODNÝ, The Professionalization of Czech Physicians 1848–1939. In: Charles McCLELLAND, Stephan MERL u. Hannes SIEGRIST (Hgg.), Professionen im modernen Osteuropa/Professions in Modern Eastern Europe (= Gießener Abhandlungen zur Agrar- und Wirtschaftsforschung des europäischen Ostens 207, Berlin 1995) 145–167.

3 Karen Johnson FREEZE, Medical Education for Women in Austria: A Study in the Politics of the Czech Women's Movement in the 1890s. In: Sharon L. WOLCHIK u. Alfred G. MEYER (Hgg.), Women, State, and Party in Eastern Europe (Durham, N.C. 1985) 51–53.

4 Claudia HUERKAMP, Frauen, Universitäten und Bildungsbürgertum. Zur Lage studierender Frauen 1900–1930. In: Hannes SIEGRIST (Hg.), Bürgerliche Berufe (= Kritische Studien zur Geschichtswissenschaft 80, Göttingen 1988) 200–222; Waltraud HEINDL u. Marina TICHY (Hgg.), „Durch Erkenntnis zu Freiheit und Glück..." Frauen an der Universität Wien ab 1897 (Wien 1990); Eva BRINKSCHULTE (Hg.), Weibliche Ärzte. Die Durchsetzung des Berufsbildes in Deutschland (Berlin 1993); Birgit BOLOGNESE-LEUCHTMÜLLER u. Sonia HORN (Hg.), Töchter des Hippokrates. 100 Jahre akademische Ärztinnen in Österreich (Wien 2000).

5 Ludmila ŠIMÁČKOVÁ, Ženy vynikající mimo kruh rodinný (Praha [2]1909).

– unter den Gegnern tat sich der berühmt-berüchtigte Wiener Professor tschechischen Ursprungs, Eduard Albert, besonders hervor –, schritten die Frauen zur Tat.[6] Ihr erster Schritt war die Durchsetzung des Rechts auf einen vollwertigen Mittelschulbesuch. Dieses Recht wurde 1890 unter tschechischen Bedingungen durch die Einrichtung der Prager Minerva, des ersten Mädchengymnasiums in Zisleithanien, verwirklicht. Den schwierigen Weg der Mädchen und Frauen, die sich für das Medizinstudium interessierten, haben mehrere spätere Ärztinnen in ihren Memoiren beschrieben. Dieser Weg war mit zahlreichen Hindernissen bestückt, die von Schwierigkeiten bei der Anerkennung des Abiturs über das zunächst nicht vollwertige Studium als Hospitantinnen bis hin zu Gehässigkeiten seitens der männlichen Kommilitonen und einiger Professoren reichten. In Punkto Hospitantinnen zeigte erstaunlicherweise die deutsche Medizinische Fakultät im Unterschied zu ihrem tschechischen Gegenüber ein größeres Entgegenkommen auch für tschechische Medizinstudentinnen. Erst mit der Genehmigung eines ordentlichen Studiums im Jahre 1900, und zwar durch einen Erlass des Kultus- und Schulministeriums vom 3. September dieses Jahres, waren diese Hindernisse aus dem Weg geräumt. Die in Prag seit 1895 an der deutschen, ein Jahr später auch an der tschechischen Medizinischen Fakultät als Hospitantinnen studierenden Medizinstudentinnen wurden in ihren Bemühungen von einem Teil der öffentlichen Meinung unterstützt, unter anderem durch den beträchtlichen Einsatz der geschätzten Schriftstellerin Eliška Krásnohorská, so dass die erste tschechische Medizinstudentin, Anna Honzáková, bereits 1902 ordentlich zum Doktor der Medizin promoviert werden konnte. Ihre Promotion, die erste in Prag, öffnete den Frauen nicht nur den Weg in den Arztberuf, sondern wirkte auch in den übrigen Disziplinen bahnbrechend.[7] Und die tschechische Ärztezeitschrift konstatierte: *„Wenn eine Frau auch für den schwierigsten Beruf das Zeug hat, darf man ihr leichtere Berufe nicht verweigern."*[8]

Die Zahl der Medizinstudentinnen an beiden Prager medizinischen Fakultäten wuchs von ursprünglich sechs im Jahre 1900/01 allmählich an; während des Ersten Weltkriegs stieg die Zahl der Mädchen unter den Medizinstudenten radikal, so dass bis 1918 allein an der tschechischen Medizinischen Fakultät über 60 weibliche Ärzte promoviert wurden (an der Medizinischen Fakultät der Deutschen Universität waren es zweiundzwanzig). Nach dem Ersten Weltkrieg war der Anteil von Medizinstudentinnen an den beiden Prager Fakultäten zwar rückgängig, doch angesichts des jähen Anwachsens der Gesamtzahl der Medizinstudenten ging – wie übrigens auch an der neu gegründeten Medizinischen Fakultät in Brünn – die Zahl der Medizinstudentinnen und -absolventinnen in der Ersten Republik in die Höhe (an den drei genannten Fakultäten studierten jährlich etwa fünf- bis sechshundert Frauen, wobei die Medizinische Fakultät der Karlsuniversität mit etwa 20 Prozent den höchsten Anteil zu verzeichnen hatte).[9]

6 Eduard ALBERT, Die Frauen und das Studium der Medizin (Wien 1895); Theodor PETŘINA, Zur Frage des Frauenstudiums. In: Prager medizinische Wochenschrift 21 (1896) 151–154.

7 Albína HONZÁKOVA (Hg.), Československé studentky let 1890–1930 (Praha 1930); Klára ČERVENKOVÁ, Dějiny spolku Minerva. In: HONZÁKOVÁ, Československé studentky 141–168; Anna HONZÁKOVÁ, K zápasu o lékařské studium. Ebenda 66–76; Milada FRÝDECKÁ, Úvahy o povolání lékařčině. Ebenda 203–208; František HAMZA, K dějinám českých mediků (Praha 1895).

8 Časopis lékařů českých 39 (1900) 987–988.

9 Marie ŠTEMBERKOVÁ, Doktorky filosofie a medicíny na pražské univerzitě od roku 1901 do konce první světové války. In: Documenta Pragensia 13 (1996) 213–234; Archiv der Karlsuniversität in Prag, Doktorenmatrikel; Archiv der Masaryk-Universität in Brno, Doktorenmatrikel; Seznam přednášek. na c. k. České universitě Karlo-Ferdinandově v Praze (1900–1918); Seznam přednášek. na Universitě Karlově v Praze (1918–1938); Ordnung der Vorlesungen an der k. k. Deutschen Karl-Ferdinands Universität zu Prag (1900–1918); Ordnung der Vorlesungen an der Deutschen Universität zu Prag (1918–1938).

Der Einstieg der ersten an einheimischen Universitäten promovierten Ärztinnen in die Praxis gestaltete sich schon einfacher, weil ihnen bis zu einem gewissen Grad ihre älteren Kolleginnen, die noch an den medizinischen Fakultäten in der Schweiz studiert hatten, den Weg gebahnt hatten. Da die Ausübung des Arztberufs in Zisleithanien an den Erwerb des Doktortitels an einer einheimischen Universität (für Frauen war dies erst nach 1900 möglich) oder an die so genannte Nostrifikation ausländischer Diplome gebunden war (was den Frauen erst 1896 gestattet wurde), mussten die ersten beiden weiblichen Doktoren tschechischer Herkunft – Bohuslava Kecková und Anna Bayerová –, die in der Schweiz promoviert hatten (1880 beziehungsweise 1881), andere Wege suchen, um ihre erlangte Ausbildung nutzbringend anwenden zu können. Anna Bayerová war bis 1912 im Ausland tätig, Bohuslava Kecková kehrte zwar nach Prag zurück, konnte hier aber nur als Hebamme beruflich tätig sein. Eine etwas kuriose Möglichkeit, ihren Arztberuf auszuüben, bot sich beiden Tschechinnen noch vor der Diplom-Nostrifikation, als ihnen die österreichische Regierung den Posten von Amtsärztinnen unter den komplizierten nationalen und religiösen Verhältnissen in Bosnien und der Herzegowina anbot, wo sie sich vor allem muslimischen Patientinnen annahmen, deren Glaube es ihnen verbot, sich einem männlichen Arzt anzuvertrauen.[10]

Die übrigen tschechischen Ärztinnen aus der ersten Prager Absolventinnengeneration vor 1918 hatten eine leichtere Berufslaufbahn vor sich. Unter ihnen befanden sich sowohl Ärztinnen mit Privatpraxis als auch Krankenhausärztinnen.[11] In den Privatpraxen überwogen praktische Ärztinnen, Ärztinnen für Frauenkrankheiten und Geburtsheilkunde sowie Kinderärztinnen, doch gab es auch Psychiaterinnen und Hautärztinnen. Zur Gynäkologie und Pädiatrie wurden die Ärztinnen natürlich durch ihre eigene Disposition und den Wunsch der Patienten und Mütter geführt. Außerdem wurden diese beiden medizinischen Disziplinen von den ersten Ärztinnen für ein Gebiet gehalten, auf dem es die meisten unsinnigen und schädlichen gesundheitlichen und moralischen Vorurteile gab. Zur Dermatologie wurden einige Frauen außer ihrem medizinischen Fachinteresse auch durch ihr soziales Empfinden geführt, besonders durch ihr Mitgefühl mit „gefallenen" Frauen.[12]

Der Anteil der Frauen unter den Ärzten stieg in Abhängigkeit vom Anteil der Frauen unter den Medizinstudenten. Drei Jahre vor Ausbruch des Ersten Weltkriegs gab es in den böhmischen Ländern nur ein paar Ärztinnen, ungefähr ein Dutzend Tschechinnen und vier Deutsche.[13] Für die ersten Nachkriegsjahre fehlt es an Angaben, doch war der Anstieg im ersten Jahrzehnt der Ersten Republik gewaltig. 1928 gab es in den böhmischen Ländern bereits 573 Ärztinnen (das sind 8,3 % aller Ärzte), wobei der Anteil der Frauen unter den tschechischen Ärzten

10 Ctibor NEČAS, Bohuslava Kecková, úřední lékařka v Mostaru. In: Dějiny věd a techniky 18 (1985) 25–40.

11 Lékařský schematismus (Praha 1928).

12 HONZÁKOVÁ, K zápasu 76 (Anm. 7); Milada NĚMCOVÁ, Jak jsem studovala a zvolila své povolání. In: HONZÁKOVÁ, Československé studentky 208–211 (Anm. 7).

13 Věstník československých lékařů 63 (1951) 139; Věstník českých lékařů 23 (1911) 173–185.

höher war (fast 10 %). Am meisten waren Frauen unter den tschechischen Ärzten in Prag vertreten und in den überwiegend deutsch besiedelten Gebieten der Ausläufer des Riesengebirges, wo sich tschechische Ärzte erst nach Gründung der Tschechischen Republik in größerem Maße niederließen. In Mähren und in Schlesien gab es unter der tschechischen Ärzteschaft allgemein mehr Frauen als im eigentlichen Böhmen (Prag aber ausgenommen). In Prag und in Brünn überwogen die in Krankenhäusern beschäftigten Ärztinnen über die in Privatpraxen ordinierenden.[14]

Im zweiten Jahrzehnt der bestehenden Ersten Republik erhöhte sich der Anteil der Ärztinnen weiter und stieg bis 1936 in den böhmischen Ländern auf 14,2 %. In den einzelnen Regionen wuchs der Anteil etwa in den bestehenden Proportionen.[15] Auch weiterhin hielt der Trend an, wonach für die tschechischen Ärzte einschließlich Ärztinnen in den für Böhmen „neuen" Gebieten des Staates, also in den deutschen Gegenden, in denen sich Tschechen gezielt niederließen, sowie in der Slowakei, größere berufliche Möglichkeiten bestanden.[16]

Trotz des wachsenden Anteils der Frauen unter den Ärzten nach dem Ersten Weltkrieg blieb es in der Wahl der Facharztspezialisierung im Wesentlichen bei dem schon vor dem Ersten Weltkrieg angedeuteten Trend. Von der Praxis war bereits definitiv die Frage geklärt worden, ob der Arztberuf für Frauen geeignet sei. Eine positive Aufnahme fanden Ärztinnen bei den Patienten (besonders bei Patientinnen), und Zufriedenheit in ihrer Stellung äußerten auch die Ärztinnen; der Konkurrenzkampf unter den Ärzten wurde nicht mehr so zugespitzt wegen der Geschlechterzugehörigkeit geführt, wie dies noch während des Ersten Weltkriegs der Fall gewesen war. Die Frauen im Arztberuf konnten Eigenschaften voll entfalten, die man für sie für typisch hielt: nämlich Geduld und Opferbereitschaft, was sich besonders in der Pädiatrie zeigte.[17] Hauptsächliches Wirkungsfeld der tschechischen Ärztinnen war in der Ersten Republik die Zahnmedizin, gefolgt von der Allgemeinmedizin, in größerem Abstand folgten dann Pädiatrie, Gynäkologie und Geburtsheilkunde.[18] Eine Facharztpraxis oder allgemeine Praxis war bei den Frauen sehr oft eine Ergänzung der Praxis ihrer Ehemänner.[19]

Eine andere Möglichkeit der beruflichen Laufbahn als Ärztin war das Angestelltenverhältnis in Krankenhäusern. Trotz anfänglicher Hindernisse fand schließlich ein hoher Prozentsatz an Frauen in den Krankenhäusern ein Wirkungsfeld (in Großstädten gab es mehr Ärztinnen in Krankenhäusern als in Privatpraxen). Auf Schwierigkeiten stieß gleich die erste in Prag promovierte Ärztin, A. Honzáková, als sie um eine Anstellung als Externistin im Prager Allgemeinen Krankenhaus ansuchte. Den bestehenden ministeriellen Vorschriften zufolge durften Frauen nur dann als Hospitantinnen in Kliniken angestellt werden,

14 Lékařský schematismus (Praha 1928); Věstník českých lékařů 42 (1930) 622.

15 Statistická ročenka ČSR (Praha 1936); Kalendář československých lékařů (Praha 1936).

16 Marie BERNHARDTOVÁ, Kus života. In: HONZÁKOVÁ, Československé studentky 195–199 (Anm. 7).

17 FRÝDECKÁ, Úvahy o povolání 206 (Anm. 7).

18 Lékařský schematismus (Praha 1928); Kalendář československých lékařů (Praha 1936).

19 Ludmila VANČUROVÁ, Dvacet šest krásných let (Praha 1967).

wenn deren Chefärzte ihre Einwilligung dazu gegeben hatten.[20] Nach 1903 finden wir im Allgemeinen Krankenhaus die ersten OP-Schülerinnen in der tschechischen gynäkologischen und in der Augenklinik. 1908 wurden offizielle Verhandlungen geführt über die Aufnahme von Frauen als externe oder als Sekundär-Ärztinnen im Prager Allgemeinen Krankenhaus – zu einer Zeit übrigens, als es in anderen tschechischen öffentlichen Krankenhäusern wie in Hradec Králové bereits Frauen als Externisten gab; die Genehmigung dazu erging dann per Ministererlaß ein Jahr später.[21] 1910 beantragte die erste Frau eine Stelle als Krankenhausärztin in Landesdiensten. In Böhmen wurde sie abgelehnt – nach eigenen Worten deshalb, weil sie eine Frau war –, weshalb sie in Mähren um eine Stelle ansuchte. Hier wurde sie auch angenommen, und zwar im Landesinstitut für Geisteskranke in Kroměříž. Mit dieser Entscheidung wurde die bisherige Praxis durchbrochen, so dass zwei Jahre später ihr Antrag auch in Böhmen positiv entschieden wurde.[22] Nach 1918 gab es nichts mehr, was einer Anstellung von Frauen an Krankenhäusern im Wege stand: übrigens wurden Krankenhäuser zu einem beliebten Ziel der Berufslaufbahn von Ärztinnen. Sowohl von den Patienten als auch von ihren männlichen Kollegen wurden die Ärztinnen gut aufgenommen, und bis auf wenige Ausnahmen fand ihre Arbeit auch die verdiente Anerkennung.

Ein kürzerer oder längerer Aufenthalt in den Kliniken und Instituten der medizinischen Fakultäten ist ein besonderer Fall der Ärztinnenkarriere. In den Kliniken der tschechischen Medizinischen Fakultät in Prag waren die ersten Ärztinnen bereits im ersten Jahrzehnt unseres Jahrhunderts tätig, allerdings nicht als Lehrkräfte, sondern als OP-Schülerinnen oder als externe Ärztinnen. Erste Klinik-Assistentin war 1909 in der Klinik für Krankheiten von Neugeborenen, Säuglingen und Ammen B. Nevšímalová, ein Jahr darauf wurde J. Puklová Assistentin in der Psychiatrie. Im zweiten Jahrzehnt gab es an der tschechischen Medizinischen Fakultät bereits mehr Assistentinnen, wenngleich ihre Zahl noch immer nicht hoch war (insgesamt sechs). Erst in den zwanziger Jahren stieg ihre Zahl merklich (auf 44). Die größte Zahl von Assistentinnen in Kliniken und Instituten gab es an der tschechischen Medizinischen Fakultät in den Dreißiger Jahren (111). Die Wahl der Klinik (seltener des Instituts) hing eng mit der geplanten Fachspezialisierung zusammen und entspricht deshalb sehr genau dem Anteil von Fachärztinnen mit Privatpraxis. Die meisten Assistentinnen durchliefen die Zahnklinik und die Kinderkliniken, die wenigsten waren in der Chirurgie vertreten.[23]

In der Mehrzahl der Fälle handelte es sich um kurzfristige postgraduale Aufenthalte. Weniger häufig war bei Ärztinnen der Aufenthalt an der Medizinischen Fakultät Ausgangspunkt für eine wirkliche akademische Karriere. Als erste Frau an der Medizinischen Fakultät der Karlsuniversität Prag habilitierte sich 1932 V. Říhová (1890–1960) im Fach

20 HONZÁKOVÁ, K zápasu 74 (Anm. 7).

21 Ludmila HLAVÁČKOVÁ u. Petr SVOBODNÝ, Dějiny Všeobecné nemocnice v Praze 1790–1952 (Praha 1993) 99.

22 Josefa PUKLOVÁ, Z mé práce. In: HONZÁKOVÁ, Československé studentky 267–268 (Anm. 7).

23 Nach: Biografický slovník pražské lékařské fakulty (1348–1939) I.–II. (Praha 1988, 1993).

Dermatovenerologie. Vor dem Zweiten Weltkrieg war sie an dieser Fakultät die einzige Dozentin, von ihren damaligen Assistentenkolleginnen habilitierten sich weitere erst nach 1945. Eine weitere Prager Assistentin, B. Štúrová-Kuklová (1893–1977), ging 1919 an die neugegründete Medizinische Fakultät in Bratislava, wo sie sich bereits 1928 als Internistin habilitierte (also vier Jahre früher als Říhová); 1934 ernannte man sie zur ersten (außerordentlichen) Professorin und 1938 wurde sie Chefärztin einer tschechoslowakischen Universitätsklinik.[24]

An der Medizinischen Fakultät der deutschen Universität in Prag ist die erste Assistentin erst 1918 nachweisbar; bis 1939 gab es hier insgesamt 26. Ein hoher Prozentsatz Frauen an der deutschen Medizinischen Fakultät arbeitete hier in den Kriegsjahren 1940 bis 1945 (weitere 26 Personen); sie ersetzten damals ihre männlichen Kollegen, die an die Front eingezogen waren. Die erste Frau an der deutschen Medizinischen Fakultät habilitierte sich bereits 1926, also früher als an der tschechischen und an der slowakischen Medizinischen Fakultät in Bratislava. Die Pharmakologin H. Langecker (1894–1989) war somit die erste Dozentin an einer medizinischen Fakultät in der Tschechoslowakei. 1934 erhielt sie eine außerordentliche Professur (zwei Monate später als Štúrová-Kuklová). Zweite Dozentin (1936) und Professor (1942) an der deutschen Medizinischen Fakultät wurde im Fach Pathologische Anatomie Frau M. Schmidt-Mittelbach (geboren 1900).[25] Eine wirkliche akademische Laufbahn an einer der tschechoslowakischen medizinischen Fakultäten aber war bei den Frauen in der Zwischenkriegszeit dennoch eher die Ausnahme.

Berufsorganisationen traten die Ärztinnen in gleichem Maße bei wie ihre männlichen Kollegen. Mitglied in der entsprechenden Ärztekammer zu werden war für jede privat praktizierende Ärztin obligatorisch. Und auch in der freiwilligen Zentralen Vereinigung tschechischer (bzw. tschechoslowakischer) Ärzte oder ihrem deutschen Pendant wurden die Ärztinnen ebenfalls nahezu automatisch Mitglied, wie alle zunftbewussten Ärzte auch. Weitaus langsamer aber drangen sie auf Posten in den Ausschüssen dieser Organisationen vor, und eine selbständige Sektion gründeten die Ärztinnen erst ganz gegen Ende der dreißiger Jahre.[26]

Der Gedanke einer eigenen Frauenorganisation kam in Ärztekreisen bereits 1926 auf, fand jedoch unter den Ärztinnen noch kein ausreichendes Echo. In der vorgeschlagenen Organisation sahen die Ärztinnen damals einen reinen feministischen Verband, der gegen die Kollegen gerichtet war. Die männlichen Ärzte hingegen konnten sich mit dem Gedanken einer Ärztinnen-Organisation durchaus anfreunden. Und so beauftragte Professor Hlava bereits 1924 Frau Dr. Dewetterová mit der Vertretung der tschechoslowakischen Ärztinnen auf dem ersten

24 Die Personaldaten der Dozentinnen und Professorinnen ebenda.

25 Nach: Ludmila HLAVÁČKOVÁ u. Petr SVOBODNÝ, Biographisches Lexikon der deutschen medizinischen Fakultät in Prag 1883–1945 (Prag 1998).

26 Die Unterlagen zur Teilnahme der Ärztinnen in den Ärzteorganisationen in: Lékařský schematismus (Praha 1928); Kalendář československých lékařů (Praha 1936); Kalendář československých lékařů (Praha 1938).

Kongress der Internationalen Ärztinnen-Assoziation in London. Eigentliche Initiatorinnen der Organisation waren Frau Dr. Honzáková, die Senatorin Plamínková und Frau Dr. Dewetterová. Die Gründungsversammlung fand im April 1930 statt, und im ersten Jahr ihrer Existenz wurden die Beziehungen sowohl zu den medizinischen wie zu den feminstischen Verbänden geregelt. Die Vereinigung tschechoslowakischer Ärztinnen wurde Mitglied der Medical Women International Association, der tschechoslowakischen Vereinigung der Hochschulabsolventinnen und des Frauennationalrates, im Jahre 1931 dann wurde er eine Sektion der Zentralen Vereinigung tschechischer (bzw. tschechoslowakischer) Ärzte. Aufgabe der Vereinigung war es einerseits, die Interessen der Ärztinnen im Rahmen ihres Berufes wahrzunehmen, und andererseits, die Interessen der Frauen unter medizinischem Aspekt zu wahren. Ihre Delegierten nahmen insgesamt an drei Kongressen der Internationalen Ärztinnen-Assoziation teil und konnten auch auf der Weltausstellung 1935 in Chicago, für die unter anderem ein Sammelband unter dem Titel *Československé lékařky* (Tschechoslowakische Ärztinnen) zusammengestellt worden war, einen großen Erfolg verzeichnen.[27]

Intensiv arbeiteten Frauen auch im Rahmen des Verbandes tschechoslowakischer Medizinstudenten. Gemeinsam mit diesem Verband veranstaltete die Ärztinnen-Vereinigung zum Beispiel im Herbst 1936 einen Diskussionsabend zum Thema *Die Frau in der Medizin und die Frauenemanzipation*.[28] Im Dezember 1936 wurde – trotz des zunächst geringen Interesses der Medizinstudentinnen – im Rahmen des Verbandes eine besondere Frauenkommission gegründet. Ihre Aufgabe war es, die Medizinstudentinnen zur Arbeit in der Ärztezunft und im eigentlichen Beruf zu führen und ihre besonderen Studieninteressen zu fördern. Drei Studentinnenvertreter erhielten das Recht, an den Mitgliederversammlungen der Vereinigung tschechoslowakischer Ärztinnen teilzunehmen.[29] Bei der Entstehung der genannten Organisationen zeigten die Frauen anfangs nur sehr wenig Interesse. Dafür gab es nach den Worten der sehr regen Frau Dr. Frýdecká zweierlei Gründe. Zum einen brachte der Arztberuf tagtäglich bereits genug Kontakt mit der Öffentlichkeit mit sich, zum andern stieß die Zwischenkriegsgeneration der Ärztinnen nicht mehr auf solche Schwierigkeiten und auf einen solchen Widerstand, denen sich die Bahnbrecher des Frauenstudiums und des Medizinstudiums für Frauen noch an der Jahrhundertwende gegenübergestellt gesehen hatten.[30]

Universitätsstudium, Bewilligung von Privatpraxen oder Mitgliedschaft in Berufsorganisationen waren nur die eine Seite des Eingliederungsprozesses der Frauen in die Ärztezunft. Die andere Seite bestand in regelmäßigen Berichten in der Fachpresse über die Emanzipation der Frauen als Ärztinnen, in eigenen Fachpublikationen der Ärztinnen oder in der Selbstreflexion dieser spezifischen Gruppe im Rah-

27 Kalendář československých lékařů (Praha 1936) 11; Kalendář československých lékařů (Praha 1938) 159–161.

28 Věstník československých lékařů 48 (1936) 963.

29 Věstník československých lékařů 49 (1937) 496; Věstník československých lékařů 50 (1938) 263.

30 FRÝDECKÁ, Úvahy o povolání (Anm. 7) 204.

men des Arztberufs. Ärztezeitschriften, insbesondere die Zeitschrift der tschechischen Ärzte und die Mitteilungen der tschechischen Ärzte, nahmen sich der Ärztinnenproblematik weniger häufig an, als man hätte erwarten können. Die Zeitschrift der tschechischen Ärzte veröffentlichte über das Frauenstudium in ihren ersten Ausgaben relativ wohlwollende Berichte, allmählich aber wurden die Referierenden immer reservierter. Das erste Ärzteperiodikum, das seine Seiten auch Frauen zur Verfügung stellte, war das Presseorgan der tschechischen Medizinischen Fakultät *Sborník lékařský*, in dem als erste E. Vozábová 1906 publizierte.[31] Außerordentliche Aufmerksamkeit wurde den Ärztinnen in der zweiten Hälfte der 30er Jahre auf den Seiten von *Roentgen* eingeräumt, einer Zeitschrift der linksorientierten Medizinstudenten.[32]

Ansichten über den Beruf von Ärztinnen und ihr Verhältnis zu Kollegen und Patienten scheinen sporadisch in den Memoiren von Ärzten und Ärztinnen auf. Den meisten Raum und meiste Anerkennung findet man in den Memoiren von J. Brdlík, Professor für Pädiatrie, was abermals die Bedeutung der Frauen in dieser medizinischen Fachdisziplin unterstreicht. Zahlreiche, ganz einzigartige Beobachtungen findet man auch in den Memoiren von V. Vondráček, bei V. Tošovský oder bei J. Syllaba, dessen Frau auch Ärztin war.[33] Wie Frauen das Studium von Frauen, den Arztberuf, Kollegen und Patienten sahen, wird beispielsweise in den veröffentlichten Memoiren von L. Vančurová, L. Sinkulová[34] oder in entsprechenden Aufsätzen geschildert, die 1930 in dem von A. Honzáková redigierten Sammelband *Československé studentky z let 1890–1930* („Tschechoslowakische Studentinnen der Jahre 1890–1930“) erschienen sind.[35]

Auch im Falle der tschechischen Ärztinnen gilt der Schluss, den bereits Frau Dr. M. Frýdecká in ihrem Aufsatz *Úvahy o povolání lékařčině* (Überlegungen zum Beruf der Ärztin) in dem oben genannten Sammelband formuliert hatte. Ihre Überlegungen schließen mit der Feststellung, dass die Geschichte den Bemühungen moderner Frauen Recht gegeben hat, die nach denselben Rechten auf Selbstverwirklichung strebten, wie es auch die Männer haben, sowie mit der Ansicht, dass für einen kulturellen Mann eine kulturelle Frau die unerlässliche Bedingung für eine Synthese ist, die „kultureller Mensch“ genannt wird.[36] Der Weg zu der außerordentlich hohen Feminisierung des Gesundheitswesens in der Nachkriegstschechoslowakei war damit angetreten.

31 Sborník klinický 7 (1906) 15.

32 Roentgen 2 (1935) N. 4; Roentgen 3 (1936) N. 3; Roentgen 5 (1938) N. 2.

33 Jiří BRDLÍK, Dětské lékařství v minulosti a jak jsem je prožíval (Praha 1957); Jiří BRDLÍK, Padesát let dětským lékřem (Praha 1961); Vladimír VONDRÁČEK, Lékař vzpomíná (Praha 1973); Vladimír VONDRÁČEK, Lékař dále vzpomíná (Praha 1977); Vladimír VONDRÁČEK, Konec vzpomínání (Praha 1988); Václav TOŠOVSKÝ, Padesát let chirurgem (Praha 1990); Jiří SYLLABA, Vzpomínky a úvahy lékaře (Praha 1992).

34 Ludmila SINKULOVÁ, Byla jsem někdo jiný (Praha 1983); VANČUROVÁ, Dvacet šest krásných let (Anm. 19).

35 HONZÁKOVÁ, Československé studentky (Anm. 7).

36 FRÝDECKÁ, Úvahy o povolání 203–208 (Anm. 7).

*MARTINA GAMPER*

# ÄRZTINNEN FÜR ARBEITERINNEN

## Die Unterstützung weiblicher Ärzte durch die Sozialdemokratische Arbeiterbewegung am Beispiel der Arbeiterinnen-Zeitung

Bisher fokusierte die historische Forschung vor allem auf die Geschichte des Medizinstudiums von Frauen in Österreich. Dagegen wurde jedoch nur in geringem Ausmaß die Berufswirklichkeit der ersten Ärztinnen analysiert. Eine Darstellung der Arbeitswelt der ersten Medizinerinnen muss jedoch bereits bei der Diskussion um das Medizinstudium von Frauen und die Zulassung von Ärztinnen ansetzen, da dort der Grundstein für den weiteren Karriereweg der weiblichen Ärzte gelegt wurde.

Das Frauenstudium stieß auf teilweise massiven Widerstand innerhalb verschiedenster Bevölkerungskreise. Diese Arbeit befasst sich daher mit Gruppen, die ein Medizinstudium von Frauen und die Berufsgruppe der Ärztinnen unterstützten, wobei besonders der Beitrag sozialdemokratisch engagierter Frauen berücksichtigt wird.[1] Diese Fokusierung wird auch an Hand der Auswahl der Quellen deutlich, die dieser Arbeit zu Grunde liegen. Vor allem wurde, neben anderen Frauenzeitschriften, die „Arbeiterinnen-Zeitung", das Organ sozialdemokratischer Frauen, berücksichtigt. Dieses Blatt erschien erstmals 1892 und sprach als primäre Zielgruppe Arbeiterinnen an.

In diesem Beitrag stehen im Wesentlichen zwei Fragestellungen im Mittelpunkt. Zunächst wird der Frage nachgegangen, wie für eine Zulassung von Frauen zum Medizinstudium bzw. den Ärztinnen argumentiert wurde und ob diese Argumente einen Einfluss auf die Berufsrealität erster Ärztinnen hatten. Dies führt zu der zweiten Frage, ob die in diesem Aufsatz behandelte Frauengruppe ihre theoretische Forderung auch in konkrete Beschäftigungsmöglichkeiten für Ärztinnen umsetzen konnte. Im Zuge dessen gilt es außerdem nach der Akzeptanz von Ärztinnen in der Bevölkerung, besonders unter Arbeiterinnen, zu fragen.

### Die Diskussion um Ärztinnen

Von Anfang an spielte in der Diskussion um weibliche Ärzte das Argument, dass Ärztinnen vor allem in der medizinischen Betreuung von Frauen und Kinder notwendig seien, eine entscheidende Rolle.[2] Begründet wurde diese Erfordernis mit dem „natürlichen" weiblichen Schamgefühl gegenüber männlichen Ärzten.

1 Zu einer eingehenden Analyse anderer Frauenvereinigungen vgl. Martina GAMPER, „Die Aerztin gehört für die Frau". Niedergelassene Ärztinnen und Ärztinnen im Sozialwesen in Wien 1900–1938 (= phil. Dipl., Wien 2001).

2 In der vorliegenden Arbeit impliziert der Begriff „Diskussion um Ärztinnen" sowohl die Auseinandersetzung um die Zulassung von Frauen zum Medizinstudium, als auch deren Zulassung zur ärztlichen Tätigkeit.

Zum besseren Verständnis muss zuerst das idealisierte Frauenbild am Ende des 19. Jahrhunderts in Österreich vor Augen geführt werden. Die „Frau" verfügte im Gegensatz zum „Mann" über „natürliche" Eigenschaften, wie idealisierte Schwäche oder Emotionalität. Ihr geschlechtsspezifisch bestimmter Bereich war der Haushalt, in dessen Rahmen sie den „Mann" und dessen Produktivität pflegte. Dem Bild entsprechend besaß sie auch ein ausgeprägtes Schamgefühl. Diese „Weiblichkeit" symbolisierte das „Sittlichkeitsgefühl der Gesellschaft" und dieses Sittlichkeitsgefühl galt es durch weibliche Ärzte zu bewahren. Es muss allerdings erwähnt werden, dass die Vorstellung von einer schwachen körperlichen Konstitution von Gegnern des Frauenstudiums gleichzeitig dazu verwendet wurde, Frauen die Fähigkeit zum Medizinstudium abzuerkennen.

Es gilt weiters, zwischen einem „religiös" und „natürlich" angesehenen Schamgefühl zu unterscheiden. Das „religiös" bedingte Schamgefühl moslemischer Frauen in dem seit 1878 annektierten Bosnien-Herzegowina führte dazu, dass seit 1891 vom österreichischen Staat Amtsärztinnen für Frauen beschäftigt wurden. Österreichische Frauengruppen bezogen sich in ihrer Argumentation somit immer wieder darauf, dass Ärztinnen in dieser Region nicht nur möglich waren, sondern vom österreichischen Staat auch beschäftigt wurden. In der Arbeiterinnen-Zeitung wurde allerdings kritisiert, dass ein „religiös" bedingtes Schamgefühl von der Regierung anerkannt wurde, während die Frauen in der restlichen Monarchie, die immerhin ein „natürliches" Schamgefühl besaßen, weiter auf männliche Ärzte angewiesen waren.

Dieses „natürliche" Schamgefühl hatte damaligen Anschauungen zufolge negative Auswirkungen auf die Gesundheit der Frauen. Um die Jahrhundertwende empfanden viele Frauen eine körperliche Untersuchung, besonders eine gynäkologische, als Verletzung ihrer persönlichen Würde und Integrität.[3] Als Folge dieses Gefühls zögerten viele, im Falle einer Erkrankung ärztlichen Rat einzuholen. Patientinnen konsultierten den Arzt oft zu spät, so dass eine Heilung der Krankheit kaum noch möglich war.[4] In der Arbeiterinnen-Zeitung ist immer wieder zu lesen, dass Frauen im Falle einer Krankheit eine Ärztin weit früher aufsuchen würden als einen Arzt. 1893, ein Jahr nach der Gründung der Zeitschrift, heißt es etwa: *„Denn Hunderte von kranken Frauen würden den Arzt viel rechtzeitiger und deshalb mit mehr Aussicht auf Erfolg um Rath angehen, wenn derselbe nicht – ein Mann wäre."*[5]

An Ärztinnen wurden jedoch viel höhere Erwartungen als die „bloße" Bewahrung des Sittlichkeitsgefühl bei der Untersuchung gestellt. Es wurde davon ausgegangen, dass Ärztinnen ein vertrauensvolleres Verhältnis zu Patientinnen aufbauen könnten als Ärzte. Den Patientinnen sollte es ermöglicht werden, ihre Probleme einer Frau anvertrauen zu können. Bisher dem Arzt verschwiegene Leiden könnten auf Grund

3 Beate ZIEGLER, „Zum Heile der Moral und der Gesundheit ihres Geschlechts„. Argumente für das Frauenmedizinstudium und Ärztinnen -Praxis um 1900. In: Eva BRINKSCHULTE (Hg.),Weibliche Ärzte. Die Durchsetzung des Berufsbildes in Deutschland (Berlin 1995) 33–44, hier 36.

4 Anja BURCHHARDT, Die Durchsetzung des Medizinstudiums in Deutschland. In: BRINKSCHULTE (Hg.), Weibliche Ärzte (Anm.3) 10–22, hier 14.

5 Arbeiterinnen-Zeitung 5 (1893) 8.

dieses besseren Verhältnisses zur Sprache gebracht werden. Die Patientin sollte weiters Fragen stellen können, die bisher nicht ausgesprochen wurden. Die angebliche bessere Beziehung zwischen weiblichem Arzt und Patientin wurde aber nicht mit einem besonderen fachlichen Wissen der Ärztin begründet. Die Medizinerin sollte vielmehr auf Grund ihres Frau-Seins, ihren damit verbundenen Erfahrungen und ihrer vorgeblichen natürlichen Charaktereigenschaften eine bessere Ansprechpartnerin sein. Man glaubte, dass sie daher ein stärkeres empathisches Verständnis für die Patientin haben müsste. *„Die Aerztin könnte am eigenen Körper und an der eigenen Seele alle zahllosen Einflüsse studieren, welche der Frauengesundheit schädlich sind und durch welche man sie retten könnte.“*[6]

Diese Beziehung sollte nicht nur eine frühe Diagnose von Krankheiten begünstigen, sondern auch die präventiv medizinischen Maßnahmen in Form von Aufklärung fördern. Wie noch genauer analysiert wird, ist dies später ein wichtiger Bereich in der Berufswelt der ersten Ärztinnen. Die Forderung nach Ärztinnen war nicht nur mit der Hoffnung auf eine generelle Verbesserung der Frauengesundheit verbunden, sondern barg auch Kritik an männlichen Ärzten und deren Tätigkeit in der ärztlichen Praxis. Am deutlichsten manifestierte sich diese Kritik an der ärztlichen Behandlung in der Arbeiterinnen-Zeitung. Wobei jedoch weniger die Behandlung durch männliche Ärzte generell kritisiert wurde, sondern die medizinische Betreuung durch Kassenärzte, Armenärzte und Spitalsärzte, also durch zugewiesene Ärzte. Diese Form der medizinischen Versorgung entsprach auch dem Erfahrungskreis der Leser/Leserinnen. In einem Artikel aus dem Jahr 1895 war sogar die Rede von der *„Brutalität und Wollüstigkeit“* einzelner Kassenärzte, denen Frauen ausgesetzt waren.

An diesem Punkt kann deutlich zwischen dem Engagement sozialdemokratischer Frauengruppen und eher bürgerlichen Frauenvereinigungen unterschieden werden. Während das viel zitierte Argument der „natürlichen“ weiblichen Schamhaftigkeit eigentlich für Frauen aus allen Schichten der Bevölkerung Gültigkeit hatte, kam für Patientinnen aus den Unterschichten noch ein weiterer Aspekt hinzu. Diese suchten den Arzt nicht zu spät auf, weil sie über ein gesteigertes Schamgefühl verfügten. Es war vielmehr die Zwangszuweisung zu Ärzten, die zu einer Verschleppung der Erkrankung führte, da die betroffenen Frauen zu den Ärzten keine vertrauensvolle Beziehung aufbauen konnten.[7]

Die nicht vorhandene Wahlmöglichkeit in der medizinischen Betreuung und die teilweise erniedrigenden Umstände einer Behandlung im Spital, etwa in Anwesenheit von Studenten, stand also im Zentrum der Kritik. Die Arbeiterinnen-Zeitung drückt dies pointiert aus, wenn es heißt: *„Wie oft ist nicht der Arzt, der der „Dame“ gegenüber von ausgesuchtem Zartgefühl ist, gegen die Arbeiterin verletzend, taktlos, sogar roh!“*.[8]

6 Arbeiterinnen-Zeitung 15 (1894) 4; vgl. Johanna GEYER-KORDESCH, Die erste Ärztinnengeneration und ihre Medizinkritik. In: Karin HAUSEN, Helga NOWOTNY (Hgg.), Wie männlich ist die Wissenschaft? (Frankfurt 1986) 213–234, hier 217.

7 Vgl. auch Mathilde WEBER, Aerztinnen für Frauenkrankheiten, eine ethische und sanitäre Notwendigkeit (Tübingen 41893) hier 10.

8 Arbeiterinnen-Zeitung 5 (1893) 8.

Eine Frau aus finanziell besser gestellten Schichten konnte sich einen Arzt ihres Vertrauens wählen und hatte „nur" mit dem „natürlichen" Gefühl der Schamhaftigkeit zu kämpfen. Frauen aus weniger begüterten Kreisen hingegen mussten sowohl mit dem „natürlichen Schamgefühl" fertig werden, als auch mit den Umständen der Behandlung. Ärztinnen sollten in diesen Fällen eine Verbesserung bewirken. Wenn sich viele Frauen schon keinen Arzt ihres Vertrauens leisten konnten, so sollte zumindest eine Ärztin auf Grund der oben angeführten Erläuterungen in der Lage sein, ein gutes Verhältnis herzustellen und eine für die Patientin ansprechende Behandlung zu gewährleisten. Aus diesem Grund wurden in der Arbeiterinnen-Zeitung immer wieder Kassenärztinnen verlangt, was in anderen Frauenzeitschriften nicht der Fall war.[9]

## Kassenärztinnnen bei der Allgemeinen Arbeiter Kranken- und Unterstützungskasse in Wien und dem Verband der Genossenschaftskassen für Wien und Niederösterreich

Die erste konkrete Forderung nach Kassenärztinnen fand sich in der Arbeiterinnen-Zeitung 1902 in dem Artikel *„Aus dem Wartezimmer eines Kassenarztes für Frauen"*[10] und dem Folgeartikel *„Weibliche Aerzte"*.[11] Im erst genannten kritisierte man, dass eine offensichtlich kranke Arbeiterin vom Kassenarzt nicht in den Krankenstand geschrieben wurde. In diesem Bericht kam weiters zum Ausdruck, dass Frauen lieber lange Zeit litten, als den Arzt aufzusuchen. Dieses Verhalten wurde einerseits mit dem weiblichen Schamgefühl, andererseits mit dem ärztlichen Verhalten begründet. Es wurde zudem angeprangert, dass Ärzte vor allem gegenüber Patientinnen der Krankenkassen ein inhumanes Verhalten an den Tag legten, während sie Privatpatientinnen mit größter Höflichkeit behandelten.

In dem in der nächsten Nummer veröffentlichten Artikel wurde als logische Konsequenz gefordert, dass die Krankenkassen in Wien in den kommenden Jahren Ärztinnen zur Behandlung von Frauen anstellen sollten. Damit müssten sich diese nicht mehr mit einem zugewiesenen Rayonsarzt zufrieden geben. Im Jahr 1902 war dies nach Ansicht der Herausgeberinnen der Arbeiterinnen-Zeitung noch nicht möglich, da zu diesem Zeitpunkt nur eine Ärztin in Wien praktizierte.

Der Wunsch nach weiblichen Kassenärzten wurde erstmals 1903 erfüllt, als in Wien gerade zwei Ärztinnen in der freien Praxis tätig waren.[12] Die Allgemeine Arbeiter Kranken- und Unterstützungskasse in Wien und der Verband der Genossenschaftskassen für Wien und Niederösterreich beschlossen die Einstellung einer Ärztin. Die Beschäftigung der ersten Ärztin gerade in diesen Krankenkassen kam nicht von ungefähr. In beiden Vorständen bildeten sozialdemokratische Parteimitglieder die Majorität, womit die in der Arbeiterinnen-Zeitung aufgestellten Forderungen sicher leichter umzusetzen waren, als etwa in

9 Erst 1916 fand sich auch in anderen Frauenzeitschriften die Forderung nach Kassenärztinnen. Vgl. u. a. Neues Frauenleben 4 (1916) 6.

10 Arbeiterinnen-Zeitung 16 (1902) 5.

11 Arbeiterinnen-Zeitung 17 (1902) 4.

12 Diese Ärztinnen waren Dr. Gabriele Possaner-Ehrental und Dr. Frederike Lubinger.

einer staatlichen Stelle.[13] Die Krankenkassen selbst waren sehr stolz auf diese „fortschrittliche Tat“ und ließen damit auch anklingen, dass sie auf die Bedürfnisse ihrer weiblichen Mitglieder Rücksicht nahmen, während der Staat dies nicht tat.[14]

Nahezu stereotyp klangen wiederum die Beweggründe, eine Ärztin zu beschäftigen. Man argumentierte, dass Frauen aus „falscher Scham“ bei leichten Krankheiten keinen Arzt konsultierten, was schwere gesundheitliche und soziale Folgen nach sich ziehen konnte.

Die genauere Analyse der Hintergründe, die zur Anstellung einer Ärztin führten, zeigt aber, dass dieses Argument nicht die einzige Motivation war.

Zunächst muss bedacht werden, dass weibliche Ärzte sicher nicht ohne Eigennutz eingestellt wurden. Eine rechtzeitige Behandlung, verbunden mit einer medizinischen Aufklärung durch eine Kassenärztin bedeutete, dass die hohen Kosten einer schweren Krankheit vermieden werden konnten. Ärztinnen waren letztendlich in der Kassenpraxis vor allem mit leichten Erkrankungen konfrontiert, wegen derer Frauen bisher selten Ärzte aufsuchten. Sie durften auf Grund ihres speziellen Status innerhalb der Ärzteschaft der Krankenkassen nur arbeitsfähige Frauen behandeln und sie nicht in den Krankenstand schreiben. Dies bedeutete außerdem, dass Frauen im Falle einer gravierenderen Krankheit weiterhin auf die Hilfe männlicher Ärzte angewiesen waren. Dazu äußerte sich die Arbeiterinnen-Zeitung übrigens nicht.

Ein weiterer Aspekt ist die zunehmend präventiv-medizinische Betreuung der Krankenkassen, deren Aufgabengebiet nicht mehr ausschließlich die reine Krankheitsheilung umfasste. Gerade auf dem Gebiet der Krankheitsprävention taten sich aber die ersten Ärztinnen hervor. In ihrer kassenärztlichen Praxis sollten sie die Patientinnen über Gesundheit und Hygiene, aber auch über den richtigen Umgang mit den Einrichtungen der Krankenkassen aufklären.[15] Sie hielten in weiterer Folge außerdem von den Krankenkassen organisierte medizinische Vorträge für Frauen.

## Die Entwicklung der kassenärztlichen Tätigkeit

Am 1. September 1903 nahm Dr. Frederike Lubinger[16] als erste Kassenärztin Österreichs bei der Allgemeinen Arbeiter Kranken- und Unterstützungskasse in Wien und dem Verband der Genossenschaftskrankenkassen ihren Dienst für arbeitsfähige Arbeiterinnen auf.

In den ersten Jahren dürfte die Praxis von Dr. Lubinger nicht den erwarteten Zulauf gehabt haben. So hieß es im Bericht des Verbandes der Genossenschaftskrankenkassen Wiens und Niederösterreich für das Jahr 1905:

13 Peter LACHNIT, Staatliche Sozialpolitik für und gegen die Arbeiterschaft. Arbeiterbewegung und Sozialversicherung in Österreich von den Anfängen bis 1918 (= phil. Diss., Wien 1989) hier 45.

14 Arbeiterschutz 22 (1908) 357; Arbeiterschutz 17 (1903) 272.

15 Vgl. u. a. Bericht des Verbandes der Genossenschafts-Krankenkassen Wiens und Niederösterreichs für das Jahr 1909 (Wien 1910) hier 33.

16 Dr. Friederike LUBINGER: 1870 in Lemberg geboren; ab WS 1897 Studium der Medizin an der Universität Zürich; 1900 promoviert; 1902 Hospitanz im AKH Wien; ab 1903 ärztliche Praxis in Wien. Quelle: u. a. http://www.rektorat.unizh.ch.

*„Unsere Ärztin Frau Dr. Lubinger hatte zu Beginn wenige Patientinnen in ihrer Ordination gehabt. Nunmehr scheinen aber die Kinderkrankheiten überwunden zu sein. In den letzten Monaten des Jahres 1903 meldeten sich 180 erwerbsfähige Kranke, im Jahr 1904 703, im Jahre 1905 1009. Es ist zu vermuten, dass im laufenden Jahre eine weitere Steigerung vor sich gehen dürfte. Das Bedürfnis einer besonderen Fürsorge für unsere weiblichen Mitglieder scheint uns damit bestätigt.“*[17]

Diese anfänglichen Schwierigkeiten wurden mit dem weiten Weg der Arbeiterinnen in die Ordination im siebten Wiener Gemeindebezirk und den für viele Frauen damit verbundenen Lohnverlust begründet. In der Arbeiterinnen-Zeitung wurden auch die hohen Kosten für die „Tramway“ als mögliche Ursache angeführt.[18] Außerdem schien die Skepsis unter den Arbeiterinnen gegenüber einer Ärztin ein Grund für den anfänglichen Misserfolg gewesen zu sein.[19]

Dieser anfangs mangelnde Zulauf dürfte erklären, weshalb es lange Zeit ruhig um Dr. Lubinger wurde und eine Einstellung von weiteren Medizinerinnen, wie es 1903 angekündigt wurde, nicht erfolgte.[20] Sogar die Protagonistinnen der Arbeiterinnen-Zeitung schienen einige Zeit mit der Beschäftigung einer einzigen Ärztin zufrieden gewesen zu sein, da bis 1908 nichts mehr zum Thema „Kassenärztin“ zu lesen ist.

1907 nahm die Verbandsleitung der Krankenkassen die Idee der Beschäftigung von weiblichen Ärzten wieder auf. Dabei wurde aber weniger die ärztliche Behandlung der Frauen durch Medizinerinnen hervorgehoben. Vielmehr wurde die Bedeutung von Ärztinnen in der Krankheitsprophylaxe, wie in der Beratung von Frauen, als Grund für die Beschäftigung weiterer Ärztinnen genannt.[21] 1908 wurden drei weitere Ärztinnen unter Vertrag genommen: Dr. Margarethe Hilferding-Hönigsberg,[22] Dr. Klara Scherer-Hönigsberg[23] und Dr. Amalia Friedmann[24]. Allen drei Medizinerinnen war gemeinsam, dass sie schon einige Jahre eine eigene Praxis hatten und somit etabliert und erfahren waren. Außerdem verfügten sie über eine klinische Ausbildung, die eine Voraussetzung für die Anstellung bildete. Es fällt auf, dass die drei Ärztinnen bereits vor ihrer Anstellung bei den Krankenkassen medizinische Vorträge für Arbeiterinnen hielten. Zudem arbeiteten Dr. Hilferding-Hönigsberg und Dr. Scherer-Hönigsberg als Ärztinnen des Vereins der Heimarbeiterinnen. Sie waren also für Arbeiterinnen und in der Sozialdemokratischen Partei selbst keine unbekannten Personen, was für ihre Anstellung sicher förderlich war.

Wiederum wurde die Beschäftigung weiterer Ärztinnen als sozial-hygienische „Pionierleistung“ dargestellt und sollte auch anderen Stellen, wie der Generaldirektion der Tabakfabriken, als Vorbild dienen.[25]

17 Bericht des Verbandes der Genossenschafts-Krankenkassen Wiens und Niederösterreich samt der Statistik der Verbandskassen für das Jahr 1905 (Wien 1906) 57.

18 Arbeiterinnen-Zeitung 4 (1908) 4.

19 Festschrift zum 25jährigen Bestande des Verbandes der Genossenschaftskrankenkassen (Wien 1914) 109; siehe auch „Der Tabakarbeiter“ 8 (1906) 3.

20 Arbeiterschutz 17 (1903) 272.

21 Bericht des Verbandes der Genossenschafts-Krankenkassen Wiens und Niederösterreich samt der Statistik der Verbandskassen für das Jahr 1907 (Wien 1908) 15.

22 Dr. Margarethe HILFERDING-HÖNIGSBERG: 1871 in Wien geboren; 1903 promoviert; ab 1904 ärztliche Praxis in Wien, ab 1906 Ärztin des Vereins der Heimarbeiterinnen; ab 1908 Kassenärztin beim Verband der Genossenschaftskassen Wiens und Niederösterreich und der Allgemeinen Arbeiter- und Unterstützungskasse Wien; 1910 als erste Frau in die Wiener Psychoanalytische Vereinigung aufgenommen; Schulärztin der Gemeinde Wien; verheiratet mit Rudolf Hilferding, einem bekannten Ökonomen; 1942 auf einem Transport nach Treplinka umgekommen; Quelle u. a. Sonja STIPSITS, Margarethe Hönigsberg – Aus dem Leben einer Pionierin. In: Birgit BOLOGNESE- LEUCHTENMÜLLER, Sonia HORN (Hgg.), Töchter des Hippokrates. 100 Jahre akademische Ärztinnen in Österreich (Wien 2000) 45–55.

23 Clara SCHERER-HÖNIGSBERG: 1879 in Wien geboren; 1904 promoviert; seit 1907 Ärztin im Verein der Heimarbeiterinnen; 1908 Ärztin im Verband der Genossenschaftskassen Wiens und Niederösterreich und der Allgemeinen Arbeiter- und Unterstützungskasse Wien; 1942 in einem KZ umgebracht. Quelle: u. a. Nationalen der Medizinischen Fakultät der Universität Wien; Universitätsarchiv Wien.

24 Dr. Amalia FRIEDMANN: 1877 geboren; 1904 promoviert, ab 1908 Kassenärztin beim Verband der Genossenschaftskassen Wiens und Niederösterreich und der Allgemeinen Arbeiter- und Unterstützungskasse Wien; Schulärztin bei der Gemeinde Wien; 1931 gestorben. Quelle: u.a. Nationalen der Medizinischen Fakultät der Universität Wien; Universitätsarchiv Wien.

25 Arbeiterinnen-Zeitung 5 (1908) 9.

Interessant ist, dass gerade ab 1908, als die Anstellung von drei weiteren Ärztinnen bereits beschlossen schien, die Arbeiterinnen-Zeitung verstärkt eine höhere Zahl von Ärztinnen für die Versorgung von Arbeiterinnen forderte. Es wurde neuerlich argumentiert, dass sich durch das Verzögern einer Untersuchung aus Scham die Gefährlichkeit einer Krankheit erhöhte. Weiters wurde erwähnt, dass nun eine größere Anzahl an weiblichen Ärzten in Wien ordinierte und so mehr Medizinerinnen zur Verfügung stehen würden.[26]

Diese neuen Medizinerinnen hatten nicht mit den Anfangsschwierigkeiten von Dr. Lubinger zu kämpfen.[27] Sie verfügten relativ rasch über einen regen Patientinnenzulauf und eine stetige Steigerung in den Patientinnenstatistiken war festzustellen. 1912 wurde mit Dr. Alice Lehndorffer zur Unterstützung von Dr. Amalia Friedmann und Dr. Hilferding-Hönigsberg ein weiteres Rayon für eine Kassenärztin geschaffen. Lediglich während des Ersten Weltkriegs kam es aus bisher unerklärbaren Gründen bei den weiblichen Kassenärzten zu einem Rückgang in den Patientinnenzahlen.

Die weitere Entwicklung der Ärztinnen bei dieser Krankenkasse ist nur schwer nachzuvollziehen. Sicher ist jedoch, dass es bis in die 1930er Jahre keine Sprengelärztinnen gab. Dies bedeutete, dass Ärztinnen keine männlichen Patienten hatten und weiter über einen speziellen Status in der Ärzteschaft der Krankenkassen verfügten. Es kam generell zu keinem starken Anstieg an weiblichem ärztlichen Personal in den Krankenkassen, obwohl sich die Anzahl an Ärztinnen insgesamt erhöhte. In diesem Zusammenhang ist festzuhalten, dass sich die Arbeiterinnen-Zeitung zu diesem Umstand nicht äußerte und nicht mehr Medizinerinnen verlangte.

## Der Verein der Heimarbeiterinnen aller Kategorien und der im Hause beschäftigten Frauen und Mädchen

Eine weitere Arbeitsmöglichkeit für Ärztinnen, die in unmittelbaren Zusammenhang mit sozialdemokratischen Frauen und Arbeiterinnen stand, war die Beschäftigung als Vereinsärztin im *„Verein der Heimarbeiterinnen aller Kategorien und der im Hause beschäftigten Frauen und Mädchen“*. Sozialdemokratisch engagierte Frauen schienen damit unmittelbar ihre Forderung nach weiblichen Ärzten in die Berufsrealität umgesetzt zu haben.

Dieser Verein wurde 1901 von Anna Boschek, einer bekannten Sozialdemokratin, gegründet und bot den Heimarbeiterinnen sowohl politische Vertretung als auch diverse Serviceleistungen. Diese umfassten unter anderem die Unterstützung kranker und in Not befindlicher Mitglieder entweder durch finanzielle Zuwendungen oder eben die medizinische Betreuung durch Ärztinnen.

26 Arbeiterinnen-Zeitung 4 (1908) 3.

27 Bericht des Verbandes der Genossenschafts-Krankenkassen Wiens und Niederösterreich für das Jahr 1909 (Anm. 15) 15.

Die Anstellung einer Ärztin durch den Verein der Heimarbeiterinnen wurde in der Arbeiterinnen-Zeitung erstmals 1906 erwähnt. Die Einstellung der Medizinerin wurde in der Zentralausschusssitzung des Vereins der Heimarbeiterinnen am 23. Mai 1906 beschlossen. *„Laut Vereinbarung soll die praktische Aerztin Dr. Margret Hilferding die Mitglieder ambulatorisch behandeln. Sollte diese Einführung Erfolg haben, so wird für später eine feste Abmachung getroffen. Vorläufig wird für sechs Monate ein Provisorium geschaffen."*[28]

Der unmittelbare Anlass, der zur Beschäftigung einer Medizinerin führte, ist nicht überliefert. Außerdem ist nicht bekannt, welche Entscheidungsträger die Anstellung initiierten. Man kann aber die allgemeine Diskussion um weibliche Ärzte, die in der Arbeiterinnen-Zeitung geführt wurde, als Hintergrund anführen. Ein weiteres Motiv wäre, dass Heimarbeiterinnen über keine wirkliche Krankenversicherung und damit über keine gute und günstige medizinische Betreuung verfügten. Dr. Hilferding-Hönigsberg schrieb noch 1930, dass viele Heimarbeiterinnen einer Krankenversicherung indifferent gegenüberstanden. Als einen Grund für diese Haltung sah sie die Angst der Arbeiterinnen, bei Auflehnung gegen eine Nichtanmeldung bei einer Krankenkasse ihre Beschäftigung zu verlieren.[29]

Es gab zudem einen weiteren, sehr praktischen Grund, der die Anstellung einer Ärztin unterstützt haben wird. Der Verein hatte immer wieder mit Mitgliederschwund zu kämpfen. So war es nicht schwer, Mitglieder zu gewinnen; diese aber zu halten, gestaltete sich auf Grund des wöchentlichen Mitgliederbeitrags als schwierig. Es ist zu überlegen, ob nicht durch die Einführung dieses Services die Attraktivität des Vereins erhöht und damit die Mitgliederzahl vermehrt werden sollte.

Dr. Hilferding-Hönigsberg wurde 1906 zur Ärztin des Vereins der Heimarbeiterinnen bestimmt. 1907 verließ sie allerdings Wien, um mit ihrem Mann Rudolf Hilferding, einem bekannten Ökonomen, nach Berlin zu gehen.[30]

Dr. Klara Scherer-Hönigsberg, vermutlich ihre Schwester, übernahm als Vertretung die ärztliche Behandlung der Wiener Heimarbeiterinnen.[31] Dr. Klara Scherer-Hönigsberg trat bis zu diesem Zeitpunkt kaum durch Vortragstätigkeit oder Ähnliches in Erscheinung. Dr. Hilferding-Hönigsberg kehrte 1908 nach Wien zurück und nahm ihre Tätigkeit im Verein der Heimarbeiterinnen wieder auf. Dr. Scherer-Hönigsberg behielt ebenfalls ihre Stelle, so dass nun zwei Ärztinnen der Vereinigung der Heimarbeiterinnen vorhanden waren.[32]

Es ist nichts darüber bekannt, warum nun zwei Medizinerinnen beschäftigt wurden. Lediglich eine Ankündigung der Ordinationszeiten der beiden Ärztinnen in der Arbeiterinnen-Zeitung wies auf diese neue Situation hin.[33]

28 Arbeiterinnen-Zeitung 12 (1906) 7.

29 Margarethe HILFERDING-HÖNIGSBERG, Frauenarbeit im Licht der Krankenkassenstatistik, in: Arbeit und Wirtschaft (1930) 538–540, 539.

30 STIPSITS, Margarethe Hönigsberg (Anm. 22) 45-55, hier 48.

31 Arbeiterinnen-Zeitung 9 (1907) 9.

32 Arbeiterinnen-Zeitung 24 (1908) 11.

33 Ebenda.

Die zwei Medizinerinnen wurden 1913 noch einmal in einer Anzeige der Vereinszeitung bekannt gemacht.[34] 1914 scheint der ärztliche Dienst auf Wien und Niederösterreich ausgeweitet worden zu sein.[35] Ab diesem Jahr ist die Tätigkeit der Ärztinnen nur schwer zu rekonstruieren und Spuren für ihre Arbeit finden sich kaum in den Veröffentlichungen des Vereins der Heimarbeiterinnen.

Die Aufgaben der Ärztinnen in diesem Verein waren jenen der Kassenärztinnen ähnlich. Sie sollten arbeitsfähige Mitglieder behandeln und außerdem in der Krankheitsprävention tätig werden. So wurden von diesen Vereinsärztinnen zahlreiche Vorträge in den Ortsgruppen der Heimarbeiterinnen abgehalten.

Welchen Stellenwert die Medizinerinnen für die Heimarbeiterinnen hatten, ist nur schwer nachzuvollziehen. Auf jeden Fall beklagte sich der Verein der Heimarbeiterinnen 1909 darüber, dass nur wenige Mitglieder das Angebot, eine Ärztin unentgeltlich zu besuchen, in Anspruch nahmen.

Aus der Berichterstattung in den Zeitschriften kann außerdem die Bedeutung der Ärztinnen herausgelesen werden. In der Arbeiterinnen-Zeitung wurden jahrelang Ärztinnen für die medizinische Betreuung von Frauen gefordert. Als Medizinerinnen tatsächlich in diesem Bereich tätig wurden, berichtete man sowohl in der Arbeiterinnen-Zeitung als auch im „Vereinsblatt", dem Vereinsorgan der Heimarbeiterinnen, nur recht wenig darüber. Dies lässt fragen, in welchem Ausmaß die weiblichen Ärzte für den Verein tatsächlich wichtig waren.

Weiters ist zu fragen, welchen Stellenwert die Arbeit im Verein für die Ärztinnen hatte. Es ist kaum möglich, dass sie diese Arbeit nur aus finanziellen Erwägungen heraus ausübten. Wie die Aufstellung in den jährlichen Jahresberichten zeigt, war die Bezahlung im Vergleich zu anderen Ärztestellen recht gering.[36] Es ist daher möglich, dass die Arbeit Ausdruck eines politischen Engagements war. Schließlich war Dr. Hilferding-Hönigsberg in der Sozialdemokratischen Partei aktiv tätig und 1930 Bezirksrätin in Wien-Favoriten. Ein weiterer Grund könnte darin gelegen haben, dass diese Arbeit die Chancen für eine Anstellung in den Krankenkassen erhöhte.

## Fabriksärztin

Ein weiteres Arbeitsfeld, in dem Ärztinnen für Arbeiterinnen tätig wurden, war der Job als Fabriksärztin. Zu meinem Erstaunen lässt sich darüber nur sehr vereinzelt etwas in der Arbeiterinnen-Zeitung finden und erst 1908 wurde in einem Artikel anlässlich der Beschäftigung der drei Kassenärztinnen zu diesem Thema etwas veröffentlicht. Im Falle der Ärztin in den Tabakfabriken Wiens, die in diesem Aufsatz genauer

34 Vereinsblatt. Organ des Vereins der Heimarbeiterinnen 5 (1913) 3.

35 Vereinsblatt 2 (1914) 3.

36 GAMPER, „Die Aerztin gehört" (Anm.1), hier 93.

dargestellt wird, schrieb vor allem die Gewerkschaftszeitung „Der Tabakarbeiter" zu diesem Thema.

Ab 1906 erschienen im „Tabakarbeiter" immer wieder Artikel, die sich für die Beschäftigung einer Ärztin in der Betriebskrankenkasse der Tabakfabriken einsetzten. Die dabei verwendeten Argumente glichen jenen, die bei der Diskussion um das Medizinstudium von Frauen eine Rolle spielten. Zunächst wurde erwähnt, dass Frauen aus Schamhaftigkeit lieber eine Ärztin als einen Arzt aufsuchten und sich damit jahrelange Leiden verhindern ließen.[37] Außerdem sollte die hohe Anzahl an weiblichen Arbeitern die Beschäftigung einer Ärztin rechtfertigen.[38] Somit bildete wiederum die Patientengruppe der Frauen die Rechtfertigung und Existenzgrundlage für weibliche Ärzte.

Die dargebrachten Argumente waren aber nur Teil einer allgemeinen Unzufriedenheit der Gewerkschaft mit der Krankenversorgung der Tabakarbeiter/-innen. In nahezu jeder Nummer wurden die schlechten Leistungen der Krankenkassen und die Unzulänglichkeit vieler Ärzte beklagt. Sie nahmen sich zu wenig Zeit für ihre Patienten/-innen und verschrieben nur wenig wirksame Mittel. Eine Ärztin sollte in diesen Fällen Abhilfe schaffen und den Frauen bei der Behandlung mit mehr Einfühlungsvermögen begegnen.

Der Vorschlag, Ärztinnen für die Behandlung von Tabakarbeiterinnen einzustellen, stieß aber nicht bei allen Seiten auf Zustimmung. Vom ersten Antrag der Tabakarbeiter/-arbeiterinnen 1905 bis zur tatsächlichen Beschäftigung 1910 vergingen immerhin 5 Jahre, in denen die nahezu jährlich gestellten Anträge des gewählten Ausschusses der Krankeninstitute von der Generaldirektion abgelehnt wurden. Die Anträge wurden einerseits von der Generaldirektion abgelehnt, da diese keine ausreichend qualifizierten Ärztinnen sahen und die dadurch entstandenen Mehrkosten im Krankenkassenwesen nicht zu tragen bereit war.[39]

Andererseits lehnte ein Teil der Arbeiter und Arbeiterinnen, die eigentlich von der Beschäftigung der Ärztinnen profitiert hätten, die Einführung ab. Bereits als 1905 zum ersten Mal ein Antrag der gewerkschaftlichen gewählten Ausschussmitglieder zur Anstellung von Ärztinnen eingebracht wurde, stimmten die christlich-sozialen Ausschussmitglieder, die nicht gewählt, sondern von der Fabriksleitung ernannt wurden, dagegen. In der Berichterstattung des „Tabakarbeiters", einem sozialdemokratisch orientierten Blatt, wurde dieser Vorfall dementsprechend beschrieben. Damals artete die Darstellung dieser Abstimmung in einen persönlichen Feldzug gegen zwei weibliche christlich-soziale Ausschussmitglieder aus. „*Insbesondere ist es die Krankenwärterin Kleinert und die Arbeiterin Schäfer, die sich dagegen wenden. Ja, wenn es sich um Verrat handelt sind die christlich-sozialen zu haben. Oder haben sich die Herren Aerzte hinter die Schürze der Kleinert gesteckt?*"[40]

37 Der Tabakarbeiter 1 (1911) 6.

38 Ebenda.

39 Der Tabakarbeiter 23 (1906) 5.

40 Der Tabakarbeiter 22 (1905) 7.

In der Folgenummer wurde auch gleich der Grund für diese Ablehnung genannt. „*Daß sie gegen die Anstellung eines weiblichen Arztes stimmen, ist begreiflich. Denn es besteht die Gefahr, daß dann das Ordinationszimmer für die christlichsoziale Agitation verschloßen bliebe und geordnete Verhältnisse und gleichmäßige Behandlung der Kranken geschaffen würden.*“[41] Diese Aussagen bringen zum Ausdruck, dass hinter der Anstellung einer Ärztin mehr als nur gesundheitliche Aspekte steckten und auch Politik eine große Rolle spielte. Außerdem stellt sich die Frage nach der politischen Orientierung der Ärztinnen und welche Erwartungen diesbezüglich in sie gesteckt wurden. 1907 wurde nämlich im Zusammenhang mit einer neuerlichen Ablehnung der Einstellung von Ärztinnen als „wahrer“ Grund für die Verweigerung durch die Direktion geschrieben: „*Von den weiblichen Aerzten insgesamt hat noch keine ausreichend Proben geliefert, daß sie imstande sind, ihre Überzeugungen und Ansichten zu verbergen.*“[42]

1911 begann die Idee der Beschäftigung einer Ärztin in den Tabakfabriken konkrete Formen anzunehmen und die Generaldirektion der Tabakregie in Wien richtete ein dementsprechendes Ansuchen an das Finanzministerium. Ihre Zustimmung in dieser Angelegenheit begründete sie damit, dass Frauen die Wahlmöglichkeit zwischen einem männlichen Arzt und einer Ärztin haben sollten. Es durfte außerdem das gern verwendete Argument der Scheu der Frauen gegenüber männlichen Ärzten nicht fehlen. Interessant ist ebenfalls, dass in dem Gesuch auf die Situation bei der Allgemeinen Arbeiter Kranken- und Unterstützungskasse in Wien hingewiesen wird, bei der Frauen die Möglichkeit hatten, eine Ärztin aufzusuchen.[43] Anscheinend wollte die Generaldirektion mit der Zeit gehen und zumindest eine Ärztin beschäftigen.

Die Wahl der Ärztin für die Wiener Tabakfabriken fiel auf Dr. Anna Pölzl.[44] Der Grund, weshalb man sie anderen Ärztinnen vorzog, wurde nicht genannt.

Sie erhielt, wie die Ärztinnen in den Krankenkassen, keinen regulären Posten im Gesundheitswesen der Tabakarbeiter, sondern ihr wurde ein neuer Posten zugeteilt. Ihr oblag die medizinische Versorgung arbeitsfähiger Frauen. Dies bedeutete wiederum, dass sie leichte Erkrankungen zu kurieren hatte und sie Frauen nicht in den Krankenstand schreiben oder keine Visiten machen konnte.

In den Unterlagen über die Einstellung von Dr. Pölzl 1911 hieß es, dass die Anstellung einer Ärztin ein Versuch sei. Bei diesem Provisorium blieb es die folgenden Jahrzehnte. Eine Aufzählung der Arbeitsplätze von weiblichen Ärzten 1926 listete immer noch lediglich eine Ärztin der Tabakregie auf.[45] Dies spiegelt unter anderem den allgemeinen Trend wider, dass einige Beschäftigungsmöglichkeiten der Ärztinnen über einen provisorischen Charakter nicht hinaus kamen.

41 Der Tabakarbeiter 23 (1905) 5.

42 Der Tabakarbeiter 5 (1907) 6.

43 Österreichisches Staatsarchiv, Finanzarchiv, Finanzministerium, Z.36856-1911.

44 Dr. Anna PÖLZL: 1872 in Wiener Neustadt geb.; 1890 Lehrerinnenbildungsanstalt absolviert; 1904 promoviert; 1905–1909 Aspirantin und Sekundarärztin im AKH, ab 1910 Schulärztin in Wiener Frauenerwerbsverein; 1911–1939 Fabriksärztin in der Tabakregie; ab 1925 Schulärztin in einer Oberschule; ab 1931 Schulärztin in der Staatsanstalt für wirtschaftliche Frauenberufe; 1946–1947 Schulärztin; 10. 9. 1947 in Wien gestorben; vgl. u. a. Anna PÖLZL, Wie ich Ärztin wurde. Typoskript. (Wien 1940).

45 Berta LIST-GANSER, Akademische Frauenberufe. In: Die Österreicherin 3 (1928) 2.

## Ärztinnen im Sozialwesen

Weibliche Ärzte konnten neben den oben beschriebenen Tätigkeiten auch im Rahmen des Sozialwesens Arbeiterinnen medizinisch betreuen. Die Arbeiterinnen-Zeitung äußerte sich in ihren Anfangsjahren nur selten zu diesem Thema, wobei zu bedenken gilt, dass es erst nach dem Ersten Weltkrieg zu einem massiven Ausbau des öffentlichen Fürsorgewesens kam.[46]

Dennoch gab es schon früher private Initiativen, in denen sich Ärztinnen engagierten und unentgeltlich für Arbeiterinnen ordinierten. Im Rahmen dieses Aufsatzes muss vor allem auf die Arbeit von Dr. Dora Teleky, einer bekannten Gynäkologin, in der Schwangerenberatungsstelle des Vereins „Settlement“ hingewiesen werden.[47] Dort beriet und untersuchte sie seit 1917 schwangere Frauen aus den Unterschichten der Bevölkerung. Nach der Geburt untersuchte sie die Neugeborenen und überwies sie an die städtische Mutterberatung. Dr. Teleky sah den Wert der Schwangerenberatungsstelle darin, dass „proletarische Frauen“ nur schwer einen Kassenarzt oder ein Krankenhaus aufsuchten. Überbeschäftigte Kassenärzte und junge Spitalsärzte hatten nicht die Zeit und Geduld, die Fragen dieser Frauen zu beantworten oder ihr Vertrauen zu gewinnen. Außerdem fehlte vielen Frauen auf Grund der hohen Arbeitsbelastung die Zeit, auf ihren Körper Rücksicht zu nehmen. Für Dr. Teleky boten daher diese Beratungsstelle und derartige Einrichtungen im Allgemeinen die Möglichkeit, Vertrauen zu den Schwangeren aufzubauen, und sie für die neuesten hygienischen und medizinischen Erkenntnisse zu gewinnen.[48]

Wiederum kommt in ihrem Zeitungsartikel zum Ausdruck, dass Ärztinnen als Kompensation für überbeschäftigte Ärzte dienten und sie in der Lage sein sollten, ein Vertrauensverhältnis zu den Patientinnen aufzubauen. Das sollte wiederum der Gesundheit der Frauen zu Gute kommen.

## Ärztinnen als Wissensvermittlerinnen

Eine weitere wichtige Aufgabe, die den Ärztinnen bereits in der Diskussion um das Medizinstudium zugedacht wurde, war die medizinische Wissensvermittlung. Viele Frauen wussten nämlich nur wenig über ihren Körper, dessen Bedürfnisse und Funktionen Bescheid. Ärztinnen sollten nun in der Lage sein, auf Grund der vertrauensvollen Patientenbeziehung, die es den Patientinnen ermöglichte, das Vermittelte leichter anzunehmen und Fragen zu stellen, dieses Manko auszugleichen. Es sollte Frauen mit Hilfe des neuen Wissens möglich werden, Krankheiten zu erkennen und rechtzeitig einen Arzt aufzusuchen.

Die Informationsvermittlung für Arbeiterinnen konnte auf verschiedenen Wegen erfolgen und schloss nicht nur die unmittelbare Ärztin-Pati-

46 Vgl. dazu Martina GAMPER, „so kann ich nicht umhin mich zu wundern, dass nicht mehr Ärztinnen da sind.“ Die Stellung weiblicher Ärzte im „Roten Wien“ (1922–1934). In: BOLOGNESE-LEUCHTENMÜLLER, HORN, Die Töchter des Hippokrates (Anm. 27) 79–97.

47 Dora TELEKY (-BRÜCKE): 1879 geboren; 1904 promoviert; 1904-1907 Aspirantin im AKH; 1911 als erste Frau der Gesellschaft der Ärzte beigetreten; ab 1912 Schulärztin in einer Lehrerinnenbildungsanstalt; 1919 Gründungsmitglied der Organisation Österreichischer Ärztinnen; 1939 Emigration nach Boston/USA; 1963 in Stafa/Zürichsee gestorben; Quelle: u.a. Nationalen der Medizinischen Fakultät der Universität Wien, Universitätsarchiv Wien.

48 Dora TELEKY, Schwangerenfürsorge. In: Die Bereitschaft 10 (1924) 9–12, hier 11.

entin-Beziehung mit ein. Zunächst konnte dies durch Vorträge geschehen. In der Arbeiterinnen-Zeitung finden sich über diese Veranstaltungen zahlreiche Anzeigen oder Berichte, die genau Aufschluss über den Veranstaltungsort und den Inhalt der Referate geben können. Viele Vorträge fanden in den Lokalen der Ortsgruppen des Vereins der Heimarbeiterinnen oder der sozialdemokratischen Frauenvereinigung statt.

Außerdem organisierte der Verband der Genossenschaftskassen für Wien und die Allgemeine Arbeiter- und Unterstützungskasse in Wien seit 1908 Vortragsveranstaltungen. Sie organisierte diese sowohl für Männer als auch für Frauen, wobei es einen Unterschied in der Themenwahl gab. Ein Grund für diese Veranstaltungen war, dass in diesen Krankenkassen der Krankheitsprävention größere Bedeutung beigemessen und die „*Gewöhnung der Arbeiter an eine hygienische Lebensweise*“ als eine der wichtigsten Aufgaben angesehen wurde[49].

Es waren schließlich auch die oben erwähnten Ärztinnen der Krankenkassen und des Vereins der Heimarbeiterinnen, die sich auf diesem Gebiet besonders hervortaten. Andere Medizinerinnen hielten dagegen nur vereinzelt Vorträge und diese fanden meistens für bürgerliche Frauenvereine statt. Es ist außerdem zu bemerken, dass jene Ärztinnen, die sich auf diesem Gebiet engagierten, alle zu den ersten Promoventinnen der Medizinischen Fakultät in Österreich zählten. Absolventinnen späterer Jahrgänge lassen sich dagegen kaum in den Ankündigungen der Arbeiterinnen-Zeitung finden.

Ein weiterer Weg der Wissensvermittlung bestand im Verfassen kleiner Schriften, Zeitungsartikel oder Broschüren. Diese Hefte, wie jenes von Dr. Jenny Adler-Herzmark, waren populärwissenschaftlich abgefasst und sollten einem breiten Publikum verständlich sein.[50]

Die Arbeiterinnen-Zeitung unterstützte diese Tätigkeit, indem sie selbst Artikel medizinischen Inhalts von Ärztinnen abdruckte. Dr. Hilferding-Hönigsberg schrieb etwa 1910 über Operationen oder Dr. Rosa Kerschbaumer veröffentlichte einen Artikel zu „Die Schulhygiene und die Hygiene des Auges“.[51] Außerdem verfassten Ärztinnen in den 1920er Jahren für die sozialdemokratische Zeitschrift „Der Kuckuck“ Artikel medizinischen Inhalts.

Von besonderem Interesse sind nicht nur die Formen der Wissensvermittlung, sondern auch die Wahl der Themen. All diese Vorträge und Schriften haben in diesem Punkt einige Gemeinsamkeiten.

Zunächst war die Auswahl der Themen sehr frauenspezifisch. Ein Gebiet, dem großer Platz eingeräumt wurde, betraf die „weibliche Anatomie“. Es wurde nicht nur über den Körperbau allgemein, sondern auch über die für Frauen besonders wichtigen Themen Menstruation,

49 Arbeiterschutz 5 (1908) 1.

50 Jenny ADLER-HERZMARK, Die Hygiene der Frau. Merkblätter für Frauenvorträge (Wien 1925).

51 HILFERDING-HÖNIGSBERG. In: Freie Stunden. Beilage zur Arbeiterinnen -Zeitung 4 (1910) 1; Dr. Rosa KERSCHBAUMER, Die Schulhygiene und die Hygiene des Auges. In: Freie Stunden 5 (1910) 1.

Schwangerschaft und Geburt gesprochen. Es ist nicht bekannt, in welchem Ausmaß im Rahmen der Vorträge gezielt auf das Thema „Empfängnisverhütung und Abtreibung" eingegangen wurde. Immerhin wurden diese Referate vor Frauen gehalten, die meistens über zahlreiche Kinder verfügten. Außerdem dürfte, wie es Dr. Marie Frischauff-Pappenheim in ihrer Schrift „Ist die Abtreibung schädlich?" darstellt, den Frauen aus den Unterschichten der Bevölkerung der Zugang zu Verhütungsmitteln nur schwer möglich gewesen sein.[52]

Nicht nur die Darstellung der körperlichen Vorgänge spielte ein Rolle, sondern auch der Pflege des Körpers wurde von den Ärztinnen große Bedeutung beigemessen. Die Einstellung, mit Hygiene diverse defizitäre Rahmenbedingungen auszugleichen, spielte etwa in Dr. Adler-Herzmarks Broschüre eine große Rolle.

Überhaupt wurde die Hygiene im Allgemeinen als wichtig angesehen, womit eine weitere Funktion der Vorträge deutlich wird. Das neuerworbene Wissen sollte sowohl der Frau selbst zugute kommen, als auch das Wohlbefinden ihrer Kinder und der gesamten Familie steigern. Immerhin waren Frauen auch innerhalb der sozialdemokratischen Gedankenwelt für die Kindererziehung und -pflege zuständig. Ärztinnen vermittelten somit neue Erkenntnisse in der Kinder- und Säuglingspflege, wodurch bisher praktizierte Formen der Kinderpflege, die eher von traditionellem Wissen dominiert wurden, nun wissenschaftlichen Erkenntnissen Platz machen mussten. Es galt jedoch nicht nur, neue Erkenntnisse durchzusetzen, sondern das Zielpublikum außerdem auf die Wichtigkeit des Stillens aufmerksam zu machen. Adelheid Popp, eine bekannte Sozialdemokratin schrieb, dass Arbeiterinnen über die Nützlichkeit des Stillens unterrichtet werden müssten, um damit die Kindersterblichkeit zu senken[53].

Die Darstellung der Themenwahl zeigt, dass es in den Vorträgen sowohl um für Frauen interessante Themen ging, als auch, dass sie vor allem präventiv medizinischen Inhalts waren. Es ging darum, Krankheiten, etwa durch Körperpflege, zu vermeiden, und weniger darum, Frauen den Besuch beim Arzt/bei der Ärztin zu ersparen, oder ihnen medizinisches „Halbwissen" zu vermitteln.

Es gilt außerdem zu klären, wie Frauen, in diesem Fall vor allem Arbeiterinnen, der Aufklärung in medizinischen Belangen gegenüberstanden. Auf der einen Seite wurde in der Arbeiterinnen-Zeitung immer wieder davon berichtet, dass gerade die Vorträge von weiblichen Ärzten sich eines regen Zulaufs erfreuten. Auf der anderen Seite muss bedacht werden, dass sowohl verheiratete als auch ledige Frauen nur über wenig freie Zeit verfügten. Es ist daher fraglich, wie intensiv sie tatsächlich diese Veranstaltungen besuchten.[54]

52 Marie FRISCHAUF-PAPPENENHEIM, Annie REICH, Ist Abtreibung schädlich? Schriften der sozialistischen Gesellschaft für Sexualberatung und Sexualforschung in Wien 2 (Wien 1930).

53 Adelheid POPP, Schutz der Mutter und dem Kinde (Wien 1910) hier 9.

54 Karin SCHMIDLECHNER, Die Frauen in der Arbeiterkultur der Zwischenkriegszeit am Beispiel Österreichs, in: Friedrich BOLL (Hg.), Arbeiterkulturen zwischen Alltag und Politik. Beiträge zum europäischen Vergleich in der Zwischenkriegszeit (Wien/München/Zürich 1986) 213–228, hier 225.

Ein weiterer Aspekt ist, wie die Zuhörerinnen mit dem Vorgetragenen umgingen. Wie fühlten sich Frauen, die nun über Themen hörten, die bisher tabu gewesen waren und nicht öffentlich oder privat besprochen worden waren? Die Gefühle, die die Frauen beim Besuch eines Vortrags mit medizinischen Inhalt empfanden, sind sicher kaum zu generalisieren. Allerdings gibt es dazu einen aufschlussreichen Kommentar von Adelheid Popp: „*Ida Baumann hielt einen Unterrichtskurs über den Bau des menschlichen Körpers. Ich selber war für dieses Gebiet damals noch nicht reif genug. Aufgewachsen in all den Vorurteilen, nach welchem es für schamlos, für unzüchtig und unmoralisch gilt, sich mit dem menschlichen Körper zu beschäftigen, schlug ich in blöder Scham die Augen zu Boden als uns Fräulein Baumann auf einer Tafel des Gerippe des menschliche Körpers zeigte und erklärte. Ich ging kein zweitesmal in diesen Kurs, der so gegen mein falsches Schamgefühl verstieß.*“[55]

Diese Beschreibung führt zu der Frage, wie sich die Zuhörerinnen bei einem Vortrag zum Thema „Empfängnisverhütung“ fühlten, wenn schon beim weniger intim geltenden Thema des Körperbaus Unbehagen eintrat.

## Abschließende Überlegungen

Wie die Darstellung der einzelnen Aufgabenbereiche zeigt, dürften die in der Diskussion um Ärztinnen verwendeten Argumente tatsächlich Auswirkung auf die berufliche Laufbahn der Medizinerinnen gehabt haben. Viele der verwendeten Begründungen tauchten später immer wieder im Zusammenhang mit der tatsächlichen Anstellung einer Ärztin auf. Dabei spielte die „natürliche Schamhaftigkeit“ der Frauen eine Rolle, die die Beschäftigung eines weiblichen Arztes rechtfertigen sollte. Weiters darf nicht vergessen werden, dass auch das besondere Vertrauensverhältnis zwischen Ärztin und Patientin, begründet auf dem Frau-Sein der Medizinerin, den Anstoß für eine Postenvergabe bildete.

Auch in der Arbeiterinnen-Zeitung lassen sich diese Argumente, die für weibliche Ärzte sprachen, finden. Von besonderem Interesse für diese Arbeit war unter anderem auch die Frage, ob die gestellten Forderungen nach Ärztinnen in die Praxis umgesetzt und Medizinerinnen bewusst gefördert wurden. Die Antwort darauf ist zwiespältig. Einerseits wurden im Umfeld der sozialdemokratisch engagierten Frauen Anstellungen für Ärztinnen geschaffen. An dieser Stelle sei nur auf die erste Kassenärztin Österreichs oder die Vereinsärztinnen des Vereins der Heimarbeiterinnen hingewiesen. Auf der anderen Seite scheint man sich mit dieser doch geringen Anzahl an Ärztinnen zufrieden gegeben zu haben. In den Ausgaben späterer Jahre, als es bereits einige wenige Medizinerinnen für Arbeiterinnen gab, wurde nie eine erhöhte Zahl an weiblichen Ärzten für diese Patientengruppe gefordert.

55 Adelheid POPP (Hg.), Gedenkbuch. 20 Jahre Österreichische Arbeiterinnenbewegung. Im Auftrag des Frauenreichskomitees (Wien 1912) hier 10.

Dies bedeutete außerdem, dass diese Art der Arbeit für Ärztinnen auf einige wenige Medizinerinnen beschränkt blieb. Im Zuge der Recherche zu diesem Beitrag stieß ich immer wieder auf die gleichen Namen, die sich in diesem Umfeld bewegten. Es waren alles frühe Promoventinnen der medizinischen Fakultäten in Österreich, die zum Zeitpunkt ihrer Anstellung, in der Krankenkasse etwa, bereits einige Jahre über eine eigene Praxis verfügt hatten. Interessanterweise sind diese „frühen“ Ärztinnen auch jene, die im Fürsorgewesens Wiens in den 1920er Jahren eine Rolle spielten.

Es gilt weiters nach der Motivation dieser Ärztinnen zu fragen. Engagierten sie sich in diesem Bereich, weil sie tatsächlich die Gesundheit der Arbeiterinnen verbessern wollten? Oder sahen sie in dieser Art der Beschäftigung die einzige Chance, nach dem Studium auf breiter Ebene gehört zu werden und arbeiten zu können? Die Beantwortung dieser Fragen ist kaum möglich, da von diesen Ärztinnen keine Selbstzeugnisse existieren, die genauer Aufschluss über deren Hintergrund geben könnten. Nach Bleker/Schleiermacher, zwei deutschen Historikerinnen, entsprach die Notwendigkeit, die Gesundheit der weiblichen Bevölkerung zu verbessern, einem tatsächlichen Bedürfnis. Ärztinnen wie Dr. Lubinger wurden in ihrer alltäglichen Praxis mit dem Gesundheitszustand der Frauen und deren Unwissenheit über ihren Körper konfrontiert, so dass sie darauf einfach reagieren mussten[56]. Es kann angenommen werden, dass diese Motivation wahrscheinlich auch für österreichische Ärztinnen galt.

Zusammenfassend lässt sich feststellen, dass der Wirkungskreis der ersten Ärztinnen ausschließlich Frauen und Kinder umfasste. Sie wurden in den Krankenkassen speziell für Frauen eingestellt, sie hielten Vorträge vor ausschließlich weiblichem Publikum und äußerten sich in diesen meistens nur zu frauenspezifischen Themen. Diese Entwicklung setzte sich auch noch im Fürsorgewesen der 1920er Jahre in Wien fort, in dem sie nahezu nur Frauen und Kinder betreuten. Das angeblich vorhandene Bedürfnis von Frauen und Kindern nach weiblichen Ärzten, das bereits als Argument in der Diskussion um das Medizinstudium von Frauen eine bedeutende Rolle gespielt hatte, formte somit das Berufsbild der Ärztinnen. Es bleibt daher die abschließende Frage, ob dies ein Weg in die Sackgasse war und den Ärztinnen weitere berufliche Möglichkeiten versperrte oder ob sie von sich aus nur auf diesem Gebiet tätig werden wollten und darin eine Chance sahen, überhaupt arbeiten zu können.

56 Johanna BLEKER, Sabine SCHLEIERMACHER, Ärztinnen im Kaiserreich. Lebensläufe einer Generation (Weinheim 2000) hier 26.

# AKADEMISCHE KARRIEREN VON MEDIZINERINNEN

*STEFANIE MARGGRAF*

# HABILITIERTE MEDIZINERINNEN IN DER WEIMARER REPUBLIK UND IM NATIONALSOZIALISMUS

Im Februar 1919 wusste der sozialdemokratische „Vorwärts" Revolutionäres aus München zu vermelden: Dr. Adele Hartmann war zur Privatdozentin ernannt worden. Damit war es erstmals einer Frau in Deutschland gelungen, regulär an einer Universität habilitiert zu werden und die venia legendi zu erhalten.[1] Nachdem noch im ausgehenden Kaiserreich alle Habilitationsversuche von Wissenschaftlerinnen zum Scheitern verurteilt gewesen waren[2], schienen sich jetzt neue Möglichkeiten, gar Karriereoptionen für Frauen an den deutschen Hochschulen abzuzeichnen. Das galt auch und insbesondere für Medizinerinnen. Nicht nur die Pionierin Adele Hartmann habilitierte sich in der Medizin, die Jahre bis 1945 sollten zeigen, dass Wissenschaftlerinnen dieser Disziplin ganz besonders stark unter den Habilitandinnen vertreten waren.

Die Habilitationschancen von Medizinerinnen waren in diesem Zeitraum jedoch keineswegs konstant besonders gut, vielmehr variierten sie erheblich. Im Folgenden möchte ich einen Blick auf diese sich verändernden Habilitationsbedingungen von Wissenschaftlerinnen im Allgemeinen und von Medizinerinnen im Besonderen in der Zeit der Weimarer Republik und des Nationalsozialismus werfen und Entwicklungslinien aufzeigen. Doch nicht nur die Habilitationsverfahren, auch die weiteren Karrieren der Wissenschaftlerinnen an den Medizinischen Fakultäten nach der Habilitation werden in den Blick genommen und am Beispiel ausgewählter Medizinerinnen für den genannten Zeitraum sowie – kursorisch – für die Nachkriegszeit verfolgt.

## Neue Möglichkeiten und alte Barrieren – Die Zeit der Weimarer Republik

Der Beginn der Weimarer Republik ließ Frauen, die aus der Wissenschaft einen Beruf machen wollten, hoffen. Doch nach dem vielversprechenden Auftakt der Jahre 1918/19, in denen sich nach Adele Hartmann vier weitere Wissenschaftlerinnen habilitieren konnten[3], erwies sich in den nächsten Jahren, dass der Zugang von Frauen zu Habilitation und Privatdozentur beschränkt blieb. Die Möglichkeit der Habilitation stand Frauen fortan und bis auf weiteres formal offen[4], ein gleichberechtigter Zugang war jedoch keineswegs in Sicht. Dies galt insbesondere für die weiteren Wissenschaftskarrieren. Auch wenn Frauen in der Weimarer Republik das Berufsbeamtentum nicht länger verschlos-

1 Ihre Antrittsvorlesung hielt Hartmann bereits im Dezember 1918. Zur Habilitation Adele Hartmanns vgl. u. a. Hiltrud HÄNTZSCHEL, Zur Geschichte der Habilitation in Deutschland. In: Hiltrud HÄNTZSCHEL/Hadumod BUẞMANN (Hgg.), Bedrohlich gescheit. Ein Jahrhundert Frauen und Wissenschaft in Bayern (München 1997) 84–104, hier 94ff.

2 Ob der Habilitation von Frauen im Kaiserreich in allen deutschen Staaten ein rechtsverbindliches Verbot entgegenstand, ist umstritten. Vgl. hierzu u.a. HÄNTZSCHEL, Geschichte der Habilitation (Anm. 1) und Eva BRINKSCHULTE, Preußische Wissenschaftsbürokratie im Zugzwang der Geschlechterfrage. Die Umfrage des Ministeriums für die geistlichen, Unterrichts- und Medizinalangelegenheiten von 1907. In: Johanna BLEKER (Hg.), Der Eintritt der Frauen in die Gelehrtenrepublik. Zur Geschlechterfrage im akademischen Selbstverständnis und in der wissenschaftlichen Praxis am Anfang des 20. Jahrhunderts (Husum 1998) 51–69.

3 1919 habilitierten die Biologin Paula Hertwig an der Universität Berlin, die Archäologin Margarete Bieber in Gießen, die Mathematikerin Emmy Noether in Göttingen und die Germanistin Adele Lasch in Hamburg. Elisabeth BOEDEKER und Maria MEYER-PLATH führen in ihrer Dokumentation als weitere Habilitation für das Jahr 1918 die von Hedwig Kohn in Breslau im Fach Physik an, doch diese Angabe ist offensichtlich falsch. Nach Annette Vogt – die wiederum Renate Tobies für diesen Hinweis dankt – konnte sich Kohn erst 1930 habilitieren. Vgl. Elisabeth BOEDEKER/Maria MEYER-PLATH, 50 Jahre Habilitation von Frauen in Deutschland. Eine Dokumentation über den Zeitraum von 1920–1970 (Göttingen 1974) und Annette VOGT, Die ersten Karriereschritte – Physikerinnen im Berliner Raum zwischen 1900 und 1945. In: Elisabeth DICKMANN/Eva SCHÖCK-QUINTEROS (Hgg.), Barrieren und Karrieren. Die Anfänge des Frauenstudiums in Deutschland. (Dokumentationsband der Konferenz „100 Jahre Frauen in der Wissenschaft" im Februar 1997 an der Universität Bremen, Berlin 2000) 195–230, hier 199.

4 Große Bedeutung kommt hier der Weimarer Verfassung zu, die Männern und Frauen gleiche staatsbürgerliche Rechte und Pflichten garantierte. Welche Relevanz zudem dem so gen. Preußischen Habilitationserlass von 1920 zukommt, kann im Rahmen dieses Aufsatzes nicht ausführlicher

sen blieb, Ordinaria zu werden war nahezu unmöglich. Ganzen zwei Wissenschaftlerinnen gelang dieses Kunststück – und keine von ihnen wurde regulär an eine deutsche Universität berufen.[5]

Und dennoch bedeutete die Habilitation von Adele Hartmann 1918/19 einen entscheidenden Aufbruch. Nach der in Deutschland sehr spät erfolgten Zulassung von Frauen zum Studium zu Beginn des 20. Jahrhunderts war eine weitere Hürde auf dem Weg in die höheren Ränge und Hierarchien der universitären Wissenschaft überwunden worden. Zwar blieb die Habilitation – anders als die Immatrikulation und die Promotion – für Frauen eine schwer zu überwindende Schwelle. Die Habilitation als Kooptationsverfahren und die damit einher gehende herausragende Rolle von Mentoren machten es Frauen als Außenseiterinnen besonders schwer, die venia legendi zu erhalten. Wie viele hoch qualifizierte und habilitationswillige Wissenschaftlerinnen so schon im Vorfeld scheiterten, d. h. in dem Wissen, ohne unterstützenden Mentor kaum eine Chance auf ein erfolgreiches Verfahren zu haben, gar nicht erst die Zulassung zur Habilitation beantragten, ist nicht zu ermitteln. Anderes sollte für die erfolgreichen Habilitationsverfahren gelten, doch leider ist noch immer nicht genau erforscht, wie viele und vor allem welche Frauen sich in Deutschland bis 1945 habilitierten. Valide Zahlen und Daten über Fächer und Universitäten liegen bisher nicht vor.[6] Sicher ist jedoch, dass Wissenschaftlerinnen die Schwelle auch in den Jahren nach den Pionierhabilitationen immer wieder und in durchaus ansehnlicher Zahl überschritten. So gehe ich davon aus, dass sich in Deutschland bis 1945 insgesamt ca. 100 Frauen habilitieren konnten.[7]

Medizinerinnen hatten einen entscheidenden Anteil an diesen erfolgreichen Habilitationsverfahren. Nicht nur, dass die erste reguläre Habilitation einer Frau in Deutschland auf die Medizin entfiel, insgesamt dürften die Medizinerinnen annähernd ein Fünftel aller bis 1945 in Deutschland habilitierten Wissenschaftlerinnen ausgemacht haben.[8] Besonders gute Chancen hatten Medizinerinnen zur Zeit der Weimarer Republik. In den Jahren bis 1933 stellten sie wahrscheinlich die größte Gruppe, in keiner anderen Disziplin konnten sich so viele Frauen habilitieren.[9]

Die Habilitationen der Medizinerinnen verteilten sich – folgt man den Angaben von Boedeker/Meyer-Plath – in der Zeit der Weimarer Republik recht gleichmäßig auf die Universitäten. Zu den Habilitationsorten zählen neben München u.a. Berlin, Hamburg, Heidelberg, Leipzig oder Frankfurt am Main. Besondere Schwerpunkte existierten offenbar nicht, auffällig sind allenfalls die zwei bei Boedeker/Meyer-Plath verzeichneten Habilitationen an der Düsseldorfer Medizinischen Akademie. Die überdurchschnittlich guten Habilitationschancen von Medizinerinnen sind insofern kein Resultat bestimmter Fakultäten, an denen besonders aufgeschlossene Mentoren gleich mehreren Frauen zur venia

diskutiert werden. Ob es sich tatsächlich um einen „Habilitationserlass“ handelte, d.h. Frauen in Deutschland auf dieser Grundlage das Recht auf Zulassung zur Habilitation beanspruchen konnten, ist umstritten. Hiltrud HÄNTZSCHEL etwa verneint dies. Sicher ist, dass die ersten Pionierinnen schon vor 1920 (auch in Preußen) habilitiert wurden, während die Beschwerdeführerin Edith Stein die venia legendi nicht erhalten sollte. Vgl. hierzu u.a. HÄNTZSCHEL, Geschichte der Habilitation (Anm. 1); Theresa WOBBE, Aufbrüche, Umbrüche, Einschnitte. Die Hürde der Habilitation und die Hochschullehrerinnenlaufbahn. In: Elke KLEINAU/ Claudia OPITZ (Hgg.), Geschichte der Mädchen- und Frauenbildung II (Frankfurt/Main & New York 1996) 324–353.

5 Margarethe von Wrangell erhielt ein Ordinariat an der Landwirtschaftlichen Hochschule Hohenheim, Mathilde Vaerting wurde auf Initiative der Thüringischen Volksbildungsministers und gegen den dezidierten Willen von Fakultät und Universität nach Jena berufen. Vgl. u. a. Theresa WOBBE, Ein Streit um akademische Gelehrsamkeit. Die Berufung Mathilde Vaertings im politischen Konfliktfeld der Weimarer Republik (Berlin 1991), WOBBE, Aufbrüche, Umbrüche, Einschnitte (Anm. 4)

6 Grundlage auch für neuere Forschungen ist noch immer die bereits erwähnte verdienstvolle Dokumentation von Elisabeth Boedeker und Maria Meyer-Plath aus den 1970ern, die einen hervorragenden Überblick bietet, aber kein abgesichertes statistisches Material über die Gesamtzahl und die Verteilung der Habilitationen enthält. Vgl. BOEDEKER/MEYER-PLATH, 50 Jahre Habilitation (Anm. 3).

7 Diese Zahlen sind Näherungswerte. Sie basieren auf der oben genannten Dokumentation der Habilitationen in Deutschland von Elisabeth BOEDEKER und Maria MEYER-PLATH, ergänzt um Angaben aus den vorliegenden universitätsspezifischen Studien und Ergebnisse meiner eigenen Recherchen. In diese Hochrechnungen habe ich nur jene Wissenschaftlerinnen einbezogen, die sich tatsächlich an Fakultäten im Deutschen Reich habilitierten, d.h. ich habe weder jene Frauen berücksichtigt, die eine Titularprofessur erhielten, noch Habilitationen von Wissenschaftlerinnen an deutschsprachigen Universitäten im Ausland.

8 Auch bei diesen Zahlen bzw. Prozentangaben gilt: Weitere Nachforschungen könnten zu anderen Relationen,

legendi verhalfen. Und auch die Verteilung auf die Jahre lässt keine begünstigenden Faktoren bzw. konjunkturelle Schwankungen erkennen. Zwar sollte es nach der Auftakthabilitation von Adele Hartmann 1918/19 noch sechs Jahre dauern, bis mit Selma Meyer 1922 die zweite Medizinerin erfolgreich ein Habilitationsverfahren durchlaufen sollte.[10] Doch scheint mir dies nicht unbedingt disziplinspezifisch. Nach den Pionierhabilitationen der Jahre 1918/19 setzten Habilitationen von Frauen in Deutschland erst 1922/23 wieder in nennenswertem Umfang ein. Zudem lagen auch in vielen anderen Fächern und Disziplinen zwischen der ersten und der zweiten Habilitation Jahre.

Und noch in einer weiteren Hinsicht lagen die Medizinerinnen durchaus im Trend: Selma Meyer habilitierte sich nicht an einer Universität, sondern an der Medizinischen Akademie in Düsseldorf. Auch in anderen Fächern und Disziplinen waren unter den Habilitationsorten der ersten Habilitandinnen Technische Hochschulen oder Handelshochschulen anzutreffen. An diesen zumeist weniger prestigeträchtigen Insitutionen war es für Wissenschaftlerinnen zumindest in der Anfangszeit häufig einfacher, das Habilitationsverfahren erfolgreich zu durchlaufen. Diese Hochschulen waren eher als viele Universitäten bereit, das Wagnis der Habilitation einer Frau einzugehen. Umgekehrt gilt jedoch nicht, dass alte Universitäten mit großem Renommee generell wenig Offenheit gegenüber habilitationswilligen Wissenschaftlerinnen zeigten. So habilitierte die Friedrich-Wilhelms-Universität Berlin nicht nur mit Abstand die meisten Frauen im Deutschen Reich, hier war zudem eine jener Pionierhabilitationen von 1919 zu verzeichnen.[11]

Nach der Habilitation von Selma Meyer 1922 erhielt offenbar in den nächsten Jahren wohl dosiert je eine Medizinerin pro Jahr die venia legendi. 1930 waren zwar zwei Habilitationen von Medizinerinnen in einem Jahr zu verzeichnen, da im Jahr zuvor hingegen keine Wissenschaftlerin in der Medizin habilitiert hatte[12], bedeutete dies aber kaum eine neue Qualität. Bemerkenswert ist jedoch die auffällig gleichmäßige Verteilung der Habilitationen von Frauen in der Medizin. Dies macht auch ein Vergleich mit dem annähernd ähnlich habilitationsstarken[13] Fach Biologie deutlich: Hier stehen mehrere habilitationslose Jahre solchen mit zwei oder gar drei Habilitationen gegenüber.[14] Ob die Verteilung in der Medizin signifikant und zumindest teilweise auch Resultat der Kommunikation zwischen den Medizinischen Fakultäten oder doch letztendlich nur Zufall ist, vermag ich auf Basis der vorliegenden Daten und der wenigen Habilitationsfälle nicht zu sagen. Ungewöhnlich ist sie auf jeden Fall.

Doch auch wenn durchschnittlich maximal eine Medizinerin pro Jahr die venia legendi erhalten sollte: Es scheint, als hätte sich die Habilitation von Frauen in der Medizin im Verlauf der Weimarer Republik *als Möglichkeit* tatsächlich durchgesetzt – vorerst. Allerdings ging die

zu anderen – vielleicht auch höheren – Zahlen führen. So fehlen in der in dem Band „Weibliche Ärzte" abgedruckten Aufstellung der Habilitationen von Medizinerinnen bspw. Ruth Lohmann und Else Knake, die beide in der NS-Zeit an der Berliner Universität habilitierten. (Eva BRINKSCHULTE (Hg.), Weibliche Ärzte. Zur Durchsetzung eines Berufsbildes in Deutschland (Berlin 21995) 111ff.) Auch bei BOEDEKER/MEYER-PLATH, 50 Jahre Habilitation (Anm. 3) sind diese beiden Medizinerinnen nicht zu finden. Ohne Recherchen in den jeweiligen Universitätsarchiven ist den Habilitationsdaten von Wissenschaftlerinnen oft nicht auf die Spur zu kommen.

9 Nahezu gleichauf liegt die Biologie. Zählt man die naturwissenschaftlichen Habilitationen von Frauen zusammen, so ist ihr Anteil an der Gesamtzahl der Frauenhabilitationen deutlich stärker als der der Medizinerinnen, doch keine Einzeldisziplin brachte es auf so viele erfolgreiche Habilitandinnen wie die Medizin (alle Angaben zur Medizin sind immer ohne Einbeziehung der Zahnmedizin).

10 Diese wie auch alle folgenden Angaben zu Namen und Habilitationsdaten von Medizinerinnen in der Weimarer Republik nach BOEDEKER/MEYER-PLATH, Habilitation (Anm. 3).

11 Die Tatsache, dass an der Friedrich-Wilhelms-Universität Berlin in der Weimarer Republik zwei Medizinerinnen zur Habilitation gelangten, ist insofern auch kein Hinweis auf spezifisch gute Bedingungen an der Medizinischen Fakultät, vielmehr hatten Wissenschaftlerinnen an der Berliner Universität, d.h. auch an den anderen Fakultäten, besonders gute Habilitationschancen.

12 Auch 1927 gelang offenbar keiner Medizinerin die Habilitation.

13 Habilitationen von Frauen in der Weimarer Republik.

14 Jahre ohne Habilitationen von Frauen in der Biologie waren bspw. 1925/26 und 1928/29, während sowohl 1920 als auch 1924 zwei, 1930 gar drei Biologinnen an Fakultäten im Deutschen Reich habilitieren konnten.

Überwindung der Hürde Habilitation keineswegs einher mit dem Zugang zu ordentlichen Professuren, die weiteren Karrieremöglichkeiten an den Universitäten blieben beschränkt. So wurde keine der habilitierten Medizinerinnen zur Zeit der Weimarer Republik Ordinaria. Die außerordentliche Professur – zu der es die eine oder andere dieser Wissenschaftlerinnen immerhin brachte – war für sie bis auf weiteres die höchste zur erreichende universitäre Position.

Wie schwierig es sein konnte, selbst diese Position zu erhalten, wird beispielhaft an der Karriere Annelise Wittgensteins deutlich. Wittgenstein hatte sich 1926 an der Medizinischen Fakultät der Berliner Universität für Innere Medizin habilitiert. Bereits seit 1919 an der dortigen Klinik als Assistentin tätig, ging sie auch als Privatdozentin ihrer Lehr- und Forschungstätigkeit weiterhin auf der Stelle einer planmäßigen Assistentin nach. Es sollte bis zum Wintersemester 1932/33 dauern, bis der sich hier als ihr Mentor betätigende Professor Goldscheider eine nicht beamtete außerordentliche Professur für Annelise Wittgenstein beantragte. In der Begründung seines Beförderungsantrages – den sich die Medizinische Fakultät auf einer Sitzung im Januar 1933 zu eigen machte – , wies er darauf hin, dass Wittgenstein auch nach ihrer Habilitation weiterhin wissenschaftlich rege tätig gewesen und in öffentlichen wissenschaftlichen Vorträgen und Diskussionen stets vorteilhaft hervorgetreten sei. In den gelehrten medizinischen Kreisen erfreue sie sich, so Mentor und Fakultät weiter, daher eines ungeteilten Ansehens. Auch ihre ärztlich-praktischen Leistungen verdienten vollste Anerkennung.[15]

Für besonders beachtenswert hielt man die Lehrerfolge Annelise Wittgensteins. Warum, dass macht ein Zitat aus dem Antragstext sehr schön anschaulich: „*Trotz des bei akademischen Lehrern wie Studierenden vielfach bestehenden Misstrauens gegen weibliche gelehrte Kräfte hat sich Fräulein Dr. Wittgenstein als Dozent ganz entschieden durchgesetzt*“[16]. Derart explizite Hinweise auf die Diskriminierung von weiblichen Lehrenden konnte ich in Einstellungs- bzw. Beförderungsanträgen dieser Jahre ansonsten kaum finden. Zudem wurden diese Aussagen doch eher als Argument gegen die Aufnahme von Frauen in den Lehrkörper (aufgrund der Vorbehalte von Kollegium und insbesondere Studenten leider sehr schwierig) denn als Argument für die Beförderung einer Wissenschaftlerin (sie habe trotz dieser Barrieren durchaus beachtenswerte Erfolge erzielt) herangezogen. Ob bzw. inwiefern dieses „*vielfach bestehende Misstrauen gegen weibliche gelehrte Kräfte*“ in besonderem Maße für die Medizinische(n) Fakultät(en) galt, blieb in dem zitierten Antrag offen.

Zusammenfassend wurde bei der Beantragung der Beförderung Wittgensteins durch die Medizinische Fakultät beim Preußischen Minister für Wissenschaft und Volksbildung darüber hinaus noch vom Dekan hervorgehoben, dass Wittgenstein nunmehr 14 Jahre als Assistentin

15 Schreiben Geheimrat Goldschneiders an den Rektor der Universität Berlin vom 30. Januar sowie Schreiben des Dekans der Medizinischen Fakultät an den Preußischen Minister für Wissenschaft und Volksbildung vom 31. Januar 1933, Universitätsarchiv der Humboldt-Universität zu Berlin, UK Personalia W 303, Blatt 1 sowie 24/35.

16 Siehe Fußnote 15.

tätig und bereits seit über sechs Jahren habilitiert sei. Die beantragte Ernennung zur nicht beamteten außerordentlichen Professorin war, so ließe sich diese Formulierung lesen, alles andere als die (vor)schnelle Beförderung einer Wissenschaftlerin, sondern vielmehr inzwischen eher überfällig.

Allein, der Antrag kam zu spät. Mit der unmittelbar folgenden Machtübernahme der Nationalsozialisten fielen Wittgensteins Chancen auf Genehmigung der Beförderung durch den zuständigen Minister rapide. Daher kam es keineswegs überraschend, als im März 1934 der Preußische Minister für Wissenschaft, Kunst und Volksbildung dem Rektor und der Medizinischen Fakultät der Berliner Universität mitteilte, dass er dem Antrag vom 31. Januar vorherigen Jahres *„auf Ernennung der Privatdozentin Dr. Wittgenstein zum nichtbeamteten außerordentlichen Professor ... leider zur Zeit nicht zu entsprechen“* vermöge.[17] Wittgenstein sollte im NS-Staat keine außerordentliche Professur mehr erhalten. Noch Ende des Jahres 1934 legte sie mit Hinweis auf ihre Gesundheit die venia legendi ganz nieder.[18]

## Zäsuren und Kontinuitäten – Die NS-Zeit

Auch für andere habilitierte Medizinerinnen bedeutete die Machtübernahme der Nationalsozialisten 1933 das Ende ihrer universitären Karrieren in Deutschland. Für manche gar das (vorläufige) Ende ihres Lebens in Deutschland – sie gingen in die Emigration.[19] Auch für die zur Weimarer Zeit habilitierten Medizinerinnen trifft damit zu, was insgesamt für die Situation von Wissenschaftlerinnen zu Beginn des Nationalsozialismus gilt: Sie waren in hohem Maße – und in den meisten Fächern auch proportional stärker als ihre männlichen Kollegen – von den Entlassungen und Vertreibungen durch die Nationalsozialisten betroffen, da der Anteil von jüdischen bzw. als jüdisch definierten sowie politisch missliebigen Frauen unter ihnen überdurchschnittlich hoch war.[20]

Gleichzeitig waren Neuhabilitationen auch von als arisch definierten und politisch zumindest unauffälligen Medizinerinnen in den nächsten Jahren offenbar kaum möglich. Bis 1938 ist nach meinem derzeitigen Kenntnisstand keine einzige Habilitation einer Frau im Fach Medizin zu verzeichnen. Damit war der Bruch von 1933 für die an Hochschulen tätigen Medizinerinnen in zweifacher Hinsicht besonders gravierend. Sie waren nicht nur überaus stark von den Entlassungen und Vertreibungen betroffen, auch die Habilitationspolitik der Nationalsozialisten der Jahre 1933 folgende wirkte sich in dieser Disziplin für Frauen besonders rigoros aus.

Allerdings wurde es auch Wissenschaftlerinnen anderer Disziplinen in den ersten Jahren des NS nahezu unmöglich gemacht, erfolgreich ein

17 Schreiben des Preußischen Ministers für Wissenschaft, Kunst und Volksbildung an die Medizinische Fakultät und den Rektor der Universität Berlin vom 14. März 1934. Universitätsarchiv der Humboldt-Universität zu Berlin, UK Personalia W 303, Blatt 27.

18 Sie hatte sich im Sommer 1934 offenbar eine schwere Herzmuskelerkrankung zugezogen. In einem in der Nachkriegszeit verfassten Lebenslauf schrieb Wittgenstein, dass sie 1934 auch um eine längere Beurlaubung hätte bitten können, *„... aber ich sah für mich keine Möglichkeit der Professur unter den bestehenden politischen Verhältnissen. Wurden mir doch schon von der Aerztekammer auf den Verdacht hin, nicht voll arisch zu sein – der Geburtsschein meines Grossvaters war nicht aufzutreiben – grosse Schwierigkeiten gemacht. Auch dann noch, als in Wien für den Bruder dieses Grossvaters der arische Nachweis anerkannt war.“* Nach der Niederlegung der venia legendi übernahm Wittgenstein klinische Tätigkeiten im Franziskus-Krankenkaus in Berlin sowie in einer privaten ambulanten Facharztpraxis (alle Angaben und Zitat nach Lebenslauf, Universitätsarchiv der Humboldt-Universität zu Berlin, UK Personalia W 303, Blatt 46).

19 Bei BOEDEKER/MEYER-PLATH, Habilitation (Anm. 3) findet sich eine Aufstellung der aus *„politischen oder rassischen Gründen“* 1932 bis 1945 aus Deutschland emigrierten Dozentinnen, in der sich fünf habilitierte Medizinerinnen befinden: Selma Meyer, Rahel Liebesschütz-Plaut, Anneliese Wittgenstein, Emmy Klieneberger-Nobel und Berta Ottenstein. Die Nennung Wittgenstein ist hier wie oben gesehen jedoch falsch, sie emigrierte nicht wie in der Dokumentation angegeben 1933 nach England, sondern blieb in Deutschland.

20 Vgl. hierzu u. a. Claudia HUERKAMP, Jüdische Akademikerinnen in Deutschland 1930–1938. In: Geschichte und Gesellschaft 19 (1993) 311–331; Hiltrud HÄNTZSCHEL, Frauen jüdischer Herkunft an bayerischen Universitäten. Zum Zusammenhang von Religion, Geschlecht und ›Rasse‹. In: HÄNTZSCHEL/BUSSMANN (Anm. 1) 105–163, hier 120 ff.

Habilitationsverfahren zu durchlaufen.[21] In die – allerdings vielfach nicht besonders konsistente – NS-Hochschulpolitik wie auch die Wissenschaftsideologie dieser Zeit passte eher die Verdrängung von Frauen aus den höheren Rängen der Universitäten denn ihre (formale) Zulassung zu denselben. Die Habilitation von Frauen wurde zwar nicht verboten[22], neue Regelungen verhinderten jedoch zunächst die Verleihung der venia legendi an Frauen. Mit der Reichshabilitationsordnung (RHO) vom 13. Dezember 1934, mit der die Nationalsozialisten die bisherigen länderspezifischen Ordnungen ersetzten, wurde Wissenschaftlerinnen der Zugang zur Dozentur verschlossen. Die neuen Regelungen liefen in diesem Punkt auf ein implizites Verbot hinaus. Um den staatlichen Zugriff auf die Zusammensetzung des Hochschullehrernachwuchses zu verstärken, führten die Nationalsozialisten die Trennung von *facultas legendi* und *venia legendi* (Lehrbefähigung und Lehrbefugnis) ein. Die Autonomie der Hochschule erstreckte sich jetzt nur noch auf die Verleihung des akademischen Grades eines „Dr. habil.". Die Erteilung der Lehrbefugnis lag nach der neuen Ordnung dagegen allein beim Staat. Und dieser verlieh die venia und damit die Dozentur an Habilitierte fortan nur dann, wenn die Kandidaten erfolgreich „Gemeinschaftslager" und „Dozentenakademie" absolviert hatten. Da Frauen an solchen „Reichshabilitationslagern" nicht teilnehmen konnten, durfte ihnen im Prinzip die venia nicht erteilt werden.

Den „Dr. habil." aber konnten Frauen nach der Reichshabilitationsordnung von 1934 durchaus erhalten. Dass ihnen dies nicht nur formal, sondern auch de facto möglich war, zeigte sich seit 1936. Wissenschaftlerinnen habilitierten in den folgenden Jahren in erheblichen Quantitäten. Von den vermutlich ca. 100 Habilitationen von Frauen an deutschen Fakultäten der Jahre 1918/19 bis 1945 entfielen 58 auf die Zeit der Weimarer Republik – und 42 auf die NS-Zeit. Die Tatsache, dass gute vierzig Prozent der Habilitationen im Nationalsozialismus erfolgten, mag auf den ersten Blick überraschen, betonen doch viele Publikationen vor allem die Verdrängung von Frauen aus den höheren Rängen der universitären Wissenschaft im NS. Neben der Verdrängung und Vertreibung erhielten jedoch seit 1936, spätestens seit 1938/39 bestimmte Wissenschaftlerinnen durchaus wieder Karrieremöglichkeiten. Frauen, die als arisch definiert wurden und politisch als zumindest unverdächtig galten, dürften an manchen Universitäten und in einigen Fächern seit 1936, spätestens aber seit 1939 sogar bessere Habilitationschancen als jemals zuvor gehabt haben. Nachdem seit Ende der dreißiger Jahre habilitierte Wissenschaftlerinnen zudem die venia legendi erhalten konnten[23], waren auch die weiteren Karrierechancen im Vergleich zu den Jahren vor 1933 durchaus nicht immer schlecht.

Dies galt zumindest teilweise auch für die Medizinerinnen. Wie schon in der Weimarer Zeit, so hatten sie im NS-Staat einen erheblichen An-

21 Ausnahmen waren die Habilitationen von Hanna Jursch 1934 in Jena und von Elisabeth Dane in München im gleichen Jahr. Die Habilitation von Jursch erfolgte allerdings noch vor Inkrafttreten der RHO – insbesondere die Verleihung der venia legendi an sie war später zwischenzeitlich heftig umstritten.

22 Preußen spielte hier allerdings zunächst eine Sonderrolle. Mit dem Erlass vom 18. Oktober 1933 über die „Änderung der Universitätsatzungen" machte das Preußische Ministerium die Genehmigung der Habilitation von der Ableistung von Lagerdienst und Dozentenakademie abhängig und verlangte, dass diesen Anforderungen bereits vor Eröffnung des Habilitationsverfahrens nachzukommen sei. Lager und Akademie aber blieben Frauen verschlossen. Der Erlass bedeutete also im Klartext für Frauen den faktischen Ausschluss von der Habilitation in Preußen (vgl. Volker LOSEMANN, Zur Konzeption der NS-Dozentenlager. In: Manfred HEINEMANN (Hg.), Erziehung und Schulung im Dritten Reich, Teil 2: Hochschule, Erwachsenenbildung (Stuttgart 1980) 87-109, hier 88f.). Der Preußische Erlass galt allerdings nur bis zur Einführung der Reichshabilitationsordnung (RHO) am 13. Dezember 1934, die kein Habilitationsverbot für Frauen formulierte.

23 Die „Habilitationslager" wurden offenbar spätestens nach Kriegsbeginn geschlossen und waren daher nicht mehr zwingende Voraussetzung. Wissenschaftlerinnen kam hier vor allem aber auch der Nachwuchsmangel zugute.

teil an den Habilitationen von Frauen. Das mag zunächst überraschen, konnte doch von 1933 bis 1938 keine einzige Wissenschaftlerin an einer Medizinischen Fakultät den Dr. habil. erwerben. Dafür gelang es 1938 gleich drei Medizinerinnen, erfolgreich das Habilitationsverfahren zu durchlaufen. Mindestens sieben Frauen sollten bis 1945 den Dr. med. habil. erhalten.[24] Damit zählte die Medizin erneut zu den habilitationsstärksten Disziplinen, die Habilitationszahl der Medizinerinnen brach im NS allerdings prozentual dennoch stärker ein als die Gesamtzahl der Habilitationen von Frauen. Die Chancen von Medizinerinnen, an den Universitäten Karriere zu machen, scheinen somit im NS-Staat gegenüber denen von Wissenschaftlerinnen aus einigen anderen Fächern gesunken zu sein. Dies ist umso erstaunlicher, als im NS-Staat im Zuge der Expansionspolitik und insbesondere als Folge des Krieges ein erheblicher Bedarf an ÄrztInnen/MedizinerInnen bestanden haben dürfte. Es wäre zu vermuten gewesen, dass Wissenschaftlerinnen an den Medizinischen Fakultäten von dieser Entwicklung profitieren würden. Während sich für Medizinerinnen außerhalb der Hochschulen im NS durchaus Möglichkeiten boten und neue Beschäftigungsfelder entstanden,[25] scheint dies an den Universitäten nicht oder nur begrenzt der Fall gewesen zu sein.

Überhaupt boten nur sehr wenige Universitäten Medizinerinnen während der NS-Zeit Habilitationsmöglichkeiten. Ganz anders als in der Weimarer Republik ist hinsichtlich der Verteilung der Habilitationsorte und -jahre kein Gießkannenprinzip vorherrschend, vielmehr lässt sich eine bemerkenswerte Konzentration auf die Jahre 1938 bis 1940 und die Berliner Universität feststellen. In den drei Jahren von 1938 bis 1940 konnten sich in Deutschland wahrscheinlich sechs Wissenschaftlerinnen in der Medizin habilitieren, fünf von ihnen an der Berliner Universität (und eine in Göttingen).

Die Konzentration auf die Jahre 1938 bis 1940 spricht dafür, dass es sich bei den hier habilitierten Medizinerinnen zumeist um Wissenschaftlerinnen handelt, die während der letzten Jahre an den Universitäten ausgeharrt hatten und ihre Chance ergriffen, sobald ihnen die Habilitation wieder möglich war. Als die Nationalsozialisten auf Grund des sich 1936 abzeichnenden Nachwuchsmangels in einigen Disziplinen auch Wissenschaftlerinnen zunehmend die Möglichkeit eröffneten, den Dr. habil. zu erwerben, standen in einigen Fächern bereits Frauen in den Startlöchern. Die meisten von ihnen hatten sich noch zur Weimarer Zeit promoviert und hier ihre Wissenschaftskarriere begonnen und seitdem an den Universitäten „überwintert". Dies gilt auch für die im NS habilitierten Medizinerinnen: Die 1938 habilitierten Medizinerinnen waren bereits seit Ende der zwanziger bzw. Anfang der dreißiger Jahre promoviert. Die Promotion von Frida Schmitt, der Boedeker/Meyer-Plath zufolge 1939 in Göttingen die Habilitation gelang, lag gar der selben Quelle zufolge ganze 14 Jahre zurück. Und

24 Ich gehe davon aus, dass diese Zahl bei weiteren Nachforschungen in Universitätsarchiven nach oben korrigiert werden könnte. So fehlen allein bei den sieben mir als gesichert geltenden Habilitationen von Frauen in der Medizin im NS-Staat in den meisten Aufzählungen und Überblicken zwei (Ruth Lohmann und Else Knake). Zudem habe ich keine Habilitation von 1945 mit einbezogen, da ich bisher nicht sicher zu sagen vermag, ob diese noch während der NS-Zeit oder danach vollzogen wurden.

25 Vgl. hierzu u.a. Johanna BLEKER, Anerkennung durch Unterordnung? Ärztinnen und Nationalsozialismus. In: BRINKSCHULTE (Hg.), Weibliche Ärzte (Anm. 8) 126–136.

auch die 1940 habilitierten Medizinerinnen hatten ihre Approbation bzw. Promotion bereits in den zwanziger Jahre erhalten. Einzig die 1944 habilitierte Irene Schleicher hatte 1939 im NS promoviert.[26] Sie, zugleich auch die mit Abstand jüngste der sieben Medizinerinnen, war die einzige, die ihre Wissenschaftskarriere erst im NS – und zwar nach 1938 – begonnen hatte.

Diese Ergebnisse weisen darauf hin, dass junge Medizinerinnen in den ersten Jahren des NS-Staates ihre Chancen auf eine Wissenschaftskarriere realistisch als äußerst gering einschätzten und die Habilitation nicht als Option gegeben sahen. Hinzuzufügen ist, dass 1933 die Zeichen eher auf Überfüllungskrise denn auf Nachwuchskräftemangel standen – was sich erfahrungsgemäß ungünstig auf die Chancen für Frauen in der Wissenschaft auswirkt. So hatte 1932 beispielsweise der Verband deutscher Medizinerschaften (eine Studentenorganisation) einen NC für Frauen gefordert. Ihrer Vorstellung zufolge sollte unter den Erstsemestern lediglich eine Frauenquote von 5 % zugelassen werden.[27] Erst nach 1936 (als insbesondere auch in der Medizin ein eklatanter Nachwuchsmangel konstatiert wurde) bzw. 1938 (als die ersten Habilitationen von Medizinerinnen im NS zu verzeichnen waren) und die Chancen für Frauen hier sukzessive stiegen, schlugen auch Medizinerinnen offenbar wieder den Weg zur Habilitation ein. Frauen, die wie Irene Schleicher dann gegen Ende des NS-Staates zur Habilitation gelangten.

Die Tatsache, dass die Habilitationen von Medizinerinnen überproportional einbrachen, spricht auch dafür, dass hier die Verdrängung – nicht nur der Medizinerinnen, sondern auch ihrer Mentoren[28] – und die Widerstände insbesondere in den ersten Jahren des NS-Staates besonders stark waren. Während der Beruf der Ärztin – als heilender und pflegender verstanden – durchaus mit der NS-Weiblichkeitsideologie vereinbart werden konnte, waren Wissenschaftlerinnen im Bereich Medizin scheinbar zunächst besonders unerwünscht. Anders als etwa einige Naturwissenschaftlerinnen und Mathematikerinnen profitierten Medizinerinnen an den Universitäten offenbar nicht nachhaltig vom Nachwuchskräftemangel.[29]

Zugleich scheinen die Chancen der Medizinerinnen besonders stark von inneruniversitären Faktoren abhängig gewesen zu sein. Verteilten sich ihre Habilitationen während der Weimarer Republik noch im Gießkannenprinzip auf die Hochschulen – hier war Berlin *ein* möglicher Habilitationsort etwa neben der Münchener Universität oder der Düsseldorfer Medizinischen Akademie –, so avancierte die Berliner Universität im Nationalsozialismus zu *der* Habilitationshochburg für Medizinerinnen. Während der Anteil Berlins an den Gesamtzahl der Habilitationen von Frauen, also denen in allen Fächern zusammengenommen, sich im Wesentlichen gleichmäßig auf die Weimarer Zeit und

26 Angaben auch hier nach BOEDEKER/MEYER-PLATH, Habilitation (Anm. 3).

27 Vgl. BLEKER, Anerkennung durch Unterordnung (Anm. 25) 126.

28 Entscheidend für die Habilitationschancen, aber auch wichtig für die weiteren inneruniversitären Karrieremöglichkeiten von Wissenschaftlerinnen waren sich als Mentoren betätigende Ordinarien. Diese waren schwer zu finden, nur wenige Gelehrte zeigten sich bereit, eine Frau zu fördern. Zumal sie sich damit gegenüber jenen zahlreich vorhandenen Fakultätskollegen, die der Vorstellung von Frauen in den höheren Rängen der Wissenschaft nach wie vor dezidiert ablehnend gegenüberstanden, deutlich exponieren. In der Weimarer Republik waren es oft liberale Gelehrte, vielfach jüdischer Herkunft, gewesen, die Wissenschaftlerinnen zur Habilitation brachten. Die meisten von ihnen wurden 1933 folgende entlassen. Die Vertreibung der politisch missliebigen und der Gelehrten jüdischer Herkunft von den deutschen Hochschulen wirkte sich insofern ganz unmittelbar auf die Habilitationsbedingungen von Frauen aus.

29 Was nicht heißt. das sich hier nicht jenseits der Hochschulkarrieren neue Möglichkeiten auftaten. So stieg die Zahl der Medizinstudentinnen im NS nach anfänglichen Rückschlägen ebenso an wie auch die der Ärztinnen.

des Nationalsozialismus verteilte, stellt sich dies für die Habilitationen von Medizinerinnen völlig anders dar. Nur zwei der Habilitationen von Medizinerinnen bis 1933 sind an der Berliner Universität zu verzeichnen, dafür aber fünf der ca. sieben Habilitationen von Medizinerinnen im NS-Staat. Ohne die Habilitationen von Medizinerinnen an der Berliner Universität wäre die Zahl der Habilitationen von Medizinerinnen im NS nahezu komplett eingebrochen.

Wie lässt sich diese Konzentration auf die Berliner Universität erklären? Meine These ist, dass Berlin als Hauptstadtuniversität im NS deutlicher als andere auf politische Vorgaben und ökonomische Erfordernisse reagierte. In den ersten Jahren des NS-Staates, als Habilitationen von Frauen nicht opportun waren, gelangte hier – an der Universität, an der sich zuvor ein Viertel aller Frauen habilitiert hatte – in der Tat keine einzige Frau zur Habilitation. Erst 1937 konnte sich hier mit Margarete Woltner wieder eine Frau habilitieren – und zwar in der Slavistik, einem Fach, das angesichts der Ostraumpläne der Nationalsozialisten für diese von Interesse war. So wurde sie gar vom Kurator zur Habilitation aufgefordert.[30] Auch die Habilitationen von 1938 passen hier ins Bild: eine Habilitation war in Osteuropäischer Geschichte und drei Habilitationen in der Medizin. Insgesamt konnten sich an der Berliner Universität im NS-Staat 12 Wissenschaftlerinnen – unter ihnen fünf Medizinerinnen – habilitieren. Nahezu alle in Fächern, die kriegsrelevant waren oder im Kontext der Expansionspläne an Bedeutung gewonnen hatten.

Ob und warum andere Universitäten bzw. Fakultäten nicht in der Lage waren, auf den Nachwuchskräftemangel mit Habilitationen von Frauen zu reagieren oder ob es hier ausreichend männliche Kollegen gab bzw. hier besonders deutlich minderqualifizierte männliche Wissenschaftler gegenüber weiblichen bevorzugt wurden, kann hier nur als Frage aufgeworfen werden. So könnte die überdurchschnittliche hohe Anzahl der Habilitationen an der Berliner Universität auch ein möglicher Hinweis darauf sein, dass sich der Antifeminismus an anderen Hochschulen gerade im Bezug auf Medizinerinnen stärker auswirkte. Möglich auch, dass Funktionäre des NS-Dozentenbundes bzw. Dozenten(schafts)führer an anderen Universitäten Habilitationen und Dozenturen von Frauen länger und hartnäckiger negativ gegenüberstanden und insbesondere in den Medizinischen Fakultäten den Anträgen ablehnende Stellungnahmen beifügten.

An der Berliner Universität hingegen zeigten sich auch diese Akteure spätestens seit 1937 mit einzelnen Habilitationen von Frauen einverstanden. So etwa mit der von Edith Heischkel, die sich 1938 als zweite Frau und erste Medizinerin an dieser Universität im NS-Staat habilitieren konnte. Doch nicht nur der Verleihung des akademischen Titels Dr. habil. wurde zugestimmt, sondern auch – und dies mag zunächst über-

30 Der Kurator setzte den Direktor des Slavischen Instituts der Universität Berlin im Mai 1936 davon in Kenntnis, dass die Weiterbeschäftigung der außerplanmäßigen Assistentin Woltner vom Ministerium letztmalig bis 1938 genehmigt werde – und dass Woltner in dieser Zeit den Dr. habil. zu erwerben habe. Woltner, die bereits seit über zehn Jahren Assistentin am Institut und seit fast dreizehn Jahren promoviert war, reichte daraufhin wenige Monate später ihre Habilitationsschrift ein und wurde im Sommer 1937 habilitiert.

raschend scheinen – ihrer Ernennung zur Dozentin im Januar 1939. Galt es bis dahin doch an der Berliner Universität (wie auch andernorts) als ausgeschlossen, dass Frauen im NS Dozenturen erhalten sollten. Oder überhaupt konnten – die Reichshabilitationsordnung schien dieser Möglichkeit einen Riegel vorzuschieben. Der Dozentur Heischkel kam an der Berliner Universität daher Signalcharakter zu. So konstatierte der Dekan der Philosophischen Fakultät im April 1939 in einem Schreiben an den Reichserziehungsminister, dass mit der Verleihung der Dozentur an Heischkel *„eine grundsätzliche Entscheidung"* getroffen worden wäre, die auch für seine Fakultät von außerordentlicher Bedeutung sei. Er bat *„um Entscheidung, ob auch in der Philosophischen Fakultät habilitierten Frauen die Lehrbefugnis erteilt werden kann"*[31]. Es konnte und wurde.

Die Erteilung der Dozentur an Edith Heischkel macht deutlich, dass Frauen Ende der dreißiger Jahre nach dem Willen des Reichserziehungsministeriums nicht mehr prinzipiell von diesen Stellen ausgeschlossen werden sollten; hier zeigte sich ein gewisser Pragmatismus. Ganz und gar nicht pragmatisch mussten sich Dozentenbund/Dozentenschaft im konkreten Fall hingegen in ihrer Zustimmung zeigen, soweit es die politische Bewertung betraf: Heischkel war zwar eine Frau – aber sie galt immerhin als politisch absolut zuverlässig. Eine Einschätzung, die ihr schon in der Vergangenheit geholfen haben dürfte, zumindest eine bezahlte Stelle an der Universität zu erhalten, was keineswegs allen ihren Kolleginnen vergönnt war. Edith Heischkel kann in mancher Hinsicht durchaus zu den Profiteurinnen des NS-Staates gezählt werden, eine ungebremste Wissenschaftskarriere war ihr als Frau aber deshalb keineswegs vergönnt.

Begonnen hatte Edith Heischkel ihre Karriere an der Berliner Universität 1932 als außerplanmäßige Assistentin am Institut für Geschichte der Medizin und der Naturwissenschaften in Berlin, eine Vergütung erhielt sie in dieser Position jedoch erst ab 1934, d. h. im NS-Staat.[32] Anfang 1935 wurde Edith Heischkel dann immerhin planmäßige Assistentin an diesem Institut. Dass eine solche Position für eine Frau zu diesem Zeitpunkt –noch galt die Doktrin der „Eindämmungspolitik" – überaus schwer erreichbar war, geht aus dem Schreiben des Antragstellers Prof. Diepgen, Direktor des Instituts für Geschichte der Medizin und der Naturwissenschaften, an den Dekan deutlich hervor:

„Hierdurch beantrage ich (...) Fräulein Dr. Edith Heischkel mit Wirkung vom 1. Januar 1935 als planmäßige wissenschaftliche Assistentin einzustellen (...)

*Da es sich um eine weibliche Person handelt möchte ich ausdrücklich bemerken, dass Fräulein Heischkel auf das Verdienen absolut angewiesen ist. (...) Fräulein Dr. Heischkel ist seit dem 1. 4. 1932 ausser-*

31 Schreiben des Dekans der Philosophischen Fakultät der Universität Berlin an den Reichserziehungsminister vom 6. April 1939. Universitätsarchiv der Humboldt-Universität zu Berlin, Phil. Fak. Acta 1325, Blatt 33.

32 Sie erhielt jedoch lediglich 100 RM monatlich, was nicht der Normalvergütung eines außerplanmäßigen Assistenten entsprach. Vgl. Universitätsarchiv der Humboldt-Universität zu Berlin, UK Personalia H 182, Band III, Blatt 20 und 21.

*planmässige Assistentin an unserem Institut. Sie hat sich, abgesehen von ihren vorzüglichen Zeugnissen aus früherer Zeit - das kann man ohne Übertreibung sagen -, während ihrer Tätigkeit am Institut wirklich ausgezeichnet bewährt. Ihre Arbeitsrichtung, die sich zum grossen Teil auf das Studium alter Arzneipflanzen und die Frage ihrer modernen Verwertung erstreckt, dient besonders der Gegenwart. Da sie auch pharmakologisch durchgebildet ist, könnte ich sie nach dieser Richtung vorläufig nicht durch jemand anderen ersetzen. Sie steht keinem männlichen Bewerber im Wege. In ihrer politischen Gesinnung ist sie zuverlässig und als Mensch nach jeder Richtung empfehlenswert. Aus diesem Grunde würde ich mich besonders freuen, wenn ihr die Stelle übertragen würde.*"[33]

Auf das Verdienen angewiesen, vorzügliche Zeugnisse, gegenwartsbezogene Verwertbarkeit ihrer Forschung, weder durch einen Mann ersetzbar noch einem männlichen Bewerber im Wege stehend und politisch zuverlässig – eine Frau musste 1935 eine ganze Reihe von Kriterien erfüllen, damit ihr überhaupt die Chance auf eine planmäßige Assistentur eingeräumt wurde. Edith Heischkel tat dies. So hatte auch der Dozentenschaftsführer nichts gegen ihre Anstellung als planmäßige Assistentin einzuwenden, der Antrag wurde genehmigt.

Im Februar 1938 wurde Edith Heischkel schließlich habilitiert. Und noch im gleichen Jahr brachte ihr Mentor Diepgen die Frage einer Dozentur für Heischkel auf. Ein Ansinnen, dass zunächst nicht nur inneruniversitär für Verwirrung sorgte. So nahm der Dozentenbund im Juli 1938 in einem Schreiben an den Rektor wie folgt Stellung: „*Sofern gegen die Erteilung einer Dozentur an Frauen keine grundsätzlichen Bedenken bestehen, spreche ich mich für den Antrag aus, Fräulein Dr. med. habil. Edith Heischkel die Dozentur zu verleihen. H. genügt in jeder Beziehung den Anforderungen, die an Hochschulnachwuchs zu stellen sind.*"[34] Selbst im als Organisation engagierter Nationalsozialisten gegründeten NS-Dozentenbund war man sich zu diesem Zeitpunkt also nicht sicher, ob die Erteilung einer Dozentur an Frauen nach offizieller NS-Linie wünschenswert, zulässig oder bedenklich sei. Diepgen wiederum zeigte sich hier durchaus optimistisch. Entweder war er sich der Schwierigkeiten für Frauen nicht hinreichend bewusst, oder er hatte über gut informierte Quellen erfahren, dass hier eine Kursänderung zu erwarten sei. Im November 1938 teilte er jedenfalls dem Universitätskurator im Kontext eines Verlängerungsantrages ihrer Assistentinnenstelle mit: „*Fräulein Dr. habil. Heischkel wird voraussichtlich in der nächsten Zeit die Dozentur für Geschichte der Medizin bekommen.*" Nach dem Weggang seines früheren dienstältesten Assistenten, so argumentierte Diepgen, sei Heischkel eine für das Institut unentbehrliche Hilfskraft; zudem mache es der ständige Wechsel der jungen Assistenten notwendig, einen habilitierten Assistenten dauernd am Institut zu haben. Frau Heischkel nun sei besonders tüchtig und

33 Schreiben Diepgens an den Dekan der Medizinischen Fakultät der Universität Berlin vom 7. Januar 1935. Universitätsarchiv der Humboldt-Universität zu Berlin, UK Personalia H 182, Band III, Blatt 25.

34 Schreiben an den Rektor der Berliner Universität vom 29. Juli 1938. Universitätsarchiv der Humboldt-Universität zu Berlin, UK Personalia H 182, Band II, Blatt 10.

brauchbar, nicht nur sehr begabt und von gutem Lehrtalent, sondern auch charakterlich fest und absolut zuverlässig im nationalsozialistischen Sinne: *„Sie ist seit Januar 1935 BDM-Untergau bzw. Hauptärztin. BDM-Mitglied seit 1.2.1937, (...), Mitglied der NS-Dozentenschaft, Obmann der Dozentenschaft der Friedrich Wilhelm Universität für das Institut sowie Mitglied des NS-Dozentenbundes (noch nicht bestätigt).“*[35]

Letztere Aufzählung macht verständlich, warum der Dozentenbund allen Anträgen Diepgens hinsichtlich Heischkel zustimmte. Erneut erfüllte Edith Heischkel gleich mehrere Kriterien – so war sie unentbehrliche Hilfs- und gute Lehrkraft in einer kriegswichtigen Disziplin, die keinem Mann im Weg stand. Und sie war in der Tat politisch zuverlässig. In vielerlei Hinsicht eine ideale Kandidatin, um erstmals eine Dozentur an eine Frau zu verleihen. Nach Beseitigung einiger bürokratischer Hürden – Diepgen schilderte die Situation später wie folgt: *„Durch besondere Umstände – das für die Erteilung der Dozentur nötige Gemeinschaftslager war nur für männliche Bewerber vorgesehen und die daraus sich für die weibliche Bewerberin ergebenden Verhandlungen zogen sich über Monate hin – verzögerte sich die Erteilung der Dozentur*[36]*“*. Heischkel erhielt die Dozentur schließlich im Januar 1939. Damit kam ihr an der Berliner Universität eine Pionierinnenrolle zu, doch schon bald sollten andere Wissenschaftlerinnen hier ebenfalls die venia legendi erhalten.

Der Erhalt der Dozentur sollte jedoch vorerst Heischkels letzte Beförderung bleiben. Trotz aller konstatierten Passfähigkeit und des Engagements ihres Mentors blieben ihr weitere Schritte auf der inneruniversitären Karriereleiter in den nächsten Jahren verwehrt. Ein Antrag Diepgens vom Frühjahr 1940, sie zur Oberassistentin zu ernennen, scheiterte. Zwar teilte der Rektor dem Universitätskurator im Mai 1940 mit: *„Gegen die Ernennung von Fräulein Dr. Edith Heischkel zur Oberassistentin am Institut für Geschichte der Medizin und der Naturwissenschaften vom 1. 1. 1941 bis zum 31. 12. 1942 will ich im Einvernehmen mit dem Dozentenführer keine Einwendungen erheben“*[37], der Universitätskurator jedoch sah sich nicht in der Lage, dem Antrag Diepgens stattzugeben, da im Etat des Institut offenbar keine entsprechende Stelle vorhanden war. Eine solche Stelle könne, teilte der Kurator mit, nur durch den Staatshaushalt geschaffen werden, während des Krieges – so seine Prognose – dürfe jedoch ein Antrag keine Aussicht auf Erfolg haben.[38] Einen letzten Versuch, eine Beförderung Heischkels im NS-Staat zu erreichen, unternahm Diepgen schließlich im Oktober 1944. In einem Schreiben an den Dekan der Medizinischen Fakultät bat er diesen, Edith Heischkel-Artelt[39] zur Ernennung zum „apl. a. o. Professor“ vorzuschlagen. Interessant ist, dass er in der Begründung auf die Benachteiligungen von Frauen bei der Vergabe der Dozentur nach der alten Reichshabilitationsordnung eingeht. Er verweist hier auf

35 Schreiben Diepgens an den Universitätskurator vom 12. November 1938. Universitätsarchiv der Humboldt-Universität zu Berlin, UK Personalia H 182, Band III, Blatt 61.

36 Schreiben Diepgens an den Dekan der Medizinischen Fakultät der Berliner Universität vom 17. Oktober 1944. Universitätsarchiv der Humboldt-Universität zu Berlin, UK Personalia H 182, Band I, Blatt 49.

37 Schreiben des Rektors der Berliner Universität an den Universitätskurators vom 22. Mai 1940. Universitätsarchiv der Humboldt-Universität zu Berlin, UK Personalia H 182, Band III, Blatt 85.

38 Schreiben des Universitätskurators an den Direktor des Instituts für Geschichte der Medizin und der Naturwissenschaften vom Juni 1940. Universitätsarchiv der Humboldt-Universität zu Berlin, UK Personalia H 182, Band III, Blatt 89.

39 Sie hatte am 16.03 1944 Dr. Walter Artelt, außerplanmäßiger Professor für Geschichte der Medizin an der Universität Frankfurt/Main, geheiratet.

die oben zitierten besonderen Umstände bei der Erteilung der Dozentur und die daraus resultierende Verzögerung und konstatiert: *„So erwuchs Frau Heischkel gegenüber den gleichzeitig mit ihr habilitierten männlichen Kollegen, die schon seit einiger Zeit Professoren sind, ohne jegliches Verschulden ihrerseits, eine Verzögerung, die man vielleicht durch Beschleunigung des jetzigen Verfahrens gerechterweise etwas ausgleichen könnte.“*[40]

Auch andere an der Berliner Universität im NS-Staat habilitierten Medizinerinnen hatten z. T. erhebliche Schwierigkeiten, angemessene Beschäftigungspositionen an der Medizinischen Fakultät zu erhalten. Besonders deutlich wird dies am Beispiel von Else Knake, die hier 1940 in Experimenteller Pathologie habilitierte. Bereits seit Ende der zwanziger Jahre promoviert, gehörte die Medizinerin Knake offensichtlich zu jenen Wissenschaftlerinnen, die im NS einige Jahre auf die Möglichkeit zur Habilitation warten mussten. Folgt man den Angaben in ihrer Personalakte, so hat sie ihre Habilitationsschrift wahrscheinlich 1937 begonnen, d.h. in jenem Jahr, als an der Berliner Universität die erste Wissenschaftlerin im NS-Staat den Dr. habil. erhielt. Durchaus möglich, dass es erst dieses Signal brauchte, damit sie überhaupt diese Möglichkeit für sich in Betracht ziehen konnte. Zum Zeitpunkt ihrer Habilitation war Knake jedoch nicht nur seit über einem Jahrzehnt promoviert, sie war zudem seit 1935 amtierende Leiterin der Abteilung für experimentelle Zellforschung am Pathologischen Institut der Universität Berlin.[41] Allerdings hatte sie die Universität offensichtlich die ganzen Jahre in einer Übergangsposition gelassen und alle Anträge, sie endgültig zur Leiterin der betreffenden Abteilung zu machen, abgelehnt. Zudem zog sich nach ihrer Habilitation die Ernennung zur Dozentin einige Zeit hin. Offenbar hatte ein Kollege aus der Dozentenschaft Vorbehalte geäußert; der Dozentenführer hatte im März 1940 jedoch gegen die Erteilung der Dozentur *„trotz des geringen politischen Einsatzes“* von Knake keine Einwände erhoben.[42] Bei der Stellungnahme zur Zulassung Knakes zur Habilitation war von dieser Seite angemerkt worden, *„daß K. keinerlei politischen Einsatz zeigt“*[43] – trotzdem hatte man auch hier keine Einwände erhoben. Politischer Einsatz war, dies macht das Beispiel Knake klar, insbesondere für eine Habilitation an der Universität Berlin in dieser Zeit nicht zwingend notwendig. Es hätte aber wahrscheinlich helfen können, die Erteilung der Dozentur zu beschleunigen.

Else Knake gab sich mit ihrer Platzierung an der Universität nicht zufrieden. Im Juni 1941 informierte ihr damaliger Vorgesetzter am Pathologischen Institut den Dekan der Medizinischen Fakultät darüber, dass Knake beabsichtige, *„in die Industrie zu gehen“*, da alle von ihm seit 1936 eingereichten Gesuche, sie zur Abteilungsleiterin zu ernennen und ihr eine Oberarztstelle mit entsprechender Bezahlung zu verleihen, abschlägig beschieden wurden. Nur wegen des derzeitigen Assistenten-

40 Schreiben Diepgens an den Dekan der Medizinischen Fakultät der Berliner Universität vom 17. Oktober 1944. Universitätsarchiv der Humboldt-Universität zu Berlin, UK Personalia H 182, Band I, Blatt 49. Ob diesem Antrag dann in der NS-Zeit noch stattgegeben wurde, vermag ich nicht zu sagen.

41 Sie war damit die Nachfolgerin von Rhoda Erdmann. Die 1920 an der Friedrich-Wilhelms-Universität Berlin habilitierte Rhoda Erdmann war bald nach der Machtübernahme der Nationalsozialisten aus politischen Gründen verhaftet worden. Sie blieb nicht länger in Haft, doch sie wurde nach dem *„Gesetz zur Wiederherstellung des Berufsbeamtentums“* entlassen bzw. in den Ruhestand versetzt. Es wurde ihr prinzipiell untersagt, Vorlesungen an der Universität zu halten; die Lehrbefugnis wurde ihr entzogen. Rhoda Erdmann starb, sicherlich auch geschwächt durch diese Erfahrungen, im Jahr 1934. Ihre Wissenschaftskarriere und auch ihr Leben wurden von den Nationalsozialisten zerstört und beendet.

42 Universitätsarchiv der Humboldt-Universität zu Berlin, Personalakten – nach 1945 – K 277, Band III, Blatt 8.

43 Universitätsarchiv der Humboldt-Universität zu Berlin, Personalakten – nach 1945 – K 277, Band II, Blatt 8.

mangels würde Knake ihm zuliebe überhaupt noch bis zur Rückkehr eines erkrankten Assistenten mit dem Entlassungsgesuch warten. Da auch die Zulassung zur Dozentur noch immer nicht erfolgt sei, werde es ihm nicht mehr möglich sein, sie länger *„als bis zu Kriegsende"* zu halten. Seien doch Knakes Wünsche, *„in ihrem Alter und nach ihrer Leistung wirtschaftlich nicht mehr auf das Gehalt eines einfachen Assistenten angewiesen"* und auch nicht von der Dozentur ausgeschlossen zu bleiben, *„gewiss berechtigt"*.[44]

Doch auch diese erneute Intervention ihres Vorgesetzten Rössle führte nicht zu den gewünschten Ergebnissen. Zwar erhielt Else Knake schließlich im August 1941 die Dozentur, doch weitere Verbesserungen bleiben aus. Und dies, obwohl Rössle in dem oben zitierten Schreiben ausdrücklich erklärt hatte, dass er *„nicht die Verantwortung dafür übernehmen möchte, dass dieses blühende kleine Institut, welches sie in vorzüglicher Weise geleitet hat, eingehen wird, denn an eine Nachfolge ist unter den gegenwärtigen Umständen überhaupt nicht zu denken"*[45]. Else Knake zog die Konsequenzen und kündigte im Oktober 1942 ihre Stelle am Institut zum April 1943. In einem Brief an Rössle schrieb sie: *„Wie ich Ihnen früher schon sagte, kann mich diese Stellung weder wirtschaftlich noch in ihrem sonstigen äusseren Rahmen auf die Dauer befriedigen"*. Da die vorgesetzte Behörde ihre Anträge auf entsprechende Verbesserung trotz seiner warmen Unterstützung nicht berücksichtigt habe, hätte sie sich um eine geeignetere Stelle bemüht und diese am Kaiser-Wilhelm-Institut (KWI) für Biochemie gefunden. Hier habe man ihr die Leitung der Abteilung für Gewebezüchtung übertragen.[46] Daraufhin betätigte sich Rössle erneut als Unterstützer Knakes und bat den Dekan der Medizinischen Fakultät, ihr bei der Übernahme der Stellung am KWI kein Hindernis in den Weg zu legen, weil sie in der Tat die bisher *„mit grosser Ausdauer und Geduld ertragene, wirtschaftlich für sie ganz unzulängliche Bezahlung als Assistentin"* auf Dauer nicht tragen könne. Gleichzeitig bat er darum, die Abteilung stilllegen zu dürfen.[47] Knake ging daraufhin 1943 ans KWI, blieb aber Dozentin der Universität Berlin.

Auch Ruth Lohmann, die wie Edith Heischkel 1938 an der Berliner Universität habilitierte, gehörte zu jenen Medizinerinnen, die nach ihrer Habilitation erst einmal keine weitere Wissenschaftskarriere an der Universität Berlin machten. Anders als Else Knake schied sie jedoch fast unmittelbar nach der Verleihung des Dr. habil. aus der Fakultät aus und ließ sich als Ärztin nieder.[48] Obwohl sie fast acht Jahre lang als wissenschaftliche Mitarbeiterin und Assistentin bei Prof. v. Bergmann an der II. Medizinischen Klinik der Charité gearbeitet hatte, sah sie offenbar an der Universität bis auf weiteres keine Zukunft für sich.

44 Brief Rössles an den Dekan der Medizinischen Fakultät der Universität Berlin vom 28. Juni 1941. Universitätsarchiv der Humboldt-Universität zu Berlin, Personalakten – nach 1945 – K 277, Band III, Blatt 46/47.

45 Brief Rössles an den Dekan der Medizinischen Fakultät der Universität Berlin vom 28. Juni 1941. Universitätsarchiv der Humboldt-Universität zu Berlin, Personalakten – nach 1945 – K 277, Band III, Blatt 47.

46 Brief Else Knakes an den Direktor des Pathologischen Instituts der Universität Berlin, Prof. Rössle, vom 19. Oktober 1942. Universitätsarchiv der Humboldt-Universität zu Berlin, Personalakten – nach 1945 – K 277, Band III, Blatt 50.

47 Brief Rössles an den Dekan der Medizinischen Fakultät der Universität Berlin vom 21. Oktober 1942. Universitätsarchiv der Humboldt-Universität zu Berlin, Personalakten – nach 1945 – K 277, Band III, Blatt 51.

48 Diese Angaben nach ihrer Personalakte. Universitätsarchiv der Humboldt-Universität zu Berlin, UK Personalia L 265.

## Neue Chancen? Die Nachkriegszeit

Dies änderte sich jedoch in der Nachkriegszeit. Bereits im Juni 1945 wandte sich Ruth Lohmann an den Dekan der Medizinischen Fakultät der Universität Berlin, um hier eine Dozentur zu erhalten. Im NS-Staat, teilte Lohmann dem Dekan in ihrem Brief mit, habe sie diese nicht angestrebt, *„weil ich bei meiner politischen Einstellung das für unaufrichtig gehalten hätte; ich bin nie Antisemit gewesen und habe der ganzen Entwicklung des dritten Reichs ablehnend gegenübergestanden.“* Nun aber liege ihr daran, die Dozentur zu erhalten, da sie die Berechtigung anstrebe, Vorlesungen zu halten und in der Universität wissenschaftlich zu arbeiten.[49] Unterstützung bekam sie bei diesem Unterfangen durch ihren ehemaligen Chef v. Bergmann. In einer Stellungnahme an den Dekan der Medizinischen Fakultät gab er an, selten eine Ärztin kennen gelernt zu haben, die nicht nur so klug, sondern auch scharf und kritisch denkend von wissenschaftlichem Geist beseelt sei wie Lohmann.[50] Er habe es sehr bedauert, dass sie damals die Klinik verlassen habe, doch ihre *„Ablehnung der an den Hochschulen immer stärker hervortretenden nationalsozialistischen Richtung“* hätte es ihr damals unmöglich gemacht zu bleiben. V. Bergmann unterstützte Lohmanns Antrag *„aufs wärmste“* und plädierte dafür, *„dass sie ohne weitere Formalitäten den Dozenten jetzt erhält, da der politische Konflikt für sie nicht mehr besteht, sie ist keine Jüdin“*.[51] Die Medizinische Fakultät gab dem Antrag Lohmanns daraufhin umgehend statt, der Dekan erteilte ihr Juli 1945 die venia legendi für das Fach der Inneren Medizin an der Friedrich-Wilhelms-Universität Berlin.

Und Ruth Lohmann war nicht die einzige im NS-Staat habilitierte Medizinerin, die in der Nachkriegszeit an die Berliner Universität zurückkehrte. Else Knake etwa wurde hier im Januar 1946 Professorin mit vollem Lehrauftrag – und noch im gleichen Jahr für kurze Zeit kommissarische Dekanin, dann Prodekanin der Medizinischen Fakultät der Berliner Universität. Es war, wie die Zeitschrift „Sie“ feststellte, *„das erste mal in der fast sechshundertjährigen geschichte der deutschen hochschulen überhaupt, daß eine frau mit der verantwortlichen leitung einer fakultät betraut wurde“*.[52] Allerdings sollte sie nicht lange in dieser Position bleiben, vielmehr wurde sie bereits Anfang Februar 1947, nachdem sie in einem Tagesspiegel-Interview ihr Verständnis für die gegen die Politik der Universitätsleitung und der Zentralverwaltung für Volksbildung in der SBZ protestierenden Studierenden der Berliner Universität geäußert hatte, ihres Amtes als Prodekanin enthoben.[53] Knake verließ die Universität Berlin ein zweites Mal und beteiligte sich an der Gründung der Freien Universität 1948 im Westteil Berlins, an der sie dann auch als Professorin tätig war.

Aber auch Medizinerinnen, die nach der Habilitation an der Universität Berlin verblieben waren, boten sich hier in der Nachkriegszeit neue Karrierechancen. Auguste Hoffmann, 1938 an der Berliner Medizini-

49 Schreiben Ruth Lohmanns an den Dekan der Medizinischen Fakultät der Berliner Universität vom 20. Juni 1945. Universitätsarchiv der Humboldt-Universität zu Berlin, UK Personalia L 265, Blatt 22.

50 Ob dieses Lob bewusst so formuliert wurde, dass es gleichzeitig auch einen geschlechtsdiskriminierenden Rückschluss erlaubte – selten eine Ärztin, die ... – sei hier dahingestellt.

51 Eine gelinde gesagt schwierige Formulierung. Schreiben v. Bergmann an den Dekan der Medizinischen Fakultät der Berliner Universität vom 23. Juni 1945. Universitätsarchiv der Humboldt-Universität zu Berlin, UK Personalia L 265, Blatt 24.
Ob die Ablehnung des NS-Staates durch Lohmann damals tatsächlich der vordringliche und ausschlaggebende Grund für das Verlassen der Hochschule war, vermag ich auf Basis der mir vorliegenden Quellen nicht abschließend zu entscheiden. Die Angaben Lohmanns und v. Bergmanns hinsichtlich ihrer politischen Einstellung im und zum NS-Staat müssen hier auch im Kontext der Nachkriegszeit gelesen werden, Zuspitzungen und Überkonturierungen der ablehnenden Haltung finden sich in den meisten Anträgen und Stellungnahmen dieser Zeit. Oder auch schlichtweg komplett falsche Darstellungen (so stand laut Eigenangaben der größte Teil der an den Hochschulen Lehrenden dem Nationalsozialismus zumindest kritisch gegenüber), was bei Lohmann aber nicht der Fall zu sein scheint.

52 Vgl. Archiv HUB, Personalakten – nach 1945 – K 277, Band III, Blatt 65.

53 In der Presse wurde daraufhin gar von dem „Fall Knake“ gesprochen.

schen Fakultät habilitiert, wurde hier 1946 zur Professorin mit vollem Lehrauftrag für Sportmedizin ernannt. Nach Querelen und einem kurzen Intermezzo an der Universität Greifswald kehrt sie 1948 nach Berlin zurück. Bis 1951 war sie Abteilungsleiterin des Anatomischen und Anatomisch-Biologischen Instituts der Universität Berlin (seit 1949 Humboldt-Universität zu Berlin). Doch auch sie ging – wie Knake vor ihr – schließlich an die Freie Universität Berlin. Ähnliches gilt für die 1940 ebenfalls in Berlin habilitierte Elisabeth Nau. Auch sie erhielt 1946 die Ernennung zur Professorin, zunächst allerdings noch nicht mit vollem Lehrauftrag, dies erfolgte erst 1938. Und auch sie wurde Leiterin einer Abteilung – der forensisch-psychiatrischen. Allein, auch diese Medizinerin konnte die Humboldt-Universität nicht halten, sie folgte ihren Kolleginnen Knake und Nau an die Freie Universität Berlin.[54]

An der (späteren) Humboldt-Universität zeigte man sich offensichtlich geneigt, auch einigen Wissenschaftlerinnen ihrer Qualifikation angemessenere Karrieremöglichkeiten einzuräumen. Insbesondere die politisch Zuständigen in der SBZ standen einer stärkeren Teilhabe von Frauen hier nicht ablehnend gegenüber, fanden diese zumindest prinzipiell gar förderungswürdig. Ob die genannten Medizinerinnen (wie auch Wissenschaftlerinnen anderer Disziplinen) in den Jahren 1945 folgende aber die gleichen Karrieremöglichkeiten erhalten hätten, wenn nicht ein erheblicher Mangel an Dozenten – und insbesondere an solchen, die als nicht (zu stark) politisch belastet galten – existiert hätte, ist dennoch fraglich. Dies gilt umso mehr für andere Universitäten. Eine gleichberechtigte Teilhabe zeichnete sich keineswegs ab.

Und es darf nicht vergessen werden, dass diese Aufstiegs- bzw. Wiedereinstiegsmöglichkeiten nur einem Teil der bisher habilitierten Wissenschaftlerinnen zur Verfügung standen und zudem offenbar vor allem von jenen genutzt wurden, die im NS-Staat in Deutschland geblieben waren. Die im NS-Staat aufgrund ihrer jüdischen Herkunft und/oder oppositionellen politischen Einstellung von den Universitäten vertriebenen Wissenschaftlerinnen waren vielfach in die Emigration gegangen und kehrten nicht zurück. Oder hatten gar die NS-Zeit nicht überlebt. Der Zäsur des Jahre 1933 hatte hier einschneidende und in ihrer Langzeitwirkung gar nicht zu überschätzende Auswirkungen. Dies gilt auch und insbesondere für die Medizin.

54 Edith Heischkel-Artelt war die einzige der fünf hier im NS-Staat habilitierten Medizinerinnen, die in der Nachkriegszeit nicht an der Universität Berlin/Humboldt-Universität tätig war. Sie ging an die Universität Mainz.

*ELISABETH MIXA*

# KARRIEREN UND BARRIEREN. MEDIZINERINNEN IM WISSENSCHAFTSBETRIEB

Der vorliegende Beitrag beschäftigt sich mit der aktuellen beruflichen Situation von Ärztinnen im Wissenschaftsbetrieb, konkret mit Karrierebarrieren im Berufsfeld Medizin. Es werden Ergebnisse und Thesen einer quantitativen sozialwissenschaftlichen Studie, welche in der zweiten Hälfte der 90er Jahre des 20. Jhdts. an der Wiener Medizinischen Fakultät durchgeführt wurde, zusammenfassend dargestellt.[1]

Zu Beginn soll zunächst aber die Frage nach den akademischen Karrieren von Medizinerinnen in einen historisch-soziologischen Kontext eingebunden werden. Was ist das Spezifische der ärztlichen Profession im Vergleich zu anderen akademischen oder nicht akademischen Berufen? Welche historisch gewachsene Bedeutung kommt dieser zu? Diese Kontextualisierung ist insofern von Bedeutung als in der Spezifik des Professionalisierungsprozesses und der Eigenheit der ärztlichen Profession bereits eine Antwort auf die Unterrepräsentanz von Ärztinnen zu finden ist.

## Professionalisierungsprozesse und *Profession*

Für die Etablierung der Ärzteschaft als Profession, die erst mit dem ausgehenden 19. Jahrhundert erfolgte, gab es verschiedene Voraussetzungen, deren wichtigste (neben Säkularisierung, Wissenschaftsentwicklung und Systemdifferenzierung) das wachsende staatliche Interesse an Gesundheit und Kontrolle der Bevölkerung war. Mit den Professionalisierungsbestrebungen der Ärzteschaft, einem z. Tl. sehr hart geführten Konkurrenzkampf gegen andere heilende Berufe, etablierte sich zugleich ein spezifisches Muster geschlechtlicher Arbeitsteilung: zwischen (männlicher) ärztlicher Profession und angrenzenden, subordinierten und kontrollierten (weiblichen) Berufen. Es ist dies eine hierarchische Struktur, welche die Arbeitsteilung zwischen den Geschlechtern grundlegend und für die weitere Entwicklung eines geschlechtersegregierten Arbeitsmarktes beispielgebend institutionalisiert hat und die im Gesundheitssektor heute nach wie vor bestimmend ist.[2]

So sind, mit Ausnahme der Ärzteschaft, der zweitgrößten Berufsgruppe – 1994 lag der Frauenanteil bei 33 % – bisher alle anderen Gesundheitsberufe so genannte Frauenberufe, allen voran die Krankenpflege.[3]

1 Die Studie wurde im Auftrag des Bundesministeriums für Wissenschaft und Forschung durchgeführt. Eine ausführliche Darstellung findet sich in Elisabeth MIXA, Zwischen den Sprossen. Aufstiegsbedingungen und Karrierebarrieren für Medizinerinnen im professionellen und universitären Feld (= Materialien zur Förderung von Frauen in der Wissenschaft 10, Bundesministerium für Wissenschaft und Verkehr, Wien 2000). Alle hier angeführten Zahlen und Ergebnisse beziehen sich auf diese Quelle.

2 Angelika WETTERER, Professionalisierung und Geschlechterhierarchie. Vom kollektiven Frauenausschluß zur Integration mit beschränkten Möglichkeiten. Wissenschaft ist Frauensache Band 3 (Kassel 1993).

3 Der Frauenanteil dieser größten Berufsgruppe lag vergleichsweise zum selben Zeitpunkt bei 90 %, ebenso hoch im medizinisch-technischen Dienst, Sanitätshilfsdienst: 70 % Frauenanteil.

Was ist nun aber unter *Profession* im soziologischen Sinne zu verstehen?

Die ärztliche Profession ist zentrales Thema zahlreicher soziologischer Analysen und Theorien.[4] Der klassische Professionsbegriff als Idealtypus wurde in der funktionalistischen Soziologie der 30er Jahre des 20. Jahrhunderts entwickelt. Eine Neudefinition findet sich speziell in den anglo-amerikanischen macht- und konflikttheoretischen Ansätzen von Eliot Freidson[5], die sich vor allem in ihrer Historisierung und (gesellschaftlichen) Kontextualisierung deutlich vom starren, legitimatorischen Idealtypus, der Profession mit Allgemeinwohl identifiziert, absetzen. Professionen sind eine besondere Klasse von Berufen mit spezifischen Merkmalen. Es handelt sich dabei um hochqualifizierte Berufe, akademische ExpertInnenberufe im tertiären Sektor des Arbeitsmarktes. Sie bezeichnen eine spezielle Form von Arbeitsorganisation. Professionen sind ein Produkt der zentralsten Entwicklungen der Moderne. Professionalisierung hat/te konkrete Voraussetzungen und ihre Existenz ist mit spezifischen Folgen verknüpft. Nach Freidson zeichnen sich Professionen durch folgende zentrale Charakteristika aus[6]:

1. Professionen verfügen über besondere Qualifikationen, die auf wissenschaftlich erzeugtem Wissen beruhen. Üblicherweise werden dieses in Form langjähriger Ausbildung an universitären Institutionen weitergegeben, wobei Professionen die Ausbildung in hohem Maße selbst kontrollieren; sie verfügen somit über eine hohe Selektions- und Definitionsmacht.
2. Sie haben beträchtliche Autonomie bei der Festlegung ihres Arbeitsinhalts und bei der Organisation ihrer Arbeit. Dies äußert sich insbesondere in der Freiheit von äußerer, fachfremder Kontrolle bzw. durch ein System kollegialer Kontrolle und in der internen Festlegung der Standards, die zur Beurteilung der Arbeit herangezogen werden. Die Autonomie bezieht sich auf die Autonomie gegenüber staatlichen Instanzen und beschäftigenden Organisationen ebenso wie auf die Unabhängigkeit professionellen Handelns von der Beurteilung durch KlientInnen.
3. Sie besitzen ein Monopol über ihren Arbeitsbereich, das vom Staat gesetzlich abgesichert ist. Bestimmte Tätigkeiten sind alleine der Profession vorbehalten (z. B. Diagnostik, Krankschreibung). Voraussetzung dafür sind staatliche Zertifikate auf der Basis einer Hochschulausbildung. Verbunden damit sind auch Sanktionen für Nicht-Berechtigte.
4. Sie entwickeln einen ethischen Code, in dem die Orientierung am KlientInnenwohl ganz oben steht. Professionen sind dem Gemeinwohl stärker verpflichtet. Dieser Aspekt dient gleichzeitig der Legitimation ärztlichen Handelns.

4 WETTERER, Professionalisierung (Anm. 2); Rudolf FORSTER, Psychiatriereform zwischen Medikalisierung und Gemeindeorientierung, Eine kritische Bilanz (Opladen,1997).

5 Eliot FREIDSON, Profession of Medicine: A Study of the Sociology of Applied Knowledge. (New York, 1970) (Deutsch: Der Ärztestand. Berufs- und wissenschaftssoziologische Durchleuchtung einer Profession, Stuttgart, 1979).

6 FREIDSON, Profession (Anm. 5):

Die Ärzteschaft gilt als *die* klassische Profession, wobei Geschlechtersegregation und Professionalisierung eng verschränkt erscheinen. Die Bedeutung derselben – speziell auch ihre Wirkungen auf Geschlechterverhältnisse und das weibliche Geschlecht – fasst Bourdieu folgendermaßen zusammen: *„Dieser* [der Medizin] *obliegt neben der praktischen Umsetzung der Wissenschaft auch die Durchsetzung einer Ordnung, der ärztlichen Standesordnung, das heißt gleichermaßen einer Moral, einer Lebensweise und eines Lebensmodells (das hat die Debatte, um die Abtreibung hinlänglich gezeigt) – und zwar Durchsetzung im Namen einer nicht alleine wissenschaftlichen Autorität, sondern einer Autorität von „Kapazitäten", von „Notabelen", die aufgrund ihrer Stellung und ihrer Einstellung prädestiniert sind für die Bestimmung dessen, was richtig und gut ist..."*[7]

## Die Folgen der Professionalisierung

Für die Professionsangehörigen selbst ergibt sich eine vergleichsweise äußerst privilegierte Stellung. Die Auswirkungen dieser Begleiterscheinungen der Professionalisierung auf andere Berufsgruppen, Klientel und Gesellschaft, die speziell mit dem staatlich gesicherten Monopol und/oder der Gesundheitsindustrie in Verbindung stehen, sind u. a. folgende:

- Dominanz über andere Berufsgruppen (Hilfsberufe), Begrenzung konkurrierender Berufe, Ausgrenzung (Illegalität, Kurpfuscherei) oder Usurpation.
- Dominanz über das Klientel (Machtdifferenz steht einer effektiven Kommunikation im Wege, passive Rolle, Bewertungskriterium als Laie).
- Dominanz über gesundheitspolitische Prioritäten, Ressourcenverteilungen und Methoden.
- Und schließlich, mit Bourdieu angesprochen, ein bedeutender Einfluss auf Wertvorstellungen, Verständnis und Bilder von dem, was beispielsweise Körper oder Leben ist.

Die Ärzteschaft ist zur einflussreichsten Gruppe in allen Fragen geworden, die mit Gesundheit zu tun hat; legitimiert durch besondere Expertise und PatientInnenwohl.

In modernen Gesundheitssystemen dominieren bestimmte Bereiche, die besonders vorangetrieben werden: technische Leistungen, diagnostische und kurative Interventionen gegenüber akuten Krankheiten, stationär erbrachte Leistungen. Entsprechend unterentwickelt sind präventive Leistungen und die Versorgung bestimmter PatientInnengruppen, beispielsweise psychisch Kranker, Menschen mit Behinderungen oder alter Menschen.

7 Pierre BOURDIEU, Homo Academicus (Frankfurt am Main 1992) 103.

Die zentrale Bedeutung, die der Medizin und der Gesundheit in unserer Gesellschaft zukommt, zeigt sich nicht zuletzt auch im Wachstum des Gesundheitssektors, und da wieder im starken Wachstum der Ärzteschaft: Insgesamt wuchs der Sektor zwischen 1980 und 1990 um 74 %. Der Anteil der Frauenarbeitsplätze stieg um 20 %.

Die stärksten Zuwächse waren in der ÄrztInnenschaft zu verzeichnen: Innerhalb von 10 Jahren (von 1983 auf 1994) gab es eine Steigerung von 48 % (um fast 10.000).

Neben dem quantitativen Wachstum der Profession, das mit den 70er Jahren des 20. Jhdts. einsetzte, ist auch eine enorme Spezialisierung zu verzeichnen.[8]

Diese Expansion hat auch zu gegenläufigen Tendenzen, die unter dem Schlagwort „Krise der Medizin" diskutiert werden, geführt: Die enorme Kostenexplosion, die Zunahme technikintensiver und patientenferner Tätigkeiten sowie ethische Diskussionen. Die Krise äußert sich auch darin, dass mit den dominierenden Wissens- und Interventionsformen aktuellen Wandlungen – wie beispielsweise einem sich verändernden Krankheitsspektrum (z. B. der hohe Anteil an chronischen Erkrankungen), den demographischen Entwicklungen (längere Lebensdauer und der hohe Anteil älterer Menschen) oder der Erosion von traditionellen Hilfsstrukturen (z. B. Zerfall sozialer Netzwerke) – nicht beizukommen ist. Diese Phänomene werden in der Theorie unter dem Titel *Deprofessionalisierung* diskutiert. Sie beschreiben das so entstandene Vakuum, in das zunehmend andere Berufe vorzudringen beginnen – wie beispielsweise die Psychotherapie.[9] In manchen Diskussionen wird der Prestigeverlust bestimmter Teilbereiche bezeichnenderweise mit der wachsenden Frauenbeteiligung im Studium in Verbindung gebracht.

## Geschlechtsspezifische Segregationsmuster im Berufsfeld Medizin

Heute ist die überwiegende Mehrheit der Medizinstudierenden weiblichen Geschlechts. Ende der 70er Jahre des 20. Jhdts. begannen erstmals genauso viele Männer wie Frauen ein Medizinstudium. Im Moment beträgt der Anteil der Frauen unter den Erstinskribierenden für Medizin rund zwei Drittel. Eine Tatsache, die sich allerdings nicht auf ihre Repräsentanz in Forschung, Lehre oder Führungspositionen niederschlägt. Der Anteil der Ärztinnen in Spitzenpositionen ist in den vergangenen Jahren nur minimal gestiegen und liegt bei etwa 15 Prozent. In den zentralen Machtpositionen des Sektors Medizin sind Frauen nach wie vor eine Seltenheit.

Hintergrund für die enormen Zuwächse unter den Studierenden bilden wesentliche Veränderungen der allgemeinen Rahmenbedingungen, die

8 Zu nennen sind der Zuwachs und die Aufwertung der Fachärzteschaft gegenüber der Allgemeinmedizin sowie die deutliche Erweiterung des Facharztspektrums (aktuell 44 Sonderfächer, mit weiteren spezialisierten Teilfächern).

9 Der erfahrene punktuelle Prestigeverlust äußert sich beispielsweise in der sich u. a. verdichtenden Diskussion über Kunstfehlerskandale.

den Zugang zu den Universitäten und deren Studienrichtungen regelten. Als bedeutungsvoll haben sich in diesem Zusammenhang insbesondere folgende Änderungen erwiesen:

Der offene Hochschulzugang und die Abschaffung der Studientaxen, die Anfang der 70er Jahre des 20. Jhdts. in Kraft traten. Diese kamen vor allem unterprivilegierten Gruppen, und hier wiederum speziell den Frauen zu gute. Ab diesem Zeitpunkt zeigten die Frauenanteile unter den Studierenden in den Hochschulstatistiken eine steigende Tendenz.[10]

Die maßgeblichste Veränderung fand jedoch in den 80er/90er Jahren des 20. Jhdts. durch die gesetzlichen Maßnahmen und die Beseitigung von offenen Hindernissen durch die Gleichbehandlungspolitik (1992) statt.

Diese Veränderungen stellen zwar eine Verbesserung der Rahmenbedingungen dar, bzw. sollten es. Statistiken und die Debatten um subtile Marginalisierungsprozesse in der Forschung zeigen allerdings, dass sich die Situation der Frauen in der Wissenschaft damit nicht wesentlich verbessert hat.

Vorliegende Untersuchung bietet u.a. eine intraprofessionelle Analyse der Geschlechterverteilungen in der ärztlichen Profession sowie Fragen zum Zustandekommen dieser Verteilungen, da akademische Karrieren nicht losgelöst vom gesamten Berufsfeld betrachtet werden können. Gerade in der Medizin kommt der Frage der Ausbildung, die nicht nur die lange Studienzeit, sondern auch die Ärzteausbildung umfasst, eine besonders hohe, berufssozialisierende Bedeutung zu.[11]

Die Datenanalysen zeigen, dass das Berufsfeld durch eine starke Segregation gekennzeichnet ist. Bestimmend ist eine Zunahme hierarchischer Arbeitsteilung vor dem Hintergrund zunehmender Spezialisierung und steigendem Wachstums. Ausgehend von einer stark gestiegenen Frauenbeteiligung im Studium, also eines Zustroms an Frauen in die Profession, betrug der Ärztinnenanteil österreichweit 33 Prozent und ist damit innerhalb von 10 Jahren um insgesamt 7 Prozent gestiegen. Neben deutlichen regionalen Unterschieden sind innerhalb der einzelnen Tätigkeitsfelder sehr unterschiedliche Frauenbeteiligungen und Steigerungsraten zu verzeichnen. Während der Frauenanteil in der Allgemeinmedizin in diesem Zeitraum um 10 Prozent (auf 35 Prozent) stieg, erhöhte sich die Frauenquote unter den Fachärzten lediglich um 3,5 Prozent (auf 26 Prozent). Parallel dazu fand jedoch, wie bereits erwähnt, eine Aufwertung der Fachärzteschaft und einer Abwertung der Allgemeinmedizin statt. Es kann also von einer erneuten Verstärkung der geschlechtsspezifischen Arbeitsteilung und Hierarchisierung ausgegangen werden. Weitere Hinweise dafür finden sich in folgenden Tatsachen:

10 Mit der im Wintersemester 2001 durchgeführten Einführung der Studiengebühren ist eine dieser Errungenschaften allerdings bereits wieder gefallen.

11 Der medizinischen Fakultät obliegt neben vielen anderen Tätigkeitsbereichen, auch die Ausbildung zur Fachärztin/ zum Facharzt.

- Die Frauenanteile innerhalb der höheren Positionen haben sich kaum verändert und
- die Frauenanteile zwischen den Sonderfächern differieren enorm.

Die Spannbreite der Fachärztinnenquoten liegt zwischen 2,7 Prozent im Fach Neurochirurgie und 75 Prozent im Fach medizinische Biologie. In der nachfolgenden Tabelle werden Fächer mit einem überdurchschnittlichen und mit einem unterdurchschnittlich Frauenanteil aufgelistet (der durchschnittliche Frauenanteil lag in Österreich 1995 bei 26 %) :

| Überdurchschnittlicher Frauenanteil | | Unterdurchschnittlicher Frauenanteil | |
|---|---|---|---|
| Fach | Anteil in % | Fach | Anteil in % |
| Medizinische Biologie | 75 | Innere Medizin | 18 |
| Nuklearmedizin | 71 | Frauenheilkunde | 16 |
| Blutgruppenserologie Transfusionsmedizin | 63 | Hals-, Nasen-, Ohrenkrankheiten | 12 |
| Physikalische Medizin | 54,9 | Pharmakologie | 11 |
| Immunologie | 50 | Gerichtsmedizin | 8 |
| Kinder- und Jugendheilkunde | 43 | Allgemeine Chirurgie | 8 |
| Anästhesie | 42 | Anatomie | 6,3 |
| Dermatologie | 37 | Orthopädie | 6 |
| Psychiatrie | 35 | Urologie | 4 |
| Neurologie | 32 | Neuro- und Unfallchirurgie | 3 |
| Augenheilkunde | 32 | | |

Ein ähnliches, jedoch noch stärker segregiertes Bild zeigte sich an der medizinischen Fakultät der Universität Wien. Dort lag 1995 der durchschnittliche Fachärztinnenanteil bei 21,3 Prozent und somit deutlich unter dem wienweiten Vergleichswert von 33 Prozent. Ein besonders auffälliges Beispiel: die extrem niedrigen Fachärztinnenanteile in der Frauenheilkunde, insgesamt liegt dieser bei 6 Prozent (in Wien lag er bei 21 %).

## Erklärungen für die aufgefundenen Unterrepräsentanzen der Frauen

Welche Erklärungen lassen sich für diese deutlich unterschiedlichen Verteilungen, speziell für die Unterrepräsentanz von Frauen finden? Die Wahl für ein bestimmtes Fach – so wie Berufswahl oder Karriereziel insgesamt – ist ein multifaktorielles Phänomen. Neben wie auch immer bedingten individuellen Vorlieben sind es Präferenzen, die sich aus der Geschlechtersozialisation ergeben. Mit diesem Umstand ließe sich eine bevorzugte Fächerwahl von Medizinerinnen für die Kinderheilkunde, die Psychiatrie oder die Rehabilitationsmedizin erklären.

Ein weiterer bedeutsamer Faktor ist die Frage der so gen. gesellschaftlichen Arbeitsteilung der Geschlechter, der nach wie vor existierenden Zuschreibung der Zuständigkeit der Frauen für Kinder, Haushalt, und

Reproduktion, woraus sich die viel diskutierte Problematik der Vereinbarkeit von Beruf und Familie ergibt. Und hier kommen die z. Tl. extrem hohen Arbeitszeiten im Arztberuf gleichsam verschärfend zum Tragen. Mit diesen beiden Aspekten ließe sich beispielsweise erklären, warum in Bereichen mit geregelteren Arbeitszeiten (z.B. Allgemeinmedizin) mehr Ärztinnen tätig sind, nicht aber, warum der Frauenanteil in der Gynäkologie so niedrig oder speziell jener in der Anästhesie (extreme Belastungen und problematische Arbeitszeiten) so hoch ist.

Die Ergebnisse der Befragung von Ärztinnen an der Wiener Medizinischen Fakultät weisen ganz deutlich darauf hin, dass innerhalb der Profession diskriminierende Mechanismen wirksam sind, die zu diesen Verteilungen führen.

Zunächst zeigte sich, dass nach Angaben der Ärztinnen wie Ärzte jene Fächer, in denen Frauen marginal bis schlecht vertreten sind, vor allem so gen. Kernfächer sind.[12] Diesen kommt in Studium und Ausbildung die zentralste Bedeutung zu und sie sind zugleich die Fächer, die nach den Bewertungen der befragten Ärztinnen wie Ärzte das höchste Prestige besitzen: allen voran die Chirurgie, die Frauenheilkunde, die Innere Medizin. Das weitgehende Fehlen von Medizinerinnen in diesen Fächern bedeutet zugleich, dass kaum weibliche Vorbilder während der Ausbildungszeit zu finden sind. Jene Fächer hingegen, die besonders häufig von den Frauen ausgewählt werden, wie Kinderheilkunde oder Psychiatrie und Anästhesie, genießen vergleichsweise wenig Prestige und bieten wenig Zusatzverdienstmöglichkeiten. Es besteht also ein deutlicher Zusammenhang zwischen Prestige und Frauenanteil.

Entgegen einer verbreiteten Alltagsthese, zeigt sich hier, dass es nicht die Problematik der Schwere der körperlichen Arbeit sein kann und auch nicht die Frage der Arbeitszeiten – dagegen sprechen die hohen Frauenanteile beispielsweise in der Anästhesie oder im Krankenpflegeberuf.

Weiteren Aufschluss geben die Ergebnisse zur Frage der Erklärungen der Ärztinnen für die Unterrepräsentanz z. B. in der Chirurgie. Hier finden sich folgende Hinweise auf offene Diskriminierungen:

- Die Vergabepraxis bei Ausbildungsstellen: 79 % der Ärztinnen (und immerhin 59 % der Ärzte) stimmten mit der Aussage überein, dass Frauen in diesen Fächern schwerer eine Stelle bekommen.
- Ver-/Behinderungen während der Ausbildung: Als weitere Erklärung für die Unterrepräsentanz in den Prestigefächern (Chirurgie, Innere Medizin, Gynäkologie) stellten 78,2 % der Medizinerinnen fest, dass es Frauen in diesen Fächern von Vorgesetzten und Kollegen schwer gemacht werde, wobei auch 42 % der Männer diese Einschätzung teilten.

12 Dies bedeutet zugleich, dass ein zentraler Reproduktionsmechanismus des Berufsfeldes, die Kontrolle über die Ausbildung, nahezu ausschließlich in Händen der Ärzte liegt.

- Unvereinbarkeit von Beruf und Familie: Interessanterweise wurde diese Erklärung von den Ärzten am häufigsten als Hinderungsgrund genannt. An dieser Stelle sind versteckte Diskriminierungen zu finden.

## Marginalisierungsprozesse im Wissenschaftsbetrieb

Zusätzlich zu den skizzierten, bereits während der Ausbildung wirksam werdenden Barrieren, sind unmittelbar innerhalb des akademischen Berufsfeldes Hürden vorhanden, die zur Selbst-/Marginalisierung beitragen.

## Ausübung informeller und wissenschaftsferner Tätigkeiten

Bezüglich der Aufgabenteilung (Lehre, Forschung, ärztliche Tätigkeit, Verwaltung) zeigt sich folgende Tendenz: Medizinerinnen spielen ihre Kollegen für Forschung und die Arbeit an ihrem Aufstieg frei und erhalten im Privatleben kaum Entlastungen.

Es fanden sich keine Unterschiede im Ausmaß der Arbeitszeit zwischen den Geschlechtern. Im Durchschnitt arbeiteten die Befragten 71 Stunden pro Woche, inklusive Nachtdienste. Sichtbare geschlechtsspezifische Unterschiede treten jedoch auf, wenn man analysierte, wofür diese Zeit verwendet wird: Ärztinnen üben weit häufiger informelle und wissenschaftsferne Tätigkeiten aus als ihre Kollegen. Sie sind stärker mit der Patientinnenversorgung befasst, während Ärzte mehr Zeit auf Forschung und Arbeit in Gremien verwenden. Annähernd die Hälfte der Ärztinnen gab an, häufig für Vorgesetzte oder Kollegen Arbeiten durchzuführen, bei den Männern war dies nur ein Fünftel.

## Schlechte Forschungsbedingungen und fehlende Mentoren

Auf der Ebene der unmittelbaren Forschungsbedingungen zeigen sich „behinderte Möglichkeiten“. Davon möchte ich zwei Tendenzen herausgreifen: die Nutzung der Forschungsressourcen und die Förderung bzw. Unterstützung durch Vorgesetzte oder Mentoren als zentrale Voraussetzungen für ein wissenschaftliches Fortkommen und eine erfolgreiche Habilitierung.

Die Nutzung struktureller und personeller Ressourcen betreffend fanden sich folgende Angaben: Rund die Hälfte (46 %) der Ärzte und nur ein Viertel der Ärztinnen gaben an, in der Regel personelle und strukturelle Ressourcen nutzen zu können. Mehr als ein Viertel der Frauen können diese überhaupt nicht nutzen, bei den Männern lag dieser Anteil bei acht Prozent.

## Fehlende Unterstützung bei der Habilitation

Dies beklagten annähernd die Hälfte der Ärztinnen, aber nur ein Viertel ihrer Kollegen: Haupthindernis für Start oder Fortkommen der Habilitation waren zunächst für beide Geschlechter gleichermaßen die allgemeinen beruflichen Belastungen. Allerdings fanden sich große Unterschiede bezüglich der Unterstützung bei der Habilitation durch Vorgesetzte.[13] Universitäre Strukturen und speziell das Habilitationsverfahren an der Medizin machen diese jedoch zentral für eine erfolgreiche Habilitierung. Die fehlende Unterstützung an der Klinik war der von Ärztinnen am zweithäufigsten genannte Hinderungsgrund. Fehlende private Unterstützung gaben Ärztinnen dreimal so häufig an als ihre Kollegen.

## Demoralisierungsprozesse, Anpassungs- bzw. Verhinderungsstrategien

Neben der sehr traditionellen Arbeitsteilung und den behinderten Forschungsmöglichkeiten können auch Prozesse ausgemacht werden, die maßgeblich daran beteiligt sind, dass Karriereverläufe von Medizinerinnen Selbst-/Ausschluss-Mechanismen aufzeigen. Es handelt sich dabei um Demoralisierungsprozesse, Anpassungs- bzw. Verhinderungsstrategien am Arbeits- bzw. Ausbildungsplatz.

Bereits im Studium lassen sich Demoralisierungsprozesse ausmachen. In diesem Zusammenhang kommt vor allem ein Spezifikum des Medizinstudiums zu tragen: die lange Studien- und Ausbildungszeit, die durch eine Vielzahl von Prüfungen, Bewertungen begleitet ist. Die Erfahrungen, die die Studierenden in dieser Zeit sammeln, beeinflussen maßgeblich die weiteren Berufs- bzw. Karriereentscheidungen. Entsprechende Studien zeigen, dass der Karrierewunsch bei Medizinstudentinnen mit fortschreitendem Studium sinkt, während er bei ihren Kollegen steigt. Äußern Frauen am Beginn des Studiums gleichermaßen eine Facharztausbildung anzustreben, geht ihr Anteil bis zum Ende des Studiums deutlich zurück.[14]

In eine ähnliche Richtung weisen die Ergebnisse der gegenständlichen Befragung: 40 Prozent der Medizinerinnen gaben an, schon im Studium vermittelt bekommen zu haben, dass bestimmte Fächer „nichts für Frauen sind", 20 Prozent der Männer teilten diese Beobachtung. So ist es auch nicht verwunderlich, dass es in bestimmten Fächern zu keinen oder nur wenigen Bewerbungen kommt. Im Vergleich zu der begrüßenswerten, gesetzlich verankerten Aufforderung an Frauen, sich zu bewerben, scheinen diese Demoralisierungsprozesse während des Studiums und der Ausbildung wirksamer.

Demoralisierungen, Anpassungsprozesse finden sich auch später im beruflichen Alltag:

13 In der Unterstützung durch Vorgesetzte ist weniger eine psychologische Komponente zu sehen, vielmehr ist diese der Systemlogik von Universitätslaufbahnen immanent. So gesehen stellt das Ausbleiben derselben eine zentrale Behinderung dar.

14 Monika SIEVERDING, Psychologische Barrieren in der beruflichen Entwicklung von Frauen. Das Beispiel der Medizinerinnen (Stuttgart 1990); Jürgen M. PELIKAN et al., Absolventinnen im reformierten Medizinstudium. Gesundheitsberufe3. LBI für Medizin- und Gesundheitssoziologie (Wien 1992).

- Medizinerinnen erhalten weniger Anerkennung für Forschungsarbeit von Vorgesetzten als ihre Kollegen (für Patientenversorgung steht das anders ...).
- Nicht selten werden Beiträge abgewertet.
- Sie sind einer stärkeren Konkurrenz und Intrigenspielen ausgesetzt.
- Ärztinnen erfahren Machtdemonstrationen und Einschüchterung sozusagen am eigenen Leib. Ein Viertel der Ärztinnen gab an, schon einmal von sexueller Belästigung am Arbeitsplatz betroffen gewesen zu sein, wobei – und das ist noch gravierender – die Belästigung weit überwiegend (73 %) von einer übergeordneten Person ausging.

Damit entsteht tendenziell ein Klima der Einschüchterung und Angst, das wiederum Anpassung, Resignation fördert oder den Ausstieg bewirkt.[15]

## Mehrfachbelastung durch Beruf und Familie

Außerhalb ihrer Arbeit, im Privatbereich erfahren Ärztinnen Mehrfachbelastung und wenig Unterstützung für ihren Beruf. Ärzte hingegen erfahren Entlastung und Unterstützung. Das bezieht sich auf Haushalt und Alltagsmanagement: annähernd drei Viertel der Ärztinnen sind hauptsächlich oder ganz dafür zuständig (Ärzte: nur ein Fünftel). Ähnliches bei der Kinderbetreuung: 66 Prozent der Ärztinnen aber nur 3 Prozent der Ärzte sind hauptsächlich für Kinder zuständig. Die Partner der Ärztinnen sind zu fast 90 % Vollzeit berufstätig, während fast die Hälfte der Partnerinnen der Ärzte (45 %) gar nicht oder nur teilweise einen Beruf ausüben. Fast doppelt so viele Ärzte (63 %) als Ärztinnen (33 %) sind verheiratet, der Anteil der Geschiedenen ist umgekehrt unter Ärztinnen doppelt so hoch. Die Hälfte der Ärzte sind Väter (56 %), aber nur knapp ein Drittel der Ärztinnen (32 %) haben Kinder.

## Curare – concurrere – curriculum/conclusio

Die Untersuchung zeigte, dass an allen Hürden in der akademischen Laufbahn zusätzliche Barrieren für Ärztinnen bestehen: Im Vorfeld ist es der Zugang zu den Facharztausbildungsstellen. Beim Einstieg erfahren sie weniger Förderung, müssen sich häufiger um eine Stelle bewerben und werden vermehrt für wissenschaftsferne Tätigkeiten herangezogen. Später erfolgen Behinderungen in den Forschungsmöglichkeiten und bei der Habilitation. Obwohl sie eine wissenschaftliche Laufbahn anstreben, gelingt Ärztinnen der Verbleib an der Fakultät weit seltener als ihren Kollegen. Jene Ärztinnen, welche die Hürde der Habilitation überwinden, befinden sich – und dafür zeugt die marginale Gruppe an Professorinnen der Medizin – gleichsam am Gipfel ihrer Karriere. Von allen diesen Barrieren sind Ärztinnen in Ausbildung stärker betroffen, was auch den selteneren Verbleib mit verursacht.

15 Die Austrittsrate der Ärztinnen an der medizinischen Fakultät ist deutlich höher als jene ihrer männlichen Kollegen.

Es existieren einerseits nach wie vor offene Diskriminierungen und Diskriminierungsversuche, andererseits gibt es eine Reihe subtil wirkender Marginalisierungsprozesse. Dabei lassen sich zwei zentrale Verdrängungsstrategien ausmachen:

- Die Unterlassung von Förderung, die jedoch in einem nach wie vor auf Mentorenschaft beruhenden System einer versteckten Diskriminierung von Frauen gleichkommt, sowie
- das Wirken unterschiedlicher Demoralisierungsprozesse, worunter Gegebenheiten wie fehlende Anerkennung, Abwertung, ständiger Kampf an mehreren Fronten bis hin zur sexuellen Belästigung zusammengefasst wurden. Dazu kommt die Problematik fehlender weiblicher Vorbilder und der schwachen bzw. kaum vorhandenen Netzwerke.

Die als Demoralisierungsstrategien bezeichneten Mechanismen begünstigen auch den Selbstausschluss und stellen einen zentralen Reproduktionsmechanismus im Berufsfeld dar.

Zudem existiert eine Reihe von Alltagsideologemen oder -mythen, die Hindernisse verschleiern und die vorherrschenden Verhältnisse reproduzieren: Es werden einzelne Vorzeige-/Ausnahmefrauen als Legitimation herangezogen – „die, die es ja geschafft haben", was impliziert, dass frau selbst schuld ist, wenn's nicht klappt. Zudem stellt die Problematik der Vereinbarkeit von Beruf und Familie, das „Damoklesschwert Kind", nicht nur eine reale Barriere, sondern ein Ausschlussargument per se dar.

Die These des „langsamen Nachholprozesses" bzw. der „fehlenden Qualifikation" von Frauen spielt immer noch eine Rolle, obwohl sie unhaltbar geworden ist, wie entsprechende Statistiken belegen.

Stereotypien, wie beispielsweise das Stigma der „Karrierefrau" – Männer gehen ihrer Berufung nach, Frauen wollen Karriere machen – fungieren als ausgrenzende Abwertungen und verstärken Konkurrenz und Intrigen, auch zwischen Frauen.

Nicht zuletzt wirkt die Geschichte der Professionalisierung in die Gegenwart. Damit verbunden sind traditionelle Geschlechterrollenbilder, eine entsprechende ‚Arbeitsteilung' und die Festschreibung des ‚männlichen Arztes und Spezialisten' als Norm.

Die hier skizzierten Ergebnisse gelten aber auch generell für Frauen in der Wissenschaft. Ärztinnen befinden sich in diesem Zusammenhang sogar in einer privilegierteren Situation als ihre Kolleginnen aus anderen Wissenschaftsdisziplinen, ein Effekt der eingangs dargestellten Merkmale und Folgen der Professionalisierung. Medizinerinnen kommen häufiger aus einem privilegierten Elternhaus; sie üben eine privilegierte Profession aus, die hohe gesellschaftliche Anerkennung, verbunden mit Gratifikationen, genießt; sie haben bessere Möglichkeiten zur Ausübung ihres Berufes auch außerhalb des Wissenschaftsbetriebes (z. B. Niederlassung) – um nur einige Unterschiede zu nennen.

Gerade diese Elite- und Machtposition ist aber auch gleichzeitig Ursache für den z. Tl. schärfer wirksamen Ausgrenzungsprozess, speziell im medizinischen Wissenschaftsbetrieb. Die Besonderheit zeigt sich in einem stark ausgeprägten hierarchischen System, in der „besonderen Arroganz der Macht", wie es in einem Interview pointiert wurde. Dies führt zu Schweigen, Angst, Unterordnung, Resignation und fördert die Reproduktion der Verhältnisse.

Ziel der gegenständlichen Studie war ein Aufbrechen dieses Schweigens um die Geschlechterverhältnisse innerhalb der Profession.[16] Um eine Basis für Veränderungsmaßnahmen zu schaffen, galt es, als Einzelschicksal erlebte Erfahrungen auf einer strukturellen Ebene sichtbar zu machen. Die Studie ist eine erste Grundlage und hat viele Fragen für Folgestudien aufgeworfen. Zugleich hat sie auch gezeigt, dass weitere Frauenfördermaßnahmen notwendig sind, diese alleine aber den aufgeworfenen Problemen nicht beikommen können. Dafür müssen Veränderungen auf unterschiedlichen Ebenen stattfinden. Diese müssen die inhaltlichen Bereiche von Forschung und Lehre, vor allen die Frauenforschungsförderung, genauso umfassen wie die Veränderung der Wissenschaftskultur. Ein Abbau von Hierarchisierungen, nicht nur innerhalb der Profession, sondern auch zwischen den Gesundheitsberufen und dem Klientel ist ebenso notwendig, wie beispielsweise die Zulassung und Aufwertung alternativen Wissens zur Schulmedizin oder die Etablierung von Wissensdiskursen aus anderen Disziplinen. Alleine durch Maßnahmen der Frauenförderung – so bedeutsam diese auch sind – können die hier aufgezeigten Mechanismen der Diskriminierungen und vorherrschenden Marginalisierungsprozesse nicht gestoppt und verändert werden.

Mit einem Beispiel über die Situation und Initiativen von Wissenschafterinnen des Massachusetts Institute of Technology (MIT) möchte ich diesen Beitrag schließen:

Im Jahre 1994 musste die Biologie-Professorin Nancy Hopkins, Mitarbeiterin des renommierten MIT, verärgert zur Kenntnis nehmen, dass ihr Antrag für zusätzlichen Laborraum abgelehnt worden war. Die Biologin maß die Laborräume von männlichen und weiblichen Wissenschaftlern in ihrer Abteilung nach und stellte fest: Männer hatten im Schnitt doppelt soviel Laborraum wie Frauen.

Sie kontaktierte ihre 15 Kolleginnen, die 7,2 Prozent der Kollegenschaft ausmachten – der Frauenanteil am MIT hatte sich in den vergan-

16 Auch scheint es „symptomatisch", dass bis zum Untersuchungszeitpunkt keine Studie existierte, die sich dieses Themas angenommen hat.

genen zehn Jahren auch kaum verändert – und begann mit ihnen einen Erfahrungsaustausch. Sie stieß auf vergleichbare Bedingungen, die das Fortkommen weiblicher Wissenschaftler behinderten, wie die im Rahmen der hier vorgestellten Untersuchung. Es stellte sich heraus, dass der beruflichen Unzufriedenheit, die jede der Frauen als persönliches Problem eingestuft hatte, ein System zugrunde lag. Diese führte dazu, dass die Frauen keine wichtigen und gehörfindenden Positionen einnahmen. Sie waren von wichtigen Angelegenheiten ausgeschlossen und an den Rand des Geschehens gedrängt. Mit zunehmendem Verlauf ihrer Karriere fanden sie ihre Tätigkeit schwieriger und weniger zufriedenstellend. Marginalisierung und Bedeutungslosigkeit machte sich breit. Wesentlich in diesem Zusammenhang war auch, dass jüngere Kolleginnen dies nicht so empfanden. Diese glaubten (noch) an ihre Karriere. Erst im Laufe der Jahre bekamen sie die wahren Machtverhältnisse zu spüren, häufig begleitet von der Erkenntnis, dass sie im Vergleich zu ihren männlichen Kollegen einen viel zu hohen persönlichen und beruflichen Preis bezahlt hatten.

Die Professorinnen des MIT wandten sich an ihren Dekan, legten ihm ihre Erfahrungen dar. Der Dekan stellte selbst Nachforschungen an und erkannte, dass diese Probleme bestanden. Er unterstützte die Frauen und es wurde ein Komitee für die Belange der Wissenschafterinnen gebildet. Das Komitee, besetzt mit je einer Wissenschafterin aus jeder Abteilung und drei männlichen Fakultätsmitgliedern, ging an die Identifizierung von Formen und Mustern der Geschlechterdiskriminierung und erarbeitete Verbesserungsvorschläge für Gleichstellung und Karriereverlauf weiblicher Fakultätsmitglieder sowie für die Vergrößerung des Frauenanteils am MIT.[17]

Seit Einführung des Programms 1995 hat sich der Frauenanteil am MIT bereits auf rund 12 Prozent erhöht. Die Einhaltung der beschlossenen Maßnahmen wird regelmäßig überprüft. Wenn sie eingehalten werden, dauert es dennoch etwa 40 Jahre, bis trotz verstärkter Einstellung von Frauen 40 Prozent der Professoren weiblich sein werden.[18]

17 Die Einzelheiten des Programms wurden in der *Deutschen Medizinischen Wochenschrift* publiziert: Margit A. ZUBER, „Fairness für weibliche Wissenschaftler und Ärzte – Lehren vom Massachusetts Institute of Technology (MIT)“, Dtsch. Med. Wschr. 126 (2001) 59-62.

18 Christine REIDL, Frauen: Karriere mit Barriere, 7.3.2001, <http://www.surfmed.at/surfmed-redaktionstool/main_1.php3?ressortname=magazin&artikel_id=696&photo=n>.

# FEMINISTISCHE THEORIE UND MEDIZINISCHE REALITÄT

ANNE MASSERAN

# GRENZVERSCHIEBUNGEN: ZUR RHETORISCHEN KONSTRUKTION VON FRAUEN IM MEDIZINISCHEN BEREICH

## Einleitung: Grenzen und Hierarchien

Dieser Beitrag gibt zusammenfassend das Ergebnis einer Fallstudie wieder, die die Popularisierung von medizinischen Erkenntnissen um 1900 in Wien betrifft.[1] Insbesondere werden die Konstruktion von wissenschaftlichen Repräsentationen der Frau in diesem Bereich sowie die Erziehungsprozesse „zu Hausfrau und Mutter" durch wissenschaftliche Ratschläge analysiert. Spannend ist auch, dass zu diesen Zeitpunkt die Frage des Frauenstudiums in der Öffentlichkeit diskutiert und Frauen der Zutritt zum medizinischen Studium ermöglicht wurde. Die Frauen, bisher „nur" Objekte der Forschung[2], konnten seither auch Wissen produzieren. Inwieweit erzeugt diese Tatsache ein Spannungsverhältnis und wie wirkt sich dies aus?

Das untersuchte Material besteht aus populärwissenschaftlichen Zeitschriften und Büchern, die an Hausfrauen und Mütter gerichtet waren (= allgemeine Wissenschaftspopularisierung) sowie auch aus von Frauen für andere Frauen geschriebenen Ratgebern. Schließlich wurde auch eine Reihe von Schriften, die im Rahmen der Kontroverse über das Frauenstudium entstanden sind, analysiert.[3]

In vielen dieser Schriften geht es darum, das medizinische System vor „Eingriffen von Außen" zu schützen. Damit wurden mehrere Funktionen erfüllt.[4] Kurz gefasst wird die Unabhängigkeit der „reinen" Wissenschaft durch radikale Grenzziehungen von Seiten der Wissenschaftler verteidigt. Dies geschieht insbesondere, um das wissenschaftliche Wissen vor der Interferenz mit populärem Wissen zu schützen. Die Grenze sollte also Unterscheidungen zwischen dem, was wissenschaftlich und dem, was nicht wissenschaftlich ist, ermöglichen, also das „gute" – richtige, zutreffende, fortschrittliche – Wissen so weit wie möglich vom „schlechten" Wissen – dem Aberglauben oder dem intuitiven, populären Wissen etc. – trennen.[5]

Es existieren aber auch Grenzen, die die interne Einteilung der Wissenschaft bestimmen und diese in hierarchische, geordnete Bereiche, Arbeitsrollen, Methoden oder Objekte strukturieren. Aber auch in der Binnendifferenzierung sind selbstredend soziale Muster und Rollenvorstellungen von großer Bedeutung.

1 Diese Studie wurde im Rahmen eines Fellowship am Internationalen Forschungszentrum Kulturwissenschaften Wien (IFK) durchgeführt. Ich danke Prof. Ulrike Felt für ihren großen Beitrag zu dieser Arbeit. Siehe: Anne MASSERAN, Wissenschaftspopularisierung als Ort der Fabrikation soziokultureller Repräsentationen – Zu Interaktion zwischen wissenschaftlichen Repräsentationen der Frau und der Rolle der Frau in den Naturwissenschaften um die Jahrhundertwende IFK, Juni, 2000.

2 Siehe, zum Beispiel Londa SCHIEBINGER, *Schöne Geister. Frauen in den Anfängen der modernen Wissenschaft* (Stuttgart, Klett-Cotta 1993).

3 Das Material besteht aus Zeitschriften (analysiert in der Periode von 1890 bis 1910) und Ratgebern für (Haus)frauen: *Das Blatt der Hausfrau, Mutter und Kind.* Aber auch rebellierende Zeitschriften (*Die Arbeiterinnnenzeitung), und Wissenschaftspopularisierung für „Jedermann" (Der Stein der Weisen, Das Wissen für alle, Die Medizin für alle).* Schriften über Frauenstudium und „weibliche Intelligenz" wurden auch analysiert.

4 Für eine theoretische Betrachtung des Grenziehungsprozess, siehe Thomas F. GIERYN, *Cultural Boundaries of science – Credibility of the line* (Chicago/London 1999).

5 Siehe DOLBY R. G. A., „On the Autonomy of Pure Science: The Construction and Maintenance of Barriers between Scientific Establishment and Popular Culture". In N. ELIAS, H. MARTINS und R. WHITLEY, *Scientific Establishments and Hierarchies* (London 1982) 267–292. Für die Geschichte der Einteilung zwischen (männlicher) Intelligenz und (weiblicher) Nachahmungsfähigheit und Konservatismus, siehe Lorraine J. DASTON, Weibliche Intelligenz. Geschichte einer Idee. In: W. LEPENIES (Hg.), *Jahrbuch des Wissenschaftskollegs zu Berlin* (Berlin 1989) 213–229.

Im Folgenden wird ein Punkt in den Vordergrund gestellt: Grenzziehungsprozesse bringen immer auch Hierarchisierungen mit sich. Da die Kriterien der Wissenschaftlichkeit von Wissen aus dem System selbst stammen, erscheint auch die wissenschaftliche Rationalität als der Gipfel der Wissenshierarchie.[6] Andere Wissensformen – populäre, kulturelle, symbolische, persönliche – sind durch diese Kriterien demnach als ungültig abgewertet. Träger und Vermittler solchen Wissens werden als irrational angesehen und in der Öffentlichkeit diskreditiert. Das heißt auch, dass Individuen oder Gruppen, die aus der Produktion des wissenschaftlichen Wissens ausgeschlossen sind, sich nicht über die von der Wissenschaft definierten Objekte in der Öffentlichkeit zu Wort melden können bzw. dazu nicht gehört werden. Sie verfügen nicht über die Autorität bzw. man gesteht ihnen die hierfür notwendige Expertise nicht zu – denn diese wird fast immer durch akademischen Titel, wissenschaftlich legitimierte Erkenntnisproduktion und ritualisierte Kommunikationsmuster fundiert.

Im Fall der Medizin und deren Popularisierung entsteht hier ein Spannungsfeld. Das wissenschaftliche „reine" Wissen betrifft den Körper und gleichzeitig verfügt jeder einzelne über Wissen über seinen eigenen Körper, denn dieser ist schon lange durch symbolisches, kulturelles, populäres usw. Wissen und Werte geprägt. In einem solchen Feld, dicht besetzt von Repräsentation und Bedeutungen, soll die Grenze das gültige, effiziente, „gute" Wissen – in unserem Fall die Medizin – von allem anderen Wissen trennen.

Wie werden diesen Grenzen konkret gezogen? Was sind die gesellschaftlichen Konsequenzen dieses Prozesses und was wird aus dem „diskreditierten" Wissen?

Drei Beispiele aus unserer Forschung über Frauen und Wissenschaftspopularisierung um 1900 können diese Mechanismen illustrieren. In jedem Fall werden Grenzziehungsstrategien angewandt, um das medizinische Wissen als einzig legitimes Wissen zu präsentieren. Das erste Beispiel zeigt, wie die wissenschaftliche „Aufklärung" der Hausfrau und Mutter andere Wissensformen einfach zu verdrängen sucht. Das zweite Beispiel verweist uns auf die Tatsache, dass diese Wissensformen der „Verwissenschaftlichung" des Alltags passiv Widerstand leisten, und zeigt uns, wie neue Strategien von Seiten der Institutionen entwickelt werden, um eine Kontrolle über diese „unwissenschaftliche" Wissenstradition ausüben zu können. Und das letzte Beispiel zeigt, wie die interne Ordnung der Medizin in einer bestimmten Weise formbar ist, da sich die Grenzen innerhalb der Disziplin verschieben können, wenn ein neues und bedeutungsvolles Ereignis eintritt, hier die Frau als potentielle Produzentin medizinischer Erkenntnis.

6 Siehe zum Beispiel DOLBY, Autonomy (Anm. 5).

## Die wissenschaftliche Erziehung der Hausfrau und Mutter

Es ist wichtig, hier kurz den Kontext der Wissenschaftspopularisierung um 1900 zu präsentieren. Die Jahrhundertwende sieht, in Österreich wie in vielen anderen europäischen Ländern, eine rasante Entwicklung des wissenschaftlich-technischen Kontextes. Gleichzeitig verbreitet sich die populärwissenschaftliche Literatur, in welcher die Darstellung der wissenschaftlichen und technischen Entwicklungen durchwegs eine relativ unkritische ist. Wissenschaft und vor allem auch technologische Innovationen werden als Symbol der Modernität angesehen und als zentraler Wert in der Gesellschaft hochstilisiert. Unter dem Leitmotiv der Modernität manifestiert sich Wissenschaft – vielfach in Form technologischer Artefakte – an zahlreichen Orten des Alltags: im Haus, in der Arbeit, selbst in der Erziehung der Kinder. Dies ist von großem Interesse, da die Wissenschaftspopularisierung ein Ort ist, wo der Kontext der wissenschaftlichen Produktion durch einen gesellschaftlichen Kontext ersetzt wird: die wissenschaftlichen Äußerungen gewinnen hier neue Bedeutungen, werden gesellschaftlich interpretiert und legitimieren ihrerseits wiederum soziale oder politische Werte.[7]

Die Autoren der medizinischen Popularisierung für Mütter, die sich selbst als Experten bezeichnen, verwenden diesen literarischen Kontext, um ihre Meinungen und Kenntnisse zu positionieren, um einem ausgewählten Publikum (den Frauen) die „besten" – d. h. in der Wissenschaft begründeten – Ratschläge zu vermitteln: „*Häupter der Wissenschaft, geistige Führer der Menschheit haben uns zu diesem Werke ihre Hand geboten. Ärzte und Erzieher, die bestrebt sind, ein Volk von gerüsteten Männern aus unseren Kindern zu machen, die es sich als Lebensaufgabe gesetzt haben, den Weg der heranwachsenden Generationen gewissenhaft zu bewachen und die Feinde des Körpers wie der Seele mit ihrem ganzen Vermögen davon ferne zu halten, sie werden hier als Freunde und Ratgeber zu den Müttern sprechen. [...] Einer solchen Vereinigung von edlen Kräften wird es, so hoffen wir, nicht schwer fallen, die nach Aufklärung strebenden Frauen auf die Höhe ihres Berufes zu bringen.*"[8]

Diese „Werbung" für Wissenschaft und Technik hat einen klaren Zweck: die Leserin der Wissenschaftspopularisierung soll erkennen, was wissenschaftlich gut ist und welche Argumente gegen die wissenschaftliche Aufklärung arbeiten (z. B. populäres Wissen, Obskurantismus, „weiblicher Aberglaube", ...). Die Leserin soll also eine Grenze anerkennen die auch einen ganzen Raum von Werten teilt: „gut" vs. „schlecht", „rational" vs. „irrational" oder „Aberglaube", „wahr" vs. „falsch" – Bewertungen, die also entlang der Grenze von Wissenschaft verlaufen und eine zentrale gesellschaftliche Bedeutung zugewiesen bekommen.

7 Das große Interesse einer Analyse des populärwissesnchaftlischen Diskurses, insbesondere in den Wiener Zeitschriften zu Anfang des 20. Jahrhunderts, wurde in der Habilitationsschrift von Ulrike Felt sehr überzeugend dargestellt. Siehe auch Ulrike FELT, *Wissenschaft auf der Bühne der Öffentlichkeit – Die „alltägliche" Popularisierung der Naturwissenschaften in Wien, 1900–1938* (Wien 1997); Ulrike FELT, ‚Öffentliche' Wissenschaft – Zur Beziehung von Naturwissenschaften und Gesellschaft in Wien von der Jarhundertwende bis zum Ende der Ersten Republik. In: ÖZG 7 (1996) 45/66.

8 Mutter und Kind, Erster Jahrgang, N°1, (10/10/1904) 2.

Warum aber sollen Tätigkeiten, die schon seit Jahrhunderten von Frauen ausgeübt werden – Kinder auf die Welt bringen und erziehen, kochen, putzen, ... – jetzt wissenschaftlich normiert werden?[9] Ein Teil der Antwort könnte darin bestehen, dass diese Tätigkeiten auf Grund herkömmlicher, populärer etc. Wissensformen funktionieren, die – so wird es von Seite der Experten ausgedrückt – aus der „weiblichen Irrationalität" stammen und dort fortgesetzt werden. In diesem Sinne werden die Frauen als die letzte unaufgeklärte Insel der fortschrittlichen, modernen, rationalen Gesellschaft dargestellt.

Es ist für die Vertreter der modernen Wissenschaft und des Fortschritts praktisch unmöglich anzunehmen, dass die Zukunft der Gesellschaft in den Händen irrationaler Menschen liegen sollte. Deswegen sollten die Frauen wissenschaftlich erzogen werden, nicht, um sie mit den Männern auf eine gleiche Stufe zu stellen, sondern damit sie ihre gesellschaftlichen und „naturgegebenen" Verantwortungen und Pflichten auf die „beste" Weise ausüben können. In dieser „Erziehung" ist kein Platz für unterschiedliche Wissensformen: die „reine" Medizin allein soll gelten, sonst könnte sie auf Dauer von irrationalen Wissensformen negativ beeinflusst sein.

Was hat dies für Folgen? Die auf medizinischer Logik begründete Erziehung erneuert, normiert und vermehrt die Rollen und Verantwortungen der Frau. So trägt hier die popularisierte Medizin zur Konstruktion eines standardisierten Bildes bei, an welches sich die „moderne" Frau anpassen soll. Dazu kann man die wissenschaftliche Neuformulierung des Verhaltens und der Rolle der Frau in der Gesellschaft als einen Teil einer Ideologie betrachten, in der der wissenschaftliche Fortschritt das Modell und die Garantie des gesellschaftlichen Fortschrittes darstellt. Diese Ideologie soll konkretisiert werden in jedem Ort der Gesellschaft, bis hinein in die intime Sphäre der Familie. Schließlich erlaubt diese Erziehung eine Form von Kontrolle über die bisher unkontrollierte private Sphäre, wo unwissenschaftliches Wissen meist mündlich tradiert werden konnte.

Die Art und Weise, mit welcher die Autoren der Wissenschaftspopularisierung ihre erzieherische Arbeit konzipieren, basiert auf der Idee, dass die Frauen „noch nicht (wissenschaftlich) wissen": deswegen können sie nicht erkennen, was gut für sie, für ihre Kinder und für ihre Ehemänner ist. Dieser Mangel an Wissen wäre dann der Grund für viele gesellschaftliche Probleme, wie Kindersterblichkeit, Geburtsprobleme, Krankheiten, die mit einer schlechten Hygiene verbunden sind, wie Alkoholismus etc. Die Vermittlung von immer mehr – medizinischem oder rationalem –Wissen durch die Popularisierung von medizinischen Ratschlägen und Aufklärung weist darauf hin, dass man die „moderne" Frau als einen unumgänglich notwendigen Vektor einer „besseren" Gesellschaft konzipierte.

9 Für diese Normierung, insbesondere der Mutterrolle, siehe Yvonne SCHÜTZE, *Die gute Mutter – Zur Geschichte des normativen Musters „Mutterliebe"* (Bielefeld 1991).

## Konfrontation anderer Wissensformen mit der „medizinischen Erziehung"

Trotzdem darf man sich den Wandel nicht allzu radikal vorstellen. Viele Frauen ignorieren zumindest teilweise die Ratschläge aus der Medizin. Viele Ratgeber werden von Frauen für andere Frauen geschrieben, ohne dass die Autorinnen eine ärztliche Ausbildung haben oder wissenschaftliche Autorität vorgeben (sie sind zum Beispiel Hebamme oder einfach Mutter). Und mehrere Texte suggerieren, dass die jungen Mütter beispielsweise immer noch ihr Wissen über Schwangerschaft durch erfahrene Nachbarinnen, Freundinnen, Schwestern oder Hebammen bekommen haben. Nach einem relativ langen Zeitraum der aufklärenden Popularisierung wird dennoch offensichtlich, dass das durch die Erfahrung der Frauen entstandene Wissen trotzdem lebendig bleibt — *neben* dem wissenschaftlichen. Denn andere Werte werden durch dieses Wissen vermittelt.

Eine Hypothese dazu: Wir können dieses Beharrungsvermögen des „weiblichen" Wissens als eine Folge des Ausschlusses der Frauen aus der Wissenschaft ansehen. Frauen sind Objekt der medizinischen, biologischen oder psychologischen Forschung, aber sie nehmen nicht an der Konstruktion dieses Wissens teil. Das Vertrauen in ein solches, durch Experten weitergegebenes Wissen ist demnach schwieriger zu etablieren als in das Volkswissen, welches ohne Mediator direkt vermittelt wird.[10] Die Frauen, die für andere Frauen schreiben, legitimieren vielfach ihre Ratschläge aus der praktischen Erfahrung, sie bewegen sich in derselben Welt wie die Leserin. Für die Frauen scheint dieses Nebeneinanderexistieren der beiden Wissensformen zumeist kein Problem gewesen zu sein.

Im Gegensatz dazu wird dieses unformalisierte Wissen von den Experten als Konkurrenz aufgefasst. Ein bedeutendes Argument besteht darin, dass die Wissenschaftspopularisierer auf einen vorgeblich gefährlichen Charakter weisen. „Weibliches Wissen" ist, so heißt es, nicht ausreichend begründet, unbrauchbar und hat keinen wissenschaftlichen Kontroll- und Validierungsprozess durchlaufen. Wissen, das von Frauen an Frauen weitergegeben wird, ist intuitiv, subjektiv und demnach schädlich, und es wird auf informelle Weise in einem nicht eingrenzbaren (und damit nicht kontrollierbaren) weiblichen Kreis vermittelt.

Ein sehr gutes Beispiel findet man in der Darstellung des Konfliktes zwischen Ärzten und Hebammen:
„... *diese Sorte von Frauen* [die Geburtsfrauen], *mit wenigen lobenswerthen Ausnahmen,* (sind) *voll Aberglaube und Charlatanerie* (...), *die junge Frauen dadurch nur ängstlicher machen, ja direkt schaden. Daß es aber für die Frau und Mutter nothwendig ist, Rath und Aufklärung zu erhalten ist wohl von niemanden angezweifelte*

10 Siehe DOLBY, Autonomy (Anm. 5) 272: „*Very often the forms of popular science against which the scientific establishment finds it desirable to construct barriers has a style more suited to the popular forum than to that of scientific orthodoxie. It is wide ranging in coverage, offering insight into explanations of many popular issues. It is visionary and programmatic rather than rigorous and testable. It gains it's support without the mediation of the scientific expert*".

*Thatsache, welche leider von unseren Frauen noch allzuwenig gewürdigt wird.*"[11]

Die Strategie der Grenzverschiebung besteht darin, die Hebamme zur Assistentin des Arztes zu machen, wofür sie eine standardisierte Ausbildung benötigt; damit wird durch eine voranschreitende Normierung ihr Handlungsraum kontrolliert und eingeschränkt. So kann das nicht wissenschaftliche Wissen, das „weibliche Wissen", definitiv neutralisiert/kontrolliert werden.

## Der Grenziehungsprozess innerhalb der Medizin: die Geschlechtspezifität als Argument für den Zutritt der Frauen zum Arztberuf

In diesem Beitrag werde ich nur einen Punkt aus der komplexen Kontroverse um das Frauenstudium in Österreich herausgreifen.[12] Dieses Element ist im Grenzverschiebungsprozess von besonderer Bedeutung. In jenen Zeitschriften oder Büchern, in denen die Berechtigung und das Verlangen nach dem Frauenstudium in der Medizin unterstützt wird, tritt zumeist folgendes Argument auf: Die Ärztin ist notwendig, weil sie eine Frau ist.[13]

Dabei wird erstens die so genannte „weibliche Solidarität" erwähnt. Nur eine Frau kann das Schamgefühl der anderen Frauen nicht verletzen, ferner nur eine weibliche Ärztin kann dieses so differente Geschlecht verstehen – und Verständnis ist in diesem Beruf zentral.

Zweitens werden die weiblichen Gefühle – also ihre sanfte, mütterliche Natur, Eignung zu praktischen Sachen – als Argument gebracht. Die weiblichen Eigenschaften werden etwa einen ethischen Fortschritt der Profession mit sich bringen. Dazu ein Zitat:

„*Abgesehen davon, daß sie viele Eigenschaften (Intellekt z. B.) in geringerem, andere wieder (Aufopferungsfähigkeit, Pietät, Selbstverleugnung, Geduld) in höherem Maße entwickelt hat, kann die Frau ein guter praktischer Arzt sein, und zwar ein ebenso guter wie der Mann — eine bessere in der Kinderheilkunde, in der Geburtshilfe, eine wenig guter in der Chirurgie.*"[14]

Drittens wird die Frau als für manche Bereiche der Medizin physisch besonders geeignet dargestellt: Sie hat kleine und geschickte Hände, die geeignet sind für die Näherei und demnach für die Bereiche der Medizin, wo man Sensibilität und Geduld mehr als Kraft und Initiative braucht. Dieses oft gebrachte Argument der sozialen Notwendigkeit der weiblichen Ärztin, weil sie als Frau die Frauen besser behandeln kann und weil sie als Frau sanftere Werte in den Beruf einbringen wird, bringt uns auf eine ganz bestimmte Weise zu unserem ersten Punkt zurück. Das weibliche Alltagswissen wird zum weiblichen wissenschaftli-

11 Hans BRAUN (Frauen und Kinderarzt), *Das Buch der Frau und Mutter* (Wien 1886) IV.

12 Für historische Elemente siehe Waltraud HEINDL, M. TICHY, „*Durch Erkenntnis zu Freiheit und Glück" – Frauen an der Universität Wien (ab 1897)* (Wien 1993). Und über den speziellen Fall der Kontroverse um Frauenstudium in der Medizin Sonja STIPSITS, „So gibt es nichts widerwärtigeres als ein die gesteckten Grenzen überschreitendes Mannweib." – Die konstruierte Devianz. Argumente gegen das Frauenstudium und Analyse der Umstände, die 1900 dennoch zur Medizin geführt haben. In: Birgit BOLOGNESE-LEUCHTENMÜLLER und Sonia HORN (Hrsg.), *Töchter des Hippokrates – 100 Jahre akademische Ärztinnen in Österreich* (Wien 2000) 27–43.

13 Die Seite der Gegner wurde ausführlicher analysiert in meinem IFK-Bericht. Die Argumente, die hier synthetisiert sind, wurden von Ärzten, Erziehern oder Journalisten gebracht (also fast nur Männer), sowohl in der Wissenschaftspopularisierung als auch in Antworten an Pamphletbücher (zum Beispiel gegen Prof. Alberts Argumentation). Ähnliche Argumente, in anderer Form, können aber auch in verschiedenen Frauenzeitungen, wie im *Blatt der Hausfrau* vorkommen.

14 Dr. Lombroso Cesare, Prof. der Psychiatrie in Turin, befragt in der Rundfrage der Zeitschrifft *Die Medizin für alle*, 15-02-1907, n°4, II, 70–73.

chen Wissen, welches aber wiederum innerhalb einer Gemeinschaft der Frauen ausgeübt werden soll – unter männlicher Kontrolle. Auch wenn die Frauen Zutritt zur Medizin haben, spiegelt sich hier die soziale Ordnung in der Teilung der Arbeit wider.

Die Grenze bewegt sich hier innerhalb der Disziplin: Nur spezielle Bereiche sind für sie offen. Und meistens handelt es sich entweder um Bereiche, die von größeren, mächtigeren Bereichen abhängig sind (wie im Fall der Augenmedizin), oder solchen, die einen großen Zusammenhang mit dem Alltag haben (Kindermedizin, Frauenmedizin ...). Die Grenzverschiebung hat zugleich eine Hierarchisierung mit sich gebracht: Die Bereiche, in denen damals viele Ärztinnen tätig waren, besaßen auch weniger Prestige. Es ist schwierig zu sagen, ob der Eintritt von Frauen diese graduelle Abwertung mit sich gebracht hat oder ob es sich um Bereiche handelte, die schon von vornherein weniger Prestige und Ansehen besaßen. Eines ist aber sicher, die inneren Grenzen „schützen" hier die „hohen Disziplinen" – wie z. B. die Chirurgie.

## Schlussbemerkungen:

Ich möchte zwei Aspekte als generellere Schlussbemerkungen aus dem studierten Material herausziehen.

Man kann sehr deutlich die Mächtigkeit des populärwissenschaftlichen Diskurses – i.e. die Wissenschaftspopularisierung für Frauen – ausmachen. Er ist keineswegs eine Übersetzung des wissenschaftlichen Diskurses, sondern kann diesem vorausgehen, kann sich sogar gegen den wissenschaftlichen *Mainstream* behaupten. Es ist der Raum, in dem es weniger um eine Öffnung der Wissenschaft für eine breitere Öffentlichkeit, als vielmehr um eine Politik des Wissens geht. Wissenschaftspopularisierung ermöglicht also die Konstruktion relativ robuster Vorstellungen über die Frau, die von einem existierenden *„common sense"* genährt wird und diesen wiederum nährt. Dies ist ein starker Mechanismus der Ein-/Ausgrenzung von Frauen im medizinischen Beruf: zum Teil dank der populärwissenschaftlichen Äußerungen über die „Natur der Frau" scheint es legitim – und unauffällig –, dass die Ärztinnen auf „weiblich definierte" Zweige der Medizin beschränkt bleiben (etwa Kindermedizin oder Frauenmedizin).

Ein anderer zentraler Aspekt ist die Verbindung von der Natürlichkeit der Aufgaben der Frau einerseits und der notwendigen Erziehung zu diesem natürlichen Beruf durch den Mann andererseits. Diese Verwissenschaftlichung der „weiblichen" Eigenschaften ist eine Normierung: die Frau soll weiblich bleiben, und wenn möglich in einem ganz bestimmten Sinn immer weiblicher werden. In der Rhetorik ist die moderne Weiblichkeit nicht von der Natur oder von der Gesellschaft zugeschrieben, sondern von Wissenschaft und Technik. Nur Wissenschaft kann entscheiden, was gut für die Frau ist. In den durchgesehenen Zeitschriften ist oft zu lesen, dass die Frau, die diese Gesetze nicht befolgt, als eine „schlechte“ Hausfrau und Mutter gilt; schlimmer noch: sie schadet sich selbst, genau wie sie sich schadet, wenn sie ihr kleines weibliches Gehirn durch das Studium ermüdet. Ein Diskurs, der von wissenschaftlichen Gesetzen bis zu gesellschaftlichen Aufgaben reicht und weitgehend auch versucht, bei abweichendem Verhalten ein Schuldgefühl zu erzeugen.

# DIE GESUNDE FRAU – DIE KRANKE FRAU

ELISABETH DIETRICH-DAUM

# KRANKE KÖRPER. ZUR KONZEPTION BLEICHSÜCHTIGER UND TUBERKULÖSER FRAUEN IM SPÄTEN 18. UND IM 19. JAHRHUNDERT

Der Beitrag beschäftigt sich mit der Konzeptualisierung schwacher (weiblicher) Körper in der Zeit der Entdeckung des „Weibes" als Objekt der Wissenschaften, also jener Phase der Wissensproduktion, in der sich die Naturwissenschaften die Definitionskompetenz darüber aneigneten, welche Gruppen unter den Menschen als „männlich" oder „weiblich" zu gelten hätten, erneut „Physiologisches" von „Pathologischem" zu trennen suchten und – wie ich dann ausführen werde – „Normales" in „Pathologisches" umzudeuten begannen. Die Wissenschaften vom Menschen konzipierten eine „Ordnung der Geschlechter" – wie Claudia Honegger vor rund zehn Jahren schrieb[1]–, damit eine „Sonderanthropologie"[2] des Weibes, welche auf einer fundamentalen Differenz zwischen den Geschlechtern basierte. Individuen, die sich nicht klar einer der beiden Gruppen des Zweigeschlechtermodells zuordnen ließen, erfuhren im Kontext dieses Denk- und Wissenssystems eine Pathologisierung. Die Vorstellung, die Natur hätte die Menschen als „männliche" oder „weibliche" hervorgebracht, war schon alt, im Vergleich der Geschlechter hatte vorher allerdings die Idee der Ähnlichkeit vorgeherrscht, deren mögliche Unterschiede wurden nachgeordnet. Die Humoralpathologie, eine Denkfigur, die bis Aristoteles zurückverfolgt werden kann und bis zur Wende zum 19. Jahrhundert die Basis jeder akademisch-medizinischen Ausbildung war, suchte primär Analogie, weniger Differenz. Auch operierten die Anatomen des 16. und 17. Jahrhunderts noch weitgehend mit sicht- und/oder messbaren Variablen im Sinne von „größer" und „kleiner", „weicher" oder „härter", beide freilich zum Preis einer Konzeption der Frau als „Mängelwesen", als „homme manqué"[3]. Mitte des 18. Jahrhunderts setzte sich eine Logik im Denken über die Geschlechter durch, die nicht mehr Ähnlichkeiten sondern Gegensätze betonte. Einer der führenden deutschen „Zergliederer", Jakob Fidelius Ackermann, konnte als eine der Autoritäten und Deutungsexperten seiner Zeit die These einführen, dass *„sich die Körper von Frauen in allen Elementen und Fasern vom männlichen"*[4] unterschieden. In seiner 1788 in Koblenz erschienenen Abhandlung *„Über die körperliche Verschiedenheit des Mannes vom Weibe außer den Geschlechtsteilen"* kritisierte er die unvollständigen Aufzählungen sichtbarer physiologischer Unterschiede zwischen den Geschlechtern in den älteren und zeitgenössischen anatomischen Schriften, die ungeachtet ihrer Verdienste *„doch […] noch vieles in Be-*

1 Claudia HONEGGER, Die Ordnung der Geschlechter, die Wissenschaften vom Menschen und das Weib 1750–1850 (Frankfurt/Main 1991).

2 Siehe Andrea GRIESEBNER, Historisierte Körper. Eine Herausforderung für die Konzeptualisierung von Geschlecht?, in: Christa GÜRTLER/Eva HAUSBACHER (Hg.), Unter der Haut. Körperdiskurse in Geschichte(n) und Bildern. Beiträge der 5. Frauen-Ringvorlesung an der Universität Salzburg (Innsbruck–Wien 1999) 53–75, hier 55.

3 Londa SCHIEBINGER, Die Anatomie der Differenz. „Rasse" und Geschlecht in der Wissenschaft, in: Iris BUBENIK-BAUER/Ute SCHALZ-LAURENZE (Hg.), Frauen in der Aufklärung. „...ihr werten Frauenzimmer, auf!" (Frankfurt/Main 1995) 155–172.

4 GRIESEBNER, Historisierte Körper (Anm. 2) 60.

*treff der Beschaffenheit und Einrichtung des weiblichen Körpers [entbehrten]"*.[5] Im Kapitel über den *„vollkommen weiblichen Bau"* sucht der Anatom nach allgemein gültigen „Grundcharakteren", die aber, wie er selbst erkennen musste, Abweichungen zeigen könnten, „[...] *ja man findet männliche Körper, die offenbar in ihrem Bau dem weiblichen, und umgekehrt weibliche, die dem männlichen näher treten"*.[6] Derartige „Geschlechtsübergänge" habe er nicht selten und mit Erstaunen gesehen. Auch sein Lehrer, Soemmering, würde Brustbeine von Männern „sammeln", die physiologisch viel mehr einer weiblichen als einer männlichen Körpergestalt zugeordnet werden müssten. Die vollkommen weiblichen Körper aber seien jene, die *„in allen ihren Theilen am schönsten, am weiblichsten gebaut waren, deren Becken zu dem übrigen Körper ein größeres Verhältnis hatte"*.[7]

Ackermann trug mit seinen physiologischen Beschreibungen wie seine Zeitgenossen Samuel Thomas Soemmering (1755–1830) oder Johann Friedrich Blumenbach (1752–1840) ganz maßgeblich zur Konstruktion einer „weiblichen" Gesamtgestalt, des weiblichen Idealkörpers der Aufklärung, bei.[8] Die Eigen-Art dieses gestalteten Körpers, der idealerweise, quasi natürlich zum Gebären geeignet war (weites Becken, biegsamere Knochen ...), produzierte konsequenterweise dieser Eigen-Art entsprechende Schwachstellen und Krankheiten. Das Naturwesen Frau wurde ihren körpereigenen Wirkungs- und Organisationsprinzipien unterworfen, die sich in höchstem Maße als störungsanfällig erweisen konnten. Interessanterweise blieben die Anatomen nicht bei einer Beschreibung physiologischer Unterschiede. Die in der Physiologie des weiblichen Körpers georteten Eigenschaften kombinierten sie mit psychologischen Eigenschaften und schufen als Gesamtenwurf „universale Charakterdefinitionen".[9] Der physiologisch normierte Körper wurde moralisch und sozial interpretiert. Soziale wie moralische Zuordnungen des Naturwesens „Frau" wurden aus anatomischen Beobachtungen deduziert, wobei den Geschlechtsorganen wieder eine zentrale Rolle zukam – die Frau *„ist eben Weib nur durch seine Generationsdrüse"* konstatierte auch Rudolf Virchow.[10] *„Le sexe absolument parlant, ou plutôt le beau-sexe, est l'épithète qu'on donne aux femmes"* meinte auch der französische Aufklärer Jaucourt in seinem Artikel „Sexe" in der Encyclopèdie[11].

Der in Leipzig lehrende Professor für Geburtshilfe und Direktor der dortigen Entbindungsschule Joh. Chr. Jörg verknüpfte in seinem „Handbuch der Krankheiten des Weibes", 1809 erstmals in Leipzig erschienen, ältere anatomische Ansichten über den Unterschied von männlichen und weiblichen Körpern mit neuen physiologischen Sichtweisen und führte die Krankheitsanfälligkeit von Frauen auf spezifisch weibliche Körperstrukturen und Funktionsweisen zurück:

*„Da aber der männliche Körper an und für sich vollkommener, einfacher und beständiger gebaut, da er mit einer unvollkommenen*

5 J[akob] F[idelius] ACKERMANN, „Über die körperliche Verschiedenheit des Mannes vom Weibe außer den Geschlechtsteilen", übersetzt nebst einer Vorrede und einigen Bemerkungen von Joseph WENZEL (Koblenz 1788) 1–2.

6 Ebda. 5.

7 Ebda. 7.

8 Vgl. zu diesem Themenkomplex Edith STOLZENBERG-BADER, Weibliche Schwäche – Männliche Stärke. Das Kulturbild der Frau in medizinischen und anatomischen Abhandlungen um die Wende des 18. zum 19. Jahrhunderts, in: Jochen MARTIN/Renate ZOEPFFEL (Hg.), Aufgaben, Rollen und Räume von Frau und Mann, 2. Teilband (Freiburg/Breisgau 1989) 751–818.

9 Siehe Claudia HONEGGER, Überlegungen zur Medikalisierung des weiblichen Körpers, in: Leib und Leben in der Geschichte der Neuzeit, eingeleitet und herausgegeben von Arthur E. IMHOF (Berlin 1983) 204.

10 Zitiert nach Claudia HONEGGER, Überlegungen (Anm. 9) 205.

11 Vgl. Lieselotte STEINBRÜGGE, Das moralische Geschlecht. Theorien und literarische Entwürfe über die Natur der Frau in der französischen Aufklärung (Stuttgart [2]1992) 38, Anm. 90.

12 Joh[ann] Chr. JÖRG, Handbuch der Krankheiten des Weibes nebst einer Einleitung in die Physiologie und Psychologie des weiblichen Organismus (Leipzig 21821) 254, zitiert nach: STOLZENBERG-BADER, Weibliche Schwäche – Männliche Stärke (Anm. 8) 783.

13 Siehe dazu den Beitrag von Elisabeth MIXA, „Tolle, tobende Weiber„. Die ersten Wiener Irren-Anstalten und das andere Geschlecht, in: Elisabeth MIXA/Elisabeth MALLEIER/Marianne SPRINGER-KREMSER u. a. (Hg.), Körper – Geschlecht – Geschichte. Historische und aktuelle Debatten in der Medizin (Innsbruck–Wien 1996) 96–115.

14 *„Es gibt keinen wahren Reichtum außer dem Menschen und der Erde. Der Mensch ist wertlos ohne die Erde, und*

*Geschlechtsvorrichtung, wie die Menstruation, nicht versehen, sondern nur mit der Bereitung des Sperma's begabt worden ist, [...] da seine Reizbarkeit geringer und weniger wechselnd ist, auch sowohl sein Körper, als seine Psyche anhaltender und mehr beschäftigt ist, so kann der Mann jene so mannigfaltigen und so heftigen Einwirkungen des Geschlechtssystems auf den ganzen Körper und überhaupt jede so auffallenden Wechselverhältnisse zwischen den Geschlechtstheilen und dem gesamten Organismus nicht aufweisen, welche das Leben des zeugungsfähigen Weibes so sonderbar und so vielartig modificieren.*"[12]

Mit der Etablierung der Neurologie traten neben den „Geschlechtsapparat" die Nerven als die sensibelsten Teile im weiblichen Körper, ihr Regiment präge das leibliche Dasein in beinahe jeder Phase des Lebens der Frau. Die vermutete Pathogenität des Uterus (später der Ovarien) und Inferiorität der Nerven machten Frauen zu anfälligen, nervösen und hysterischen Wesen.[13]

Die Ausgestaltung der Vorstellung des weiblichen Geschlechtes als das „andere", das zu erforschende, das pathologische, begründete in Verbindung mit einem bevölkerungspolitischen Interessenskalkül nach zahlreichen und gesunden (wehrfähigen) Untertanen die (unterleibsfixierte) Medikalisierung der Frau, damit die Geburtshilfe als Wissenschaft und etablierte die „Gynäkologie" als Fach in der ersten Hälfte des 19. Jahrhunderts. Der absolutistische Staat griff im Interesse der Bevölkerungspolitik[14] weit in das Intimleben von Frauen ein, indem er beispielsweise die Aufsicht über Schwangerschaft und Geburt von zunächst frei tätigen Hebammen[15] auf ärztlich geprüfte und diplomierte Personen[16] übertrug.[17] Die Frau wurde zur Hauptadressatin der Physiokraten, die ihr zugedachte ökonomische Funktion durch die Mutterrolle ideologisch überhöht.[18]

## Die Chlorosis – Renaissance einer Frauenkrankheit

*„Da sie ungemein weiß ist, so weiß, daß ihr selbst die italienische Sonne nichts anhat, so kann man wohl sagen, daß sie lange nicht hübscher gewesen ist, als eben jetzt.*"[19]

Unter den Krankheitserscheinungen, die zunehmend an Frauen diagnostiziert wurden, gewann an der Wende zum 19. Jahrhundert die Bleichsucht wieder an Stellenwert. Sie sei, so der „Arzt für das schöne Geschlecht" Silvester Mahon (1790), *„in unseren Tagen [...] in Europa ziemlich gemein, wie man sie in dem südlichen Teile desselben ebenfalls sehr häufig antrifft*".[20] Bleichsucht oder Chlorosis war Ärzten seit dem 16. Jahrhundert als abgegrenztes Krankheitsbild unter den Bezeichnungen *„Jungfernkrankheit*", *„morbus virgeneus*", *„la pale maladie*", *„la maladie des filles*", *„blasses Fieber*" oder *„green sickness*" bekannt und mit Aderlass, Diät und auch der Gabe von Cannabis zu kurieren ver-

*die Erde ist wertlos ohne den Menschen. Wertvoll ist der Mensch durch die Anzahl. Je größer an Zahl eine Gesellschaft ist, desto mächtiger ist sie im Frieden und desto mehr ist sie in Kriegszeiten zu fürchten. Ein Herrscher soll sich also um die Vermehrung seiner Untertanen ernstlich kümmern. Je mehr Untertanen er hat, desto mehr Kaufleute, Handwerker und Soldaten hat er.*" Vgl. STEINBRÜGGE, GESCHLECHT (ANM. 11)(Anm. 11) 36.

15 Die Hebammen, der einzige Frauenberuf, den die Encyclopédisten aufnahmen, werden massiv kritisiert. Sie schreiben über Missbildungen und die Grausamkeiten, die durch das Unwissen der Hebammen verursacht, das Leben von Mutter und Kind in höchstem Maße gefährdeten. „Es wäre für die Frau besser, wenn es keine Hebammen gäbe. Die Kunst der Geburtshilfe ist nur dann angebracht, wenn irgend ein Hindernis im Wege steht: Aber jene Frauen warten die Zeit nicht ab; sie zerreißen die Eihaut und holen das Kind heraus, ehe die Mutter wirklich Wehen hat." Vgl. ebda. 39.

16 Im Kapitel „Niederkunft" (Accouchement) der Encyclopédie heißen die Geburtshelfer nicht Hebammen, sondern Chirurgen. Vgl. ebda.

17 Zur Medikalisierung der Frau siehe immer noch HONEGGER, Überlegungen (Anm. 1).

18 Die Idealisierung der Mutterrolle resultierte nicht zuletzt aus der zeitgenössischen Erfahrung in Frankreich, dass im Verlauf des 18. Jahrhunderts die Zahl der Kindesaussetzungen rapide zunahm. Diderot sprach in der Encyclopédie von jährlich 5.000 Kindesaussetzungen, die er als Vergeudung von Reichtum in Form von menschlicher Arbeitskraft kritisierte. Durch eine Überhöhung der Mutterrolle und Konkretisierung der Mutterpflichten meinten die Encyclopédisten, Bevölkerungskrisen und die Krise der Familie abwenden zu können. Vgl. STEINBRÜGGE, Geschlecht (Anm. 11) 36.

19 Brief der Mutter Caroline v. Humboldts an ihren Gatten, zit. in: Irene HARDACH-PINKE, Bleichsucht und Blütenträume. Junge Mädchen 1750–1850 (Frankfurt/Main–New York 2000) 123.

20 D. Silvester Mahon's Arzt für das schöne Geschlecht, aus dem Englischen übersetzt und mit praktischen Anmerkungen und einem Register begleitet vom D. Christian Friedrich MICHAELIS (Leipzig 1790) 17.

sucht worden.[21] Sichtbare Zeichen waren eine auffallend blasse, graue, ja gelb bis grünliche Gesichtsfarbe, dunkle Ringe unter den Augen, blutleere Lippen und trockene Haut, wobei die Kranke an Menstruationsstörungen, Kopfschmerzen, Frösteln, Melancholie und unruhigem Schlaf litt. Dazu konnten sich Verdauungsbeschwerden mit Pica, Verstopfungen und Durchfall mit Erbrechen als Symptome einstellen. Zunächst galt eine Unordnung der Säfte allgemein als verantwortlich für die Schwächekrankheit, zur Mitte des 18. Jahrhunderts wurde die Ursache zusehends auf das „*Vasorum Uteri*" oder verdorbene Säfte in den Geburtsgliedern eingegrenzt. Als möglicher Auslöser der Bleichsucht galt auch „*das Übel von der Verhaltung derer Saamensäffte*", das, wenn „zulässig", mit Beischlaf kuriert werden sollte.[22]

Ab dem späten 18. Jahrhundert nahm die Bleichsucht die Qualität einer „vornehmen Krankheit" an, die junge Mädchen aus der Oberschicht zum Klientel der Ärzte machte. Der Arzt Friedrich Ludwig Meissner definierte die Bleichsucht als „*...] eine Entwicklungskrankheit des weiblichen Geschlechts, die nur ausnahmsweise [...] beim männlichen Geschlecht beobachtet wird*" und mit der „*heutigen Erziehungsweise der jungen Mädchen in den Städten in einem deutlichen Zusammenhang [steht], da sie verhältnissmässig [...] bei den Dorfbewohnern sehr selten angetroffen wird [...].*"[23]

Diese Definition führt drei Kennzeichen an, die als typische Merkmale der Bleichsucht identifiziert werden konnten: erstens die geschlechtliche Zuweisung zur Kategorie Frau, zweitens die soziale Eingrenzung auf die Oberschicht und drittens die ätiologische Klassifizierung als Entwicklungskrankheit. Per definitionem galt die junge, pubertierende Frau aus wohlhabender Familie als höchst gefährdet. Das Augenmerk der wachsamen Erzieherin und Mutter wurde insbesondere auf das rechtzeitige Eintreten und den geregelten Ablauf der „monatlichen Reinigung" gelenkt, weil darin, wie beispielhaft William Rowley in seiner „*Praktische[n] Abhandlung der Frauenzimmerkrankheiten*" warnte, der Grundstein für eine mögliche Erkrankung an der Chlorosis liege: „*Von den jungen Frauenzimmern, die eine noch angehende, oder bereits vollendete Verstopfung der Muttergefäße leiden, und noch unter dem Termine der Mannbarkeit oder nahe an denselben sind, und eine auffallende Blässe, oder sieche, fahle, grüne Farbe im Gesicht und über den ganzen Körper zeigen, und dabei eine Abneigung gegen alle körperliche Bewegung äußern, sagt man, daß ihr krankhafter Zustand in der Bleichsucht bestehe.*"[24]

Ob das Menstrualblut im Sinne der Säftelehre als überflüssiges Blut die Organisation der Säfte behinderte, ob es giftige Stoffe enthielt und den Leib von innen her verdarb, ob es als Endprodukt eines Gärungsprozesses die körperliche Befindlichkeit störte oder gar als Zeichen eines „Zivilisationsschadens" nach Jean-Jacques Rousseau[25] (1712–

21 HARDACH-PINKE, Bleichsucht (Anm. 19) 117–118.

22 Johann Heinrich ZEDLER, Grosses vollständiges Universal-Lexikon aller Wissenschaften und Künste, Bd. 19 (1739) 1613, zit. in: HARDACH-PINKE, Bleichsucht (Anm. 19) 118.

23 Ebda. 118.

24 „William Rowley's praktische Abhandlung über die Frauenzimmerkrankheiten, Nervenzufälle, das hysterische und hypochondrische Uebel, den Schlagfluß und die Lähmung, den Wahnsinn und Selbstmord nebst den nach neuen Grundsätzen eingerichteten Kurarten„, aus dem Englischen übersetzt und mit Anmerkungen versehen von Dr. Christian Friedrich MICHAELIS (Breslau 1790) 10.

25 Jean-Jacques Rousseau setzt die Menstruation mit einem Degenerations- oder Zivilisationsschaden gleich. Eine angenommene falsche Lebensweise, gekennzeichnet durch üppiges Essen, fehlende körperliche Ertüchtigung, zu strenge Sexualerziehung und anerzogene sexuelle Zurückhaltung der Frauen, führe dazu, dass die Frau menstruiere. Vgl. Waltraud WETZLMAIR-ZECHNER, Das kranke Geschlecht – Krank am Geschlecht. Das Bild der Frau im späten 19. und frühen 20. Jahrhundert aus medizinhistorischer Sicht, Diplomarbeit (Manuskript) (Graz 1998) 70.

1778) gedeutet wurde, das Blut musste auf jeden Fall den Körper in regelmäßigen Abständen verlassen. Ein Ausbleiben der Menstruation galt als Alarmsignal für eine beginnende Chlorosis. Gleichzeitig aber litten chlorotische Mädchen besonders unter dem monatlichen Blutverlust. Der entwickelte Ursachenkanon für ein Ausbleiben der monatlichen Blutung reichte von plötzlicher Erkältung über Kummer und Furcht bis zu *„widernatürliche[m] Widerstand in den Muttergefäßen"*.[26]

Eine Entwicklungskrankheit schien die Bleichsucht in zweifacher Hinsicht zu sein, einmal im Sinne eines Krankheitsbildes, das sich in der Zeit der geschlechtlichen Entwicklung einzustellen anschickte, und dann im Sinne einer Krankheit, die junge Frauen sich durch falsche Diät und ungesunde Lebensführung allmählich zuzogen, quasi selbst entwickelten und verschuldeten. Mit dieser Zuordnung wurden jene Therapiemöglichkeiten relevant, die auf die Kontrolle und Selbstkontrolle des Individuums abhoben, also auf die Lebensordnung verwiesen. Eine Vielzahl von Verhaltensmaßregeln für junge Mädchen, etwa die sorgfältige Auswahl der Speisen[27], die leicht sein und nicht reizen sollten, frühes Aufstehen, ausgedehnte Spaziergänge und ganz allgemein körperliche Bewegung sollten für eine Balance des Lebens sorgen.

*„Die verderbliche Müßigkeit! sie ist es, welche so viele Schöne in den Städten schwach, blaß und kränklich macht. Sie ist es auch, durch die in den zarten Körpern eine ohnmächtige Ungesundheit, oder die sogenannte Jungfernkrankheit veranlaßt wird!"*[28]

Die zeitgenössische Kritik an der untätigen Oberschicht[29] verband sich mit bürgerlichen Vorstellungen von einem nützlichen, selbstverantworteten Leben. Der Mäßigkeitsimperativ[30] verlangte die Kontrolle der Leidenschaften: Zorn, Wut, Trauer und Verliebtsein – die Bleichsucht führte auch den Namen „*Liebesfieber*" – sollten tunlichst vermieden, heftige Gefühle durch Zerstreuung des „Geistes" beruhigt werden. Dem „verweichlichten", „femininen", „unbeherrschten" und „kränklichen" Körper der (bleichsüchtigen) Frauen wurde der kontrollierte, nützliche (männliche) „Leistungskörper" gegenübergestellt. Krankheit war nicht mehr Ergebnis eines von außen oder oben gelenkten, damit unbeeinflussbaren Schicksals, sondern Folge falscher Lebensführung, falscher Diät, lag mithin in der individuellen Verantwortung. Das an Gesundheitsimperativen orientierte Leben kennzeichnete das aufklärerische Prinzip des nützlichen Lebens.[31] Mit der Regulierung und Disziplinierung des Lebensstils im Körperlichen korrespondierte die Vorstellung sexueller Diszipliniertheit. „Sexuelle Ausschweifungen", insbesondere Onanie, seien der größte Schaden für eine gesunde Entwicklung. Judith Bösch meinte treffend, dass in *„den Jahren zwischen 1770 und 1790 [...] eine ganze Generation unter der*

26 Ebda.

27 Für chlorotische Mädchen entwickelten die Ärzte Diätpläne sowohl für magere wie für „dicke" Bleichsüchtige: Der Speiseplan führte vor allem Kohlehydrate und fetthaltige Speisen an, die in kleinen Mengen regelmäßig einzunehmen waren: „Braten vom Rindfleisch und Kalbfleisch, auch englisch zubereitete, halbrohe Beefsteaks, Schinken, Braten von Hirsch, Reh, Hase, Feldhuhn, Birkhuhn, Krammetsvogel, Haselhuhn ..." Diese Speisen dürften für viele Frauen und Mädchen allerdings nicht verfügbar gewesen sein. Vor allem aber wurde von Gewürzen abgeraten, welchen eine aphrodisierende Wirkung nachgesagt wurde. Vgl. WETZLMAIR-ZECHNER, Geschlecht (Anm. 25) 98.

28 HARDACH-PINKE, Bleichsucht (Anm. 19) 118.

29 Die Untätigkeit der Oberschichtfrauen wird in Bezug auf die Menstruation immer wieder kritisiert. Die „stubenhockenden, blutarmen" Frauen des Bürgertums wären durch das Fehlen jedweder körperlicher Anstrengung, durch ihr „Wohlleben" wie die diversen Vergnügungen, die eine Stadt bietet, eher disponiert, an Menstruationsstörungen zu leiden als die Landbewohnerinnen, die sich regelmäßig an der guten Luft körperlich stärkten. Vgl. WETZLMAIR-ZECHNER, Geschlecht (Anm. 25) 79–80.

30 Mäßigung in der Lebensführung avancierte nicht zuletzt durch die zahlreichen Artikel der Enzyklopédisten zu einer „Verständigungsformel" über die im bürgerlich-aufgeklärten Verständnis der Zeit geltenden Tugenden, die dem adeligen Verhaltenskodex diametral entgegenstanden. Der Tugendkatalog enthält einen neue Begrifflichkeit von „Arbeit", die scharf vom „Müßiggang" getrennt wird und dem Nützlichkeitsverständnis der Aufklärer entsprach. „Der Müßiggang steht im Gegensatz zu den Pflichten des Menschen und des Bürgers, dessen Aufgabe im Allgemeinen darin besteht, zu etwas nütze zu sein und im Besonderen, sich der Gesellschaft, deren Mitglied er ist, nützlich zu erweisen. Niemand kann von dieser Pflicht entbunden werden, weil sie von der Natur auferlegt ist." Vgl. STEINBRÜGGE, Geschlecht (Anm. 11) 34.

31 Ein illustres Beispiel für die umfassenden „Lebensregeln" der Aufklärung siehe die 1796 erschienene „Makrobiotik" von Hufeland. Vgl. auch Jens LACHMUND/Gunnar

*versprachlichten Onanie-Angst sozialisiert und sexualisiert*“[32] worden sei. Für Michel Foucault eröffnete die Anti-Onanie-Kampagne eine der vier Angriffsfronten des am Ende des 18. Jahrhunderts entstehenden Sexualitätsdispositives, Ludger Lütkehaus bezeichnete sie als regelrechte Inquisition.[33]

Das englische Werk „Onania“, 1710 in London anonym erschienen, brachte zunächst nur zögernd eine Anti-Onanie-Kampagne in Gang[34], die erst 1775 durch die deutsche Übersetzung des Werkes des französischen Arztes Tissot[35] zu einer expansiven Rezeption des Onaniediskurses führte. Onanie wurde schlagartig als krankheitserzeugendes Laster und Übel in die physikalisch-medizinische Säftelehre eingebaut. Onanie gefährde aber nicht nur die Harmonie der Säfte, sie galt als besonders schädigend für schwächliche oder empfindliche (weibliche) Körper.

„*Es gibt mir dieß zur nützlichen Anmerkung Anlaß*“, warnte der Arzt Börner, „*daß die nur beschriebenen Krankheiten schwächliche und zärtliche Körper heftiger und zeitlicher treffen, als solche, die von Jugend auf eine harte Natur gehabt. Aus dieser Ursache leidet das weibliche Geschlecht sehr bald, wenn es sich wie Mannspersonen strafbar vergißt. Weibspersonen sind weit zärtlicher, weit empfindlicher und weit schwächer, als die Ihnen oft eigne und natürliche Munterkeit anzeiget, sie kommen daher in dieser Ausschweifung nicht weit, ohne durch verschiedene Zufälle aufgehalten und entkräftet zu werden, die krampfartigen Zusammenziehungen, welche dieses Geschlecht besonders empfindet, werden dadurch herbei gelocket, und wachsen zu hysterischen mit stärksten Traurigkeit verbundenen Zufällen an, ohne daß Aeltern und Aerzte die wahre Ursache argwohnen*“ [36]

Zum Onaniediskurs sind in den letzten Jahren einige interessante Publikationen erschienen, weshalb hier dieses Thema nicht weiter ausgeführt und lediglich auf die neueren Arbeiten von Corinna Wernz[37] 1993, Franz X. Eder 1994[38], Roy Porter und Lesley Hall [39] 1995, Isabel V. Hull [40] 1996, Waltraud Wetzlmair-Zechner[41] 1998 und Judith Bösch [42] 1999 verwiesen wird.

Die gesellschaftliche Ächtung der Onanie wurde medizinisch begründet. Als Krankheit schien sie wie ein Fieber, von England ausgehend, die jungen Menschen zu verderben, körperlich wie geistig zu schwächen, Bleichsucht, Hysterie, Erblindung, Rückenmarkschwund, Gehirnerweichung, Unfruchtbarkeit und Schwindsucht nach sich zu ziehen. Man entlarvte das „schändliche Treiben“ durch Beobachtung und Kontrolle, das Gesicht der Onaniekranken verrate die Sünde: Die Augen seien matt, unstet und schwach, häufig gerötet und mit einem blauen Rande umgeben, schmerzend feucht und niedergeschlagen, die Haut wirke fahl, alt und eingefallen, körperliche Müdigkeit zeichne die Ge-

STOLLBERG, Patientenwelten. Krankheit und Medizin vom späten 18. bis zum frühen 20. Jahrhundert im Spiegel von Autobiographien (Opladen 1995) 39 und Alfons LABISCH, Homo Hygienicus. Gesundheit und Medizin in der Neuzeit (Frankfurt/Main–New York 1992), besonders das Kapitel „Die physische und moralische Gesundheit des aufgeklärten Bürgers: Christoph Wilhelm Hufeland“ 99–104.

32 Siehe Judith BÖSCH, Von Furien und Eunuchen. Geschlechterverwirrungen im Sexualitätsdiskurs des 18. Jahrhunderts, in: Geschlechterbild und Frauenrealität im 18. Jahrhundert. Perspektiven österreichischer Forschung, Wien 10.–11. Juni 1999, nicht paginiert.

33 Ebda.

34 Etwa „Onania„, oder die Sünde der Selbstbefleckung (Leipzig 1765).

35 A. TISSOT, Von der Onanie, oder Abhandlung über die Krankheiten, die von der Selbstbefleckung herrühren, nach der vierten beträchtlich vermehrten Ausgabe (Eisenach 1785).

36 Ch. F. BÖRNER, Der in den üblen Folgen der Selbstbefleckung und andern damit verbundenen oft unheilbaren Zufällen sich rathende Arzt (Leipzig 1769), zit. in: Margita LIPPING, Bürgerliche Konzepte zur weiblichen Sexualität in der zweiten Hälfte des 18. Jahrhundert Rekonstruktionsversuche am Material medizinischer und pädagogischer Texte, in: Johanna GEYER-KORDESCH/Annette KUHN (Hg.), Frauenkörper, Medizin, Sexualität. Auf dem Wege zu einer neuen Sexualmoral (Düsseldorf 1986) 28–42, hier 33.

37 Corinna WERNZ, Sexualität als Krankheit. Der medizinische Diskurs zur Sexualität um 1800 (Frankfurt/Main 1993)

38 Franz X. EDER, Die Erfindung der „Onanie“ im späten 18. Jahrhundert, in: Beiträge zur historischen Sozialkunde 2/94.

39 Roy PORTER/Lesley HALL, The Facts of Life. The Creation of Sexual Knowledge in Britain, 1650–1950 (New Haven/London 1955).

40 Isabel V. HULL, Sexuality, State, and Civil Society in Germany, 1700–1815 (Ithaca/London 1996).

41 Waltraud WETZLMAIR-ZECHNER, Geschlecht (Anm. 25).

42 BÖSCH, Furien (Anm. 32).

sichtszüge. Die Verdauung der Onanisten sei gestört und unregelmäßig (irregulär), die Stühle aber immer sparsam. Der Körper werde zusehends schwächer und bringe heftige Schweiße hervor, die Atmung sei beklommen und von kurzem, trockenem Husten begleitet.[43] Bleichsüchtige wie Schwindsüchtige kamen durch diese Kennzeichnung der sichtbaren Veränderungen sehr leicht in den Verdacht, Selbstbefleckung zu betreiben, ähnelten diese Zeichen doch sehr den Symptomen der Chlorosis und Schwindsucht.

Die Vorstellung aber, das Übel der Onanie könnte auch bei den Mädchen zunehmen[44], provozierte und demaskierte jene, welche, von der Idee der natürlichen Schamhaftigkeit der Frau ausgehend, die Begehrlichkeit des weiblichen Geschlechtes allein auf den Mann bezogen und weibliche Lust funktional an die Fortpflanzungstätigkeit[45] binden wollten.

*„Zu keiner Zeit ist diese Krankheit unter dem weiblichen Geschlecht allgemeiner, als zu der unsrigen, gewesen. Vermuthlich aus keiner anderen Ursache, als weil das Laster der Selbstbefleckung sich unter dem anderen Geschlecht von Tag zu Tag immer mehr und mehr ausbreitet.“*[46]

Zu Ende des 19. Jahrhunderts verschwand die Verbindung Chlorosis-Onanie allmählich, genauso die Idee, die Bleichsucht konzentriere sich auf die städtische Oberschicht. Nicht selten wurde nun berichtet, dass zunehmend Mädchen bäuerlicher und proletarischer Herkunft Zeichen von Chlorosis zeigten und auch Männer bleichsüchtig werden könnten. Ungeachtet dessen hielt sich die Verknüpfung mit dem Sexuellen, die Zuschreibung auf das weibliche Geschlecht, bis nach dem Ersten Weltkrieg. In einem mehrbändigen Handbuch zur „Biologie und Pathologie der Frau“ schrieb Hans Guggisberg noch 1924:

*„Die Chlorosis ist eine Erkrankung des weiblichen Geschlechts in den Entwicklungsjahren, die auf eine Störung der Blutbildung, namentlich der Hämoglobinbildung führt und toxische Momente vermissen läßt. [...] Es handelt sich [...] bei der Chlorose um eine specifisch weibliche Erkrankung, um ein pathologisches Sexualmerkmal des weiblichen Geschlechts.“*[47]

Die Vorstellungen, Deutungen von und die Urteile über Bleichsucht können – vielleicht ähnlich der Hysterie – paradigmatisch für die Konzipierung des weiblichen Körpers wie für die Durchdringung bürgerlicher Regelvorstellungen von einer sinnvollen und nützlichen Lebensführung gelesen werden. Das Konzept der Bleichsucht genügte zwar den zeitgenössischen ästhetischen Geschmacksvorstellungen, sie stellte aber auch die Soziabilität bürgerlicher Frauen über Jahrhunderte in Frage.

43 Jacques Louis DOUSSIN-DEBREUIL, Die Lungensucht, ihre gewöhnlichen Veranlassungen und was man zu thun habe, um ihr im Entstehen vorzubeugen, ihren gefahrdrohendsten Ausbruch zu verhüten, und sie richtig zu behandeln. Für Ärzte und Nichtärzte, deutsch herausgegeben von Carl FITZLER (Illmenau 1826) 32.

44 Siehe dazu LIPPING, Konzepte (Anm. 36).

45 Interessant hierzu ist ein Kommentar des französischen Arztes Jacques Louis DOUSSIN-DUBREUIL, der im Zusammenhang mit weiblicher Selbstbefriedigung erörterte, wie schwer es auch ihm gefallen sei, weibliche Onanie zu beschreiben: *„Eine sehr berühmte Erzieherin, mit der ich mich mündlich über die Nachtheile besprochen hatte, die die Selbstbefleckung herbey führt, und der ich zugleich den Plan der von mir beabsichtigten Schrift, über diesen sehr wenig beachteten Gegenstand mitgetheilt, schrieb mir einige Tage nachher, sie könne nicht glauben, daß auch Personen ihres Geschlechtes jenen versteckten Laster sich preisgeben würden, und bat mich daher, der Möglichkeit eines solchen Verbrechens von seiten ihres Geschlechtes nicht zu gedenken.* [Auch mir] *schien das gefährlich und den Gesetzen der Schamhaftigkeit entgegen.“* Vgl. DOUSSIN-DEBREUIL, Lungensucht (Anm. 43) 27.

46 K. SICHERER, Kurzer und nöthiger Unterricht von den schädlichen Folgen der Befleckung in Absicht auf die Gesundheit, als ein höchst nützlicher Anhang zu dem englischen Buche Onania (Leipzig 1779), zit. in: LIPPING, Konzepte (Anm. 36) 32.

47 Siehe Hans GUGGISBERG, Die Chlorose, in: Josef HALBAN/Ludwig SEITZ (Hg.), Biologie und Pathologie des Weibe Ein Handbuch der Frauenheilkunde und Geburtshilfe 3 (1924) 255–280, zit. in: WETZLMAIR-ZECHNER, Geschlecht (Anm. 25) 97.

## Die Schwindsucht: die Inventarisierung der schwächenden Faktoren

„Ich huste unaufhörlich! Doch, oh Wunder, weit davon entfernt, mich häßlich zu machen, verleiht mir das ein schmachtendes Aussehen, das sehr kleidsam ist.“ (Maria Bashkirtshev 1887 im *Journal)*[48]

Anders als bei der Bleichsucht, die bis in unser Jahrhundert als pathologisches Merkmal auf Frauen bezogen blieb, konnte die Schwindsucht laut herrschender Lehrmeinung beide Geschlechter heimsuchen – auch wenn einer Reihe von Ärzten zu Beginn des 18. Jahrhunderts Frauen als besonders disponiert galten. Argumente wie schwächere Körperkonstitution, der stetige Einfluss des Geschlechtsapparates, die Sensibilität der Nerven, eine unordentliche Lebensweise und nicht zuletzt die Tyrannei der Mode wurden angeführt, um die außerordentliche Bedrohtheit der jungen „Geschöpfe“ zu erklären.

*„Zu den traurigsten und bemitleidenswertesten Fällen, denen der Arzt in seiner Praxis begegnet, gehören ohne Zweifel das schnelle und frühzeitige Dahinschwinden der Jugend bei beiden Geschlechtern, insbesondere aber bei den weiblichen. Die Zartheit der weiblichen Constitution im Vergleich zu der des Mannes, die Feinheit ihres Körperbaues, ihr zurückgezogenes, häusliches Leben und die Empfänglichkeit ihres Gemüths, Alles trägt dazu bei, sie zur Zielscheibe der tödtlichen Pfeile dieser Krankheit zu machen. Es gibt keinen traurigeren Anblick als solch ein weibliches Wesen, das, nahe an der Grenze des ehelichen Glücks, sich hülf- und ahnungslos dem unerbittlichen Geschicke unterwerfend, und noch reizend und liebenswürdig bis zum letzten Hauche seines Lebens, wie eine hinwelkende, schon in der Knospe geknickte Blume dahinstirbt. Es gibt aber, außer der Zartheit der Constitution, auch noch andere Ursachen, welche bei dem weiblichen Geschlechte die Empfänglichkeit für diese Krankheit auf eine fürchterliche Weise erhöhen. Die Form ihres Anzuges, so wie die phantastischen Gesetze der Mode, welche die freien und anmuthigen Conturen des Körpers, wie sie die Hand der Natur zog, in eine eckige Wespengestalt umwandeln zu wollen scheinen, einer Gestalt, die der zarten Bildung ihres Körpers eben so nachtheilig als dem Auge widerlich ist, sind schon oft als eine furchtbare Quelle von Krankheiten aufgeführt worden […].“*[49]

Bleichsucht und Schwindsucht hatten in den zeitgenössischen Schriften korrespondierende Ursachen, in der Hierarchie der verderblichen Krankheiten aber stand die Schwindsucht über der Bleichsucht, ja Schwindsucht konnte aus Bleichsucht direkt entstehen und zum Tode führen und dies im jungen Erwachsenenalter:

*„Bei der Bleichsucht leidet die Brust vorzüglich […] dazu kommt noch, daß in dieser Krankheit das Blut öfters, anstatt jeden Monat den gewöhnlichen Weg zu nehmen, jenen der Lunge einschlägt.“*[50]

48 Maria BASHKIRTSHEV im Journal 1887, das nach dem Tod der 24-Jährigen veröffentlicht wurde; zit. in: Susan SONTAG, Krankheit als Metapher, aus dem Amerikanischen von Karin Kersten und Caroline Neubaur (München–Wien 1978) 35.

49 Franz Hopkins RAMADGE, Die Lungenschwindsucht ist heilbar, oder Entwicklung des Prozesses, den Natur und Kunst einzuschlagen haben, um diese Krankheit zu heilen; nebst Empfehlungen einer neuen und einfachen Heilmethode, aus dem Englischen übersetzt von Carl Hohnbaum (Hildburghausen–Amsterdam–New–York [2]1835) 12.

50 Bernhard LAUBENDER, Allgemeines Noth- und Hülfsbüchlein für Lungenschwindsüchtige und die, welche es nicht werden wollen, zweiter Theil (Leipzig 1802) 67.

Die Schwindsucht galt wie die Bleichsucht bis zur Mitte des 19. Jahrhunderts als Krankheit der Jugend und als Krankheit der Oberschicht wie des Bürgertums. Man zählte sie sehr lange zu den Erbkrankheiten, die in den Oberschichten wütete und auch die Reichen und Mächtigen nicht verschonte. Die Betroffenheit der Unterschichten und noch mehr der Kinder wurde lange übersehen.

Noch zu Ende des 18. Jahrhunderts besaß die Schwindsucht nur ein unspezifisches Krankheitsbild.[51] Man erkannte sie am Husten, an einem schleichenden, anhaltenden Fieber, an Schweißausbrüchen, Atemnot, Gewichtsverlust – doch an keinem eindeutigen, nur ihr eigenem Symptom.[52] Die Vorstellungen von der Lungenschwindsucht stützten sich auf drei Verfahrensweisen: auf die „*Offenbarungen des Körperinnern auf dem Seziertisch, auf die statistischen Konvergenzen der massenhaften Beobachtungen und auf die Tiefenschärfe fokussierter Anamnesen. […] – die besonderen anatomischen Abweichungen seines Körpers, seine Lebensführung, seine kleinen Geheimnisse, die Lebensführung seiner Vorfahren, sein Stammbaum; in jede Falte und in jeden Winkel dringt der ärztliche Blick ein, […] die Ärzte beschäftigen sich mit der Inventarisierung aller schwächenden Faktoren, die sich in der Lebensführung des Erkrankten auffinden lassen.*“[53]

Mit den ärztlichen Beobachtungen entstand das Bild des „phtisischen Habitus“, die Imagination eines Risikokörpers, der sich durch eine allgemein „eigenthümliche Körperbildung“, einen langen Hals, schlanken Leib und dünne Extremitäten, eine enge Brust, hohe Schultern, zarte durchsichtige Hautfarbe, schwache Stimme, „große Reizbarkeit“ verriet.[54] Ebenso ließen hohe Schultern, „abstehende Schulterblätter“, ein „längliches Gesicht mit stets begränzt rothen Wangen“, „reine Milchfarbe der Zähne“, „feine, weiße Haut, blonde Haare, die Merkmale des sanguinischen Temperaments, [und] glückliche Geistesanlagen“ einen tuberkulösen Körperbau ahnen[55]. Geschwächte und blutarme Körper zeigten in der Einschätzung der Ärzte aber eine besondere Disponiertheit. Ähnlich wie bei der Bleichsucht warnten sie vor übermäßigem Blutverlust bei der Menstruation ebenso wie vor einem krankhaften Ausbleiben der Regel. Ein hoher Blutzoll entzog dem Körper die zum Leben notwendigen Substanzen, ein Fehlen der monatlichen Reinigung hingegen galt als Alarmsignal für eine beginnende Schwindsucht. Wieder gingen die Mediziner davon aus, dass die monatliche Reinigung durch eine unordentliche Lebensweise unterdrückt werde, wodurch das Blut dann zwangsläufig seinen Weg zu den Lungen nehmen müsse und so die Respirationsorgane schädige und schwäche. Die Vorstellung, das Blut müsse, wenn nicht regelmäßig über die Geschlechtsorgane abgeführt, auf anderem Wege aus dem Körper gelangen, erscheint regelmäßig in den zeitgenössischen Krankengeschichten.[56] Ein typisches Beispiel derartiger Anamnesen ist folgende vom Arzt Benignus Canella Ende des 18. Jahrhunderts verfasste Aufzeich-

51 Das Krankheitsbild der Schwindsucht, die vielerorts auch als Abzehrung bzw. Auszehrung bezeichnet wurde, blieb bis zum Nachweis des Tuberkuloseerregers durch Robert Koch unscharf und vieldeutig. 1784 unterscheidet der churfürstliche Hofmedicus M. J. Marx mindestens vier verschiedene und abgrenzbare Arten der Schwindsucht: 1. die Auszehrung der Kinder, die allgemein „Dörrsucht“ genannt wird, und durch eine Verstopfung des „Gekröses“ ausgelöst wird, 2. die Abzehrung der alten Leute, die mit einem schleichenden Fieber auftritt und durch die „Auflösung“ und „Schärfe“ der Säfte und damit eine „Vertrocknung“ der festen Teile herbeiführt, 3. Die Abzehrung des Körpers, die durch „auszehrende“ Fieber verursacht wird und durch einen Mangel an „klebrigen, schlüpfrigen, lymphatischen und wässrigen Feuchtigkeiten“ zum Grunde hat, oder von einer Verletzung oder durch ein Geschwür im Unterleib oder aus langwierigen und alten Geschwüren der äußeren Gliedmaßen entstehen kann. Sie kann auch entstehen, bei „Leuten, die an einer würklichen venerischen oder scorbutischen Schärfe und Unreinigkeit der Säfte krank gelegen“, wie auch bei Leuten, die von „trockenen, hitzigen und lebhaften Temperamente, lang und mager sind, wenige feuchte und schlüpfrige Feuchtigkeiten haben, wenig schlüpfrige Nahrungsmittel genießen, sondern Liebhaber von trocknen, gewürzten, salzigen Speisen und hitzig starken Getränken sind“. 4. diejenige „Abzehrung des Körpers, bei der keine Schweisse, kein geschwinder Puls oder fieberhafte Hitze“ am Anfang sind aber die „Nerven des Magens“ zu einer ständigen Reizung der Säfte hervorbringen. Vgl. M. J. MARX, Abhandlung von der Schwind-Lungensucht und den Mitteln wider dieselbe (Hannover 1784) 3–6.

52 Günther Landsteiner/Wolfgang Neurath, Krankheit als Auszeichnung eines geheimen Leben Krankheitskonstruktion und Sexualität anhand der Lungentuberkulose um 1900, in: ÖZG 5 (1994) 358.

53 Ebda. 360.

54 RAMADGE, Lungenschwindsucht (Anm. 49) 13.

55 L. RAUDNITZ, Die zuverlässige Heilung der Brust- und Lungenübel. Praktische Abhandlung über die Lungenschwindsucht (Leipzig 1850) 14.

56 Die Menstruation war nach herrschender Lehrmeinung nicht für alle Frauen gleichermaßen belastend. Die Lebensführung, die Rasse und die so-

nung, in der er sich auf Hippokrates berief und die in der Bevölkerung gewählten (eigentlich zugänglichen) Heilverfahren ebenso wie die Lebensart der Landbevölkerung kritisierte:

*„Elisabeth Benoni, ein achtzehnjähriges Landmädchen, von einem gallichten, trocknen, sehr lebhaften Temperament, führte, da sie in Diensten war, eine sehr unordentliche Lebensart; der Monathsfluß kam in Unordnung, und blieb endlich aus. Sie bekam nun Kopfschmerzen, periodische Ausflüsse, und Augenentzündungen, Magenbeschwerden, Herzklopfen, Beängstigungen u.s.w. Ihre Frau sowohl als auch ihre Mutter und andere Personen riethen ihr hitzige, reitzende, geistige, monathflußreibende, und aus Eisen bereitete Arzneyen, worauf aber die Kranke nicht nur keine Besserung verspürte, sondern vielmehr die Brustbeschwerden und der Husten zunahmen, unter Tags zuweilen eine ungewöhnliche Hitze sich einstellte, und so die Lungensucht mit langsamen Schritten herannahte. Sie kehrte in ihre Heimat zurück, wo sie nach Art der Landleute grobe, schwerverdauliche Nahrungsmittel genoß, und auf die Vorschrift des Herrn Salvadori heftige Bewegungen des Leibes bis zur Ermüdung sich überließ, keine Wahl der Speisen beobachtete, geräuchertes Fleisch aß, sogar Wein und Brandtwein trank, und überhaupt die Salvadorische Methode getreu befolgte. Sie zog auch noch einen anderen Quacksalber zu Rath, dessen Vorschriften ebenfalls auf den Genuß des Weins, auf Leibesbewegung, und zu Essen, was ihr beliebt, hinausliefen. So nahm das Uebel überhand. Die Kranke bekam ein anhaltendes Fieber, eine brennende Hitze, ein anhaltendes beschwerliches Athemholen, eine Beklemmung der Brust, einen heftigen Husten, und einen eitrichten Auswurf, mit Durchfall und Schweis. In diesem Zustand fand ich diese Kranke, als sie mich rufen ließ, wo schon an keine Hülfe mehr zu denken war, und der Tod, wie ich vorhersagte, in wenigen Tagen erfolgte.Mit allem Rechte leitete Pitcarn […] die Lungenentzündung, und die darauf folgende Lungensucht von solchen Ursachen her, die im Umlauf des Blutes durch die Lungen hemmen, unter die besonders die unterdrückte monathliche Reinigung gehört; wie schon Hippokrates, und wer immer der Verfasser des Buches von den Frauenkrankheiten, […] seyn mag, angemerkt hat.“*[57]

In einem geringeren Ausmaße galt der „weiße Fluß“ bei Frauen, der dem Auswurf Schwindsüchtiger sehr ähnelte und in der Logik der Humoralpathologie aus der Unterdrückung der Hautausdünstungen entstand, als krankheitsfördernd.

Der Arzt Doussin-Dubreuil beschrieb in seiner Abhandlung über die Lungensucht eine 37-jährige Patientin, die sehr unter dem „weißen Flusse“ litt und sich von einem „Medikaster“ durch Einspritzungen kuriert glaubte, nach Abklingen der Krankheit aber feststellen musste, dass sich nach der Kur der Fluss den Weg zu den Lungen gesucht hatte:

ziale Stellung der Frau entschieden darüber, wie geregelt und wann die Menstruation eintrat. Frauen aus „höheren Klassen“ würden nach Kisch „ungleich häufiger mit irregulärem Typus“ menstruieren. Die größere Nervosität, durch die „mehr minder labile Beschaffenheit [des] Nervensystems“ wären ursächlich dafür verantwortlich, während Bäuerinnen und landwirtschaftliche Arbeiterinnen durchwegs beschwerdefrei blieben. Vgl. WETZLMAIR-ZECHNER, Geschlecht (Anm. 25) 77–82.

57 Aus: Benignus CANELLA, Wahrnehmungen über die Ursachen, die Beschaffenheit, und die Heilart der Lungensucht, aus dem Italiänischen übersetzt, mit Zusätzen und Bemerkungen von Joseph LYEREL (Wien 1795) 27–28.

*„Meine Haut, die früher sehr weich war, ist jetzt ganz dürr und trokken; [...] mein Auswurf ist, wenn schon nicht besonders kopiös, gleich wohl sehr dick, und sieht wie die Materie meines weissen Flusses aus.“*[58]

Mehr als die Bleichsucht eignete sich die Schwindsucht als reales Angstbild zur Regulierung der Lebensführung, insbesondere von Frauen. Frauen seien schwerer zu heilen, also müssten sie genauer den vorgeschriebenen Regeln zur Genesung folgen als Männer:

Er müsse *„in Bezug auf Kranke vom zweiten Geschlechte Vorsicht anrathen, indem ihm diese, ohnehin schon zu beschränkende Freiheit, noch spärlicher zugemessen werden muß. Der Unterschied, dem sowohl die physischen als moralischen Kräfte begründen, erfordert eine genaue Berücksichtigung dieses Punktes.“*[59]

Ähnlich der Bleichsucht wurden sexuelle Praktiken, insbesondere die Selbstbefriedigung, in einen ursächlichen Zusammenhang mit dem Ausbrechen einer Schwindsucht gebracht. Onanie schwäche den Körper, störe die Harmonie der Säfte[60] und beeinträchtige die Atmung.

*„Wie viele junge Leute“* so Portal *„sind nicht ein Opfer ihrer unglücklichen Leidenschaft geworden! Die Ärzte sehen täglich Individuen, die blödsinnig oder in physischer oder moralischer Hinsicht dermaßen entnervt sind, daß sie nur noch ein unglückliches Dasein hinschleppen; andere kommen in Marasmus um und mehrere an einer wahren Lungenschwindsucht!“*[61]

Selbstbefriedigung[62] und allgemein rege geschlechtliche Betätigung schwächten nach gängiger Vorstellung nicht nur junge Frauen, auch Junggesellen und Ehegatten galten als höchst gefährdet, Opfer der wiederholt betriebenen Selbstschwächung zu werden. Dahinter verbarg sich die Vorstellung, die verschwendeten Samensäfte könnten nicht ersetzt werden und schlechte Samen nur kranke und schwache Kinder zeugen.

*„Ich will hier nur auf das Laster der Wollust aufmerksam machen, welches auf mehr, als auf einem Wege am Ende zum Verderben führt. – Und außerdem, daß ein solcher Wollüstling sich selbst frühzeitig muthwilligerweise ins Grab stürzt: so zeugt auch derselbe nur schwächliche und kränkliche Kinder.“*[63]

Mäßigung in sexueller Hinsicht sollte nicht nur zur Verhütung einer Lungensucht zu den gesundheitlichen Imperativen des Bürgertums zählen, Schwindsüchtige, so ein praktischer Arzt in Wien, wären ganz allgemein viel mehr als Gesunde geneigt, dem Geschlechtstriebe nachzugeben. Eine mäßige Lebensweise und sittlich einwandfreie Tugenden wurden zur „Diät“, zur Voraussetzung einer Genesung:

58 Vgl. DOUSSIN-DUBREUIL, Lungensucht (Anm. 43) 59.

59 RAMADGE, Lungenschwindsucht (Anm. 49) 52.

60 Bernhard Laubender, Verfasser des „Noth- und Hülfsbüchleins für Lungenschwindsüchtige„, erklärte die Folgen der Verschwendung der Säfte, insbesondere des Blutes folgendermaßen: *„Es ist auch sehr leicht zu begreifen: den das Blut enthält die Stoffe, durch welche die täglich verloren gehenden Theilchen wieder ersetzt werden, – mit einem Worte – das Blut stehet dem Geschäfte der Ernährung und Befestigung der Organisation vor; wie sehr aber durch seinen Verlust der gesamte Körper, besonders aber die ohnehin so zart gebauten Lungen geschwächt werden müssen, sieht jeder von selbst ein. [...] Nun urteile man über den verderblichen Gebrauch der Aderlasse – die man gewöhnlich aus dem irrigen Wahne anwendet, um die bevorstehende Lungensucht zu verhüten!“* Vgl. LAUBENDER, Noth- und Hülfsbüchlein, zweiter Theil (1802) 63.

61 Von der Onanie und den übrigen Verirrungen des Geschlechtstriebe Für Ärzte und Nichtärzte von Dr. Leopold DESLANDES, nach dem Französischen von Dr. I.N. SCHENCK (Leipzig 1835) 143.

62 In der Erklärung Portals wären die bei der Selbstbefleckung entstehenden Frictionen für die Entstehung der Lungensucht verantwortlich: *„Ohne Zweifel können Frictionen bei jungen Leuten verschiedenen Geschlechts Wirkungen hervorbringen, die sich bald in den Geschlechtsteilen äußern, und Pollutionen erregen, die umso gefährlicher sind, je öfter sie entstehen und je schwächer die Personen sind. Auch bei nicht in dem Maße fortgesetzten Frictionen leiden die Lungennerven ohne Zweifel mit. Das Zwerchfell befindet sich dabei in angestrengter Zusammenziehung; die Respiration wird kurz; die Lungengefäße füllen sich an; in Drüsen und das Zellgewebe der Lunge ergießt sich die stockende Lymphe und daraus entstehen endlich Tuberkeln, die gewöhnlich vor dem Tode in Eiterung übergehen.“* Vgl. Anton PORTAL,S Beobachtungen über die Natur und Behandlung der Lungenschwindsucht, aus dem Französischen mit Anmerkungen von Georg Friedrich MUEHRN, I (Hannover 1799) 301.

63 Gründliche Heilart der Lungenschwindsucht für Ärzte und Leidende an dieser Krankheit. Nebst Anweisungen wie sich diese Kranken im Essen, Schlafen, Gehen, Reiten, Fahren, Rei-

„*Ausschweifungen im geschlechtlichen Genusse: Lungensüchtige sind durch die mehr oder weniger stete Aufgeregtheit ihrer Nerven mehr als Andere zu Ausschweifungen im geschlechtlichen Genusse geneigt, um so mehr müssen sie aber diese Leidenschaft im Zaume halten, da sie sonst selbst ihr Leben verkürzen. Mäßigung aller Leidenschaften, ein sittlich guter Lebenswandel, Vermeidung aller Liebeshändel und ein heiterer und fröhlicher Sinn, tragen unstreitig zum Gelingen der Kur, zur Erhaltung des Lebens bei, Wollust ist hier ein Freudenbecher, aus dem sie nur Zerstörung der Gesundheit und des Lebens trinken!*“[64]

Wie gesagt, die Bedrohung durch Schwindsucht galt für beide Geschlechter, doch für die Frauen konzipierten Pathologen eine spezielle, besonders grausame, weil rasant verlaufende Form: die hysterische Schwindsucht. Der französische Anatom und Chirurg Anton Portal erklärte hysterische Beschwerden zur Basis für das Entstehen einer Lungensucht.[65] „*Man kann annehmen*“ so Portal, „*daß bei den Weibern die Nerven durch die Wirkung des Uterus sehr häufig afficiert werden.*“[66]

Die Beziehung der Schwindsucht zum Sexuellen stellte auch der Engländer Franz Hopkins Ramadge[67], Arzt im Hospital of Consumption in London, her. Entgegen zeitgenössischer Empfehlungen pries er aber den „heilsamen“ Einfluss der Schwangerschaft[68] auf den Heilungsprozess bei lungensüchtigen Frauen und meinte:

„*Obgleich es gegen Malthus's Lehre streitet, so stimmt es doch mit den Gesetzen der Natur überein, und kann auch als eine besondere Dispensation derselben angesehen werden, und deshalb stehe ich auch nicht an, es als meine Ueberzeugung auszusprechen, daß zuweilen bei dem weiblichen Geschlechte die drohende oder schon wirklich ausgebrochene Lungenschwindsucht durch zeitige Befolgung des schon der Eva im Paradies bekannten Naturgesetzes - nämlich durch die Ehe verhütet werden könne. [...] Ich denke, man wird es nicht auffallend finden, daß ich nach solchen wiederholten Erfahrungen über die glücklichen Folgen des schwangeren Zustandes, seit mehreren Jahren unverheirathete Frauenzimmer, die an der Lungensucht leiden, auf den Nutzen oder vielmehr auf die Nothwendigkeit zu heirathen aufmerksam zu machen wage, vorausgesetzt, daß gegenseitige Neigung vorhanden ist, um auf eine glückliche Verbindung rechnen zu können.*“[69]

Für die Frauen werden die Ehe[70] und die zu erwartenden Schwangerschaften zu Hüterinnen der Gesundheit. Diese Empfehlung ist in der Logik der Mediziner geradezu von grundlegender Bedeutung, zumal Frauen nicht nur leichter als Männer an der Schwindsucht erkrankten, sondern auch schwerer als Männer zu heilen seien:

„*Ja, die Wahrscheinlichkeit einer schnellen und dauerhaften Wiederherstellung, die nur durch die Zunahme des Volumens der Lungen er-*

sen u.w. zu verhalten haben. Als auch eine Anleitung zu der Milchkur, von einem praktischen Arzte in Wien (Wien 1805) 4.

64 L. RAUDNITZ, Heilung (Anm. 55) 51.

65 In diesem Zusammenhang ist bemerkenswert, dass einmal für die Ärzte hysterische Beschwerden zur Lungensucht disponierten, Hysterie und Schwindsucht aber durchaus dieselben Ursachen haben können. Die Organe des Unterleibes, zunächst der Uterus, dann die Ovarien galten als krankheitsbildend für beide Leiden, insofern konnten Ärzte eine Verheiratung bei beiden Krankheitsformen gleichermaßen anraten wie verbieten, je nachdem, ob die Ursachen in übermäßigen Geschlechtsverkehr oder unbefriedigtem Geschlechtsverkehr zu suchen war – ob sexuelle Abscheu oder Kinderwunsch vorherrschte. In gleicher Weise konnte eine Schwangerschaft hysterische Beschwerden verhüten (wie eine entstehende Schwindsucht) wie solche auslösen. Gegen Ende des 19. Jahrhunderts scheuten sich Ärzte auch nicht, die operative Entfernung von Eierstöcken (als Kastration bezeichnet) anzuraten, weil die „geschwulstanfälligen Eierstöcke [...] von der Tuberkulose bis hin von Fortpflanzungswünschen losgelöste sexuelle Impulse“ auslöse. Später wurde die „ungemein gestiegene Operationslust, welche namentlich die jüngeren Gynäkologen ergriffen hat“ unter anderen von von Winckel kritisiert. Vgl. WETZLMAIR-ZECHNER, Geschlecht (Anm. 25) 60–61.

66 Anton PORTAL'S Beobachtungen über die Natur und Behandlung der Lungenschwindsucht, aus dem Französischen mit Anmerkungen von Georg Friedr. MUEHRN, I (Hannover 1799).

67 Siehe RAMADGE, Lungenschwindsucht (Anm. 49).

68 Ebda 50.

69 Ebda 48 und 50.

70 Die Ehe entspricht nicht nur dem physiokratischen Bevölkerungsmodell, sie wird Frauen von Ärzten empfohlen, da sie eine Garantie für normierte und geregelte sexuelle Betätigung zu sein scheint. „*Die Ärzte sind oft gezwungen, diese Kranken zu verheiraten und der Erfolg dieses Heilmittels bestätigt die Richtigkeit dieses Ratschlags [...] Nun gibt es aber tausend Umstände, die einen legalen Koitus nicht zulassen; & die Religion erlaubt dann nicht, den kühnen Rolfink zum segensreichen Vorbild zu neh-*

*reicht wird, ist bei den weiblichen Kranken merklich geringer, und man kann von ihnen, die des meisten Beistandes bedürfen, sagen, daß sie ihre Waffen gegen sich selbst kehren.*"[71]

Diese Ansicht war aber nicht unumstritten. Wolfgang Hamburger, ein praktischer Arzt und Naturheilkundiger in Böhmen, verneinte diesen positiven Effekt und warnte vor der „Entfesselung" der Pthise nach der Niederkunft. Für ihn war die Empfehlung, durch eine Schwangerschaft den Krankheitsverlauf stoppen zu können, irreführend:

„*Ein anderes Organ, das in seinem hyperthrophischen Ergriffensein die Tuberkelschmelzung in den Lungen zum Stillstand bringt, ist die Gebärmutter. Wem ist es nicht bekannt, daß schwangere Frauen, wenn sie auch früher phthisisch waren, in Beziehung auf das Brustleiden sich um Vieles besser befinden? Wem ist es unbekannt, daß, so wie der Uterus sich zurückbildet, das heißt nach der Geburt, alle Erscheinungen der gebändigten Phthisis mit fesselloser Wuth hervorbrechen, als wollten sie die Zeit einholen, die sie ihrem Opfer vergönnen mußten. Dieser Antagonismus spricht sich auch auf die Weise aus, daß Frauen mit weit fortgeschrittener Phthisis niemals empfangen.*"[72]

Ähnlich argumentierte auch der Humoralpathologe Doussin-Dubreuil, der vor dem übermäßigen Genuss ehelicher Freuden warnte. Ein Zuviel an sexueller Aktivität während der Ehe sei zwar „*bey weitem weniger nachtheilig [...] als das unnatürliche Laster der Selbstbefleckung*", sie könne aber gleichwohl unglückliche Folgen haben, weshalb den Eheleuten „*in dieser Hinsicht die größte Mäßigkeit oder [...] sogar die völlige Verzichtleistung auf diese Freuden anzuempfehlen*"[73] sei.

Außerdem würde das Diktat der Mode neben anderen für Frauen schädlichen Einflüsse geeignet sein, eine Schwindsucht anzuziehen. Immer wieder kritisierten Ärzte massiv die beengenden Korsetts[74], die nur eine unterdrückte Atmung zuließen. Ein anonym gebliebener, praktischer Arzt sah in ihnen die Ursache für die weibliche Übersterblichkeit im Hinblick auf die Schwindsucht:

„*Zu allen diesen Ursachen der so häufig vorkommenden Lungenschwindsucht kommt nun endlich auch noch die Tyranney der Mode, welche ihrer Seits auch nicht ermangelt, alles mögliche dazu beizutragen, um dieselbe vorzüglich bei Frauenzimmern noch häufiger zu machen. Bald gebeut [sic!] dieselbe die Brust und den Unterleib in einen engen Harnisch von Fischbein einzuzwängen, worin ein vollkommner Athemzug schlechterdings eine Unmöglichkeit ist; bald raubt sie dem Halse und der Brust auch bey der strengsten Witterung gänzlich alle Bekleidung, und gibt sie den schädlichsten Einwirkungen der Kälte Preis. Dieser Ursache mag es vorzüglich zuzuschreiben seyn, warum*

*men, der zur Heilung einer gefährlich Erkrankten keine andere Möglichkeit mehr sah, als die Aussonderung des Samens zu verursachen; mangels Ehemann bediente er sich zu diesem Zweck eines künstlichen Gegenstandes und heilte sie vollständig*" Vgl. STEINBRÜGGE, Geschlecht (Anm. 11) 40.

71 Ebda 13.

72 Wolfgang HAMBURGER, Vorschlag zur Heilung der Lungenschwindsucht gestützt auf jahrelange Beobachtung eines merkwürdigen Verfahrens der Naturheilkraft (Dresden–Leipzig 1843) 11.

73 Vgl. DOUSSIN-DUBREUIL, Lungensucht (Anm. 43) 33.

74 Im 18. Jahrhundert galt der Beginn der Menarche als der richtige Zeitpunkt, ein Korsett zu tragen, mit der Absicht, „*die Weiblichkeit sogleich stark sichtbar zu machen und das starke Geschlecht zu bezaubern*". Soemmering, der maßgeblich an der Gestaltung des idealen weiblichen Körpers beteiligt war, gilt als einer der ersten Vorkämpfer gegen das Tragen der Schnürbrüste. Medizinische aber auch ästhetische Argumente gegen das Korsett fanden zunächst nur wenig Glauben. Vgl. dazu auch Ulrike SCHUSTER, „Nieder mit dem Mieder". Die Diskussion um Reformkleidung und Abschaffung des Korsetts um die Jahrhundertwende im Spiegel einer bürgerlichen Grazer Frauenzeitschrift, in: Carmen UNTERHOLZER/Ilse WIESER (Hg.), Über den Dächern von Graz ist Liesl wahrhaftig. Eine Stadtgeschichte der Grazer Frauen (Wien 1996) und Sigrun BOHLE, Mode, Schönheit oder Gesundheit?, in: Die Frau im Korsett. Wiener Frauenalltag zwischen Klischee und Wirklichkeit 1848–1920 88. Sondersammlung des Historischen Museums der Stadt Wien. Hermesvilla, Lainzer Tiergarten (Wien o. J. [1985]) 107–110. Die Kritik an den beengenden Korsetts wird fast hundert Jahre später im Zusammenhang mit den erschreckend hohen Sterberaten bei den geistlichen (weiblichen) Orden wiederholt. 1890 berichtet der Beichtvater der Barmherzigen Schwestern in Zams in Tirol bezugnehmend auf eine Anfrage wegen der Übersterblichkeit der Schwestern über ein „diabolisches Instrument", das die Schwestern tragen müssten und welches nach seiner Auffassung enorme Gesundheitsgefahren bergen würde: „*Ich bin der festen Überzeugung – aus 11jähriger Erfahrung gebildet – eine causa primeria des frühzeitigen Hinsterbens unserer jungen Schwestern liegt am angewendeten Instrument ‚Elaxischetten [?] – od.*

*gemäß aller Beobachtungen mehr Frauenzimmer an der Lungenschwindsucht sterben, als Männer.“*[75]

Wie Ester Fischer-Homberger und Claudia Honegger festhielten, wurde der weibliche Körper im Verlauf des 19. Jahrhunderts zunehmend als anfälliger, fragiler und frigider beschrieben, und dies, obwohl Statistiken ein Sinken der weiblichen Sterblichkeit andeuteten. Für die Mediziner des ausgehenden 19. Jahrhunderts wurde Krankheit nach wie vor „[...] *als natürlicher Zustand des weiblichen Geschlechtes diagnostiziert, stellte aber auch eine der wenigen sozial akzeptierten Fluchtmöglichkeiten dar, verband Gefügigkeit mit heimlicher Verweigerung. Jene Krankheiten, die vorzugsweise Frauen befielen und sie zwangen, unpäßlich familiäre Freuden und Pflichten zu entsagen, zeichneten sich denn auch durch diffuse Symptome aus*“.[76]

Die Aussagen über das Wesen der Frau wurden härter und dogmatischer. Ein „Rundblick“ in den Salons und Theatern der Jahrhundertwende des preußischen Militärarztes Hermann Klencke, der die Kulturzerfallsängste seiner Zeit kaum verbergen konnte, ließ für die kommenden Generationen nichts Gutes erwarten:

*„Man blicke hinein in die Gesellschaften, Concerte, Theater, Bälle, wo die heutige Flora des weiblichen Geschlechts, die Repräsentantinnen der künftigen Gattinnen und der Mütter einer bevorstehenden Generation die Anerkennung und Neigung der Jünglinge und Männern fordern und erwarten; – in der weit überwiegenden Mehrzahl erblickt man bleiche, abgemagerte, hinfällige, hohläugige, hohlwangige, haarlose, schwachathmige, kraft- und saftlose Gestalten, mit schwindsüchtig flachem Brustkasten, die alle Zeichen der vernachlässigten oder erworbenen Blutarmuth und deren Folgen, wie Menstruationsbeschwerden, Bleichsucht, Schleimfluß zur Schau tragen, [...]; ein blühendes, frischblütiges, elastisches Mädchen oder junges Weib erscheint unter dieser heutigen weiblichen Flora wie ein vereinzeltes Heideröschen auf versengter Wiesenfläche.“*[77]

Noch nie zuvor scheint das weibliche Geschlecht so „krank am Geschlecht“ gewesen zu sein, wie zu Ende des 19. Jahrhunderts. Gleichzeitig aber galten chlorotische und schwindsüchtige Frauen als schön, ihre Zartheit und vornehme Blässe symbolisierten die Empfindsamkeit von todgeweihten, kreativen Wesen.[78]

## Resümee

In diesem Beitrag versuchte ich, die Ende des 18. und in der ersten Hälfte des 19. Jahrhunderts noch wenig abgegrenzten Krankheitsbilder der Bleichsucht und Schwindsucht im Kontext der Gestaltung weiblicher Körper bzw. der Vorstellungen über die Besonderheiten des weib-

*Mieder‘ genannt. Da werden unbiegsame Holzleisten eingenäht – 36 cm lang – _ cm dick. Das Ganze bildet ein eingenähtes Holzbrett, das müssen die jungen Leute bei der Einkleidung anziehen. Mir sind Fälle vertraut, wo solche Arme wenige Tage nach der Einkleidung ohnmächtig umgesunken – eine blühende Schwester wird leidend, blaß, harter Athem – eine Mitschwester bittet sie, sie solle das Mieder abnehmen. [...] nach 4 Tagen stirbt diese arme Schw. ganz plötzlich an Blutsturz! [...] Diese Mieder – sie sind nach Aussagen unserer Ärzte ab gesundheitsschädlich [Unterstreichung im Original].“* Das Mieder der Schwestern sollte aber natürlich nicht wie das Korsett, die weibliche Figur herausstreichen, sondern im Gegenteil, weibliche Körpermerkmale verbergen. Bericht des Beichtvaters Unterlechner vom August 1890, Diözesanarchiv Brixen, Konsistorialakten, Faszikel: Barmherzige Schwestern in Zams, ohne Zahl.

75 Gründliche Heilart 5.

76 Siehe Bettina HEINTZ/Claudia HONEGGER, Zum Strukturwandel weiblicher Widerstandsformen im 19. Jahrhundert, in: Claudia HONEGGER/Bettina HEINTZ (Hg.), Listen der Ohnmacht. Zur Sozialgeschichte weiblicher Widerstandsformen (Frankfurt/Main 1981) 42.

77 Hermann KLENKE, Das Weib als Gattin. Lehrbuch über die physischen, seelischen und sittlichen Pflichten, Rechte und Gesundheitsregeln der deutschen Frau im Eheleben zur Begründung der leiblichen und sittlichen Wohlfahrt ihrer selbst und ihrer Familie. Eine Körper- und Seelendiätetik des Weibes in der Liebe und Ehe (Leipzig 141897) 102.

78 Jan TABOR, An dieser Blume gehst du zugrunde. Bleich, purpurrot, weiß – Krankheit als Inspiration, in: Hubert Ch. EHALT/Gernot HEISS/Hannes STEKL (Hg.), Glücklich ist, wer vergißt ...? Das andere Wien um 1900 (Wien–Köln–Graz 1986) 215–243, hier 223.

lichen Körpers zu beschreiben. Neben der Säftelehre, dem schon alten Muster über das harmonische Zusammenwirken der Körpersäfte, etablierte sich die Vorstellung der Anatomen von den Gestaltsunterschieden zwischen den Geschlechtern; Gestaltsunterschiede, die anthropologisch unterstützt sozial umgedeutet einen Gesamtentwurf dessen, was den „Geschlechtscharakter" der Frau ausmache, bildeten. Aus diesem Prozess ging das Bild der Frau hervor, die durch ihre Geschlechtsfunktionen von „Natur" aus nur für einen eingeschränkten Aufgabenbereich in der arbeitsteiligen Gesellschaft geeignet erschien. Die „Biologie" der Frau zwang innerhalb dieses Wissenssystems zu dieser Reduktion: Ihre Geschlechtsteile wie ihre Nerven beeinträchtigten das gesamte Leben der Frau, sodass sie für gesellschaftliche, öffentlichen Aufgaben weniger bestimmt schien als Männer. Die attestierte Schwäche und Krankheitsanfälligkeit der Frauen war für die Mediziner der Aufklärung unumstößliches Dogma: Frauen zogen sich bestimmte Krankheiten leichter zu als Männer, die Prognosen über den Ausgang einer Krankheit waren schlechter und Frauen durchlebten Krankheiten, die Männern erspart blieben. Die Krankheiten aber lassen sich nicht notwendigerweise auf eine Krankheitsursache zurückführen. Die Säfteverhältnisse, der Körperbau, biologische Prozesse, die Art der Lebensführung und Missachtung von diätischen Ratschlägen der professionellen Heilpersonen konnten gleichzeitig mehrere Krankheiten auslösen. Eine notwendige Krankheitsursache[79], die eine konkrete Therapie nahelegte, gab es vorerst nicht. Die Zahl der möglichen Krankheitsursachen war groß, fast beliebig. Bleichsucht und Schwindsucht, aber auch Hysterie wurden zum Teil auf die gleichen Ursachen zurückgeführt; für welche der Krankheiten sich der „Körper" entschied, schien zufällig.

79 Vgl. dazu Thomas SCHLICH, Die Konstruktion der notwendigen Krankheitsursache: Wie die Medizin Krankheit beherrschen will, in: Cornelius BORCK (Hg.), Anatomien medizinischen Wissen Medizin, Macht, Moleküle (Frankfurt/Main 1996) 201–229.

| | Bleichsucht | Schwindsucht | Hysterie |
|---|---|---|---|
| **Säfte** | Mangel an Blut | Mangel an Blut | |
| | Überfluss an Blut | Überfluss an Blut | |
| | Unterdrückung des weißen Flusses | Unterdrückung des weißen Flusses | |
| **Nerven** | schwache Nerven | schwache/affizierte Nerven | schwache Nerven |
| **Konstitution** | schwache Körper sind gefährdet | schwache Körper sind gefährdet | |
| **Uterus/Ovarien** | | Uterus „affiziert" die Nerven und begünstigt Schwindsucht | beide ursächlich Auslöser von Hysterie |
| **Menstruation** | Unterdrückung der Menstruation fördert Bleichsucht Blutverlust bei Menstruation fördert Bleichsucht | Unterdrückung der Menstruation fördert Schwindsucht; Blutverlust fördert Schwindsucht | unregelmäßige Menstruation typisch für Hysterie |

| | Bleichsucht | Schwindsucht | Hysterie |
|---|---|---|---|
| **Schwangerschaft** | ist nicht möglich | ist meist nicht möglich; kann heilen, aber auch verschlimmern | ausbleibende Schwangerschaft kann Hysterie herbeiführen; Schwangerschaft hat heilende Wirkung auf Hysterie |
| **Sexualität** | Onanie führt zu Bleichsucht | Onanie führt zu Schwindsucht | Ausmaß der sexuellen Aktivität (zu viel/zu wenig) fördert Hysterie; nicht fortpflanzungsbezogene Geschlechtstätigkeiten als Auslöser |
| **Lebensführung** | ungesunde Lebensweise fördert Bleichsucht | ungesunde Lebensweise fördert Schwindsucht | |
| **Therapie** | | Uterus- bzw. Ovarentfernung | Uterus- bzw. Ovarentfernung |
| | | Ehe wird empfohlen | Ehe wird empfohlen |

Bleichsucht könne Schwindsucht auslösen, hysterische Leiden Schwindsucht begünstigen und Schwindsüchtige hysterisch werden. Gegen Ende des 19. Jahrhunderts wandelten sich die Krankheitsbilder allmählich: Bleichsucht konnte nun auch bei Männern auftreten; mit dem Nachweis des Tuberkuloseerregers als „notwendige Krankheitsursache“ wurde die Zuschreibung der Schwindsucht auf junge (weibliche) Menschen der Oberschicht aufgeweicht und die Tuberkulose zu einer „sozialen Krankheit“, die übertragbar ist, nicht durch die Lebensführung der „Reichen“ verursacht wird, sondern auf die Lebensverhältnisse der „Armen“ verweist. Hysterische Frauen liefen Gefahr „kastriert“ zu werden; dass die Entfernung der Gebärmutter oder der Eierstöcke die Grundkrankheit (Hysterie) verschlimmern konnte und deshalb abzulehnen sei, fand erst im 20. Jahrhundert Eingang in die Lehrbücher der Mediziner.[80]

80 Vgl. Max RUNGE, Lehrbuch der Gynäkologie (Berlin 41910), zit. in: WETZLMAIR-ZECHNER, Geschlecht (Anm. 25) 61.

KATHARINA PILS

# KOMPETENT ALTERN – DIE ALTERNDE FRAU IN DER HEUTIGEN GESELLSCHAFT

## Einleitung

Mit der steigenden Lebenserwartung der Menschen in den letzten 100 Jahren haben sich auch die sozialen Perspektiven verschoben. Konnte eine Frau noch vor hundert Jahren kaum damit rechnen, ihre Kinder oder gar ihre Enkelkinder aufwachsen zu sehen, können die heute alten Frauen meist drei, vier und immer häufiger fünf Generationen überblicken.

Das Frauenbild, das sich in der Generationentreppe widerspiegelt, wo Frauen zwischen dreißig und vierzig ihren Lebenshöhepunkt und damit ihre gesellschaftliche Stellung überschreiten, hat seine Gültigkeit verloren. Dennoch haben die heute alten Frauen nur bedingt Strategien entwickelt, diese gewonnenen und relativ verantwortungsarmen Jahre zu genießen.

Die zunächst schwarz gekleidete, zurückgezogene und finanziell beengte Witwe führte in der ländlichen Umgebung ein geduldetes Leben im Ausgedinge und musste sich mit einfachen Arbeiten verdingen. Die gesellschaftliche Stellung war mit dem sozialen Status des Mannes verknüpft, durch seinen Tod verschlechterte sie sich zumeist.

Die heute älteren Frauen haben bereits durch den Zweiten Weltkrieg, den Wiederaufbau und die zumindest kurzfristige Autonomie eine relative Selbstständigkeit erlangt. Dennoch sind sie zumeist finanziell deutlich schlechter gestellt als gleichaltrige Männer, in ihrem Leben zu Bescheidenheit und Zurückhaltung erzogen. Sie haben gelernt, das Alter als Defizit und Verlust zu erleben.

Die nächste Generation, die neuen Alten, erlebt bedingt durch die Prosperität der 60er und 70er Jahre des 20. Jhdts. einen relativen Wohlstand, durch die wertgeschätzte Berufstätigkeit der Frau eine gewisse Autonomie. Diese Frauen haben gelernt, Defizite und Einschränkungen nicht einfach zu akzeptieren, sondern dagegen anzukämpfen. Dies zeigt sich in Statistiken, die Frauen als gesundheitsbewusst, Arzt besuchend und Medikamente einnehmende Personen ausweisen. Wertschätzende Alternsmodelle können angewandt werden. Die Zahl der Aktivitäten wird zwar eingeschränkt, die persönliche Autonomie wird aber, wenn auch in einem geringeren Umfang, angestrebt. Dies kann zum Teil auch durch Modifikation des Verhaltens erreicht werden – durch Selektion – Optimierung – Kompensation.[1] Das heißt, es werden zwar nicht mehr alle Aktivitäten ausgeübt, das Repertoire wird geringer, die ausgewählten Bereiche aber durch gezielte Kompensationsstrategien an die eingeschränkten Möglichkeiten adaptiert. Eine neue Zufriedenheit macht der Resignation der heute Hochbetagten Platz.

Die Babyboomers, die heute erfolgreichen und karrierebewussten Frauen, bereiten sich auf ihr Altern gezielter vor. Wissenschaft, Medizin und Industrie haben die Bedeutung des Wunsches der ewigen Jugend erkannt. Frauen, die noch vor zehn Jahren als alt gegolten haben, können Kinder gebären, die Veränderungen von Haut und Haar, von Knochen und Muskulatur können hinausgezögert werden. Alternde Frauen reisen, gehen extravaganten Hobbys nach, verweigern die Rolle der ewig Pflegenden. Neue soziologische Modelle und entsprechende Alternstheorien werden entwickelt werden.

Es verändert sich aber nicht nur die Welt der Frauen, sondern auch die der Männer. Die Lebenserwartung steigt, die Erprobung im Kampf ist der Konkurrenz im Beruf, in Geschwindigkeit und anderen Mannbarkeitsritualen gewichen.

Die neuen Frauen verlangen aber eine Modifikation des alt tradierten Verhaltens, neue Rollenbilder werden in Partnerschaften geprägt. Die Langzeitbeziehung ist unmodern geworden. Die Geschlechterautonomie boomt. Durch aktive Geburtenkontrolle, durch leichten Wissenszutritt, durch Verlassen von althergebrachten Gesellschaftsritualen und Religion werden Teilfamilien gefördert. In 30 Jahren werden wir vor dem Phänomen von mehr als 70 % Singelhaushalten stehen, die nicht schicksalsbedingt, sondern frei gewählt sein werden. Diese zu erwartenden Alten werden gelernt haben, sich Strukturen aufzubauen, die soviel Unterstützung wie nötig zulassen werden. Die heute alten und hochbetagten Frauen haben kaum gelernt, fremde Hilfe für das alltägliche Leben zu akzeptieren. Dies macht Hauskrankenpflegemodelle und Betreuungskonzepte so schwierig.

Die neuen Alten, gewohnt, in soziale Netzwerke eingebunden zu sein, werden zum Teil selbst zu finanzierende Hilfe akzeptieren, dies aber gleichzeitig mit Qualitätsansprüchen verbinden.

Dies verlangt nicht nur ein Umdenken in sozialer, sondern auch in medizinischer und ökonomischer Hinsicht. Werden die jungen Frauen, die heute eine den jungen Männern gleichwertige Erziehung erhalten, noch dienen und pflegen wollen? Wer wird diesen Dienstleistungsbereich abdecken? In den Vereinigten Staaten wird diese Arbeit den zuwandernden, noch sozial weniger entwickelten Menschen zugewiesen. Die früher einfachen handwerklichen Tätigkeiten werden zunehmend von

1 G. LABOUVIE-VIE, W. J. HOYER, M. M. BALTES, P. B. BALTES, An operant analysis of intellectual behavior in old age. In: Journal of Human Developement 17 (1974) 259–272.

technischen Entwicklungen übernommen. Die Produktivität durch Menschenkraft geht zurück, der Dienstleistungsbereich wird ausgebaut. Die noch in der letzten Generation verankerte Pflege von Kindern, Partnern und Eltern wird zugekauft, die persönliche Freiheit und die Selbstbestimmung der gebildeten Frau steigt. Mit dem Eintritt in die bisher von Männern dominierte Berufswelt werden sich auch die gesundheitlichen Risikofaktoren verändern. Es hat sich bereits in den letzten Jahren gezeigt, dass Frauen zunehmend an Karzinomen erkranken, die Herzinfarktrate von Frauen in jüngeren Jahren steigt.

Die Gesundheitsförderung und Prävention haben im Gesundheitsbewusstsein einen neuen Stellenwert erlangt. Eine Antwort auf die steigende Lebenserwartung ist es, auch die weitgehend gesunden Jahre zu verlängern und eine Kompression der kranken, pflegeabhängigen Jahre zu erreichen. Fries konnte in seinen Arbeiten den positiven Einfluss von Lebensstilfaktoren auf ein besseres Altern nachweisen.[2]

Daher werden im Folgenden gesundheitsfördernde Modelle und präventive Konzepte nach der Definition des Alters per se und der altersassoziierten Erkrankungen vorgestellt.

## Das Alter

Wenn von Alter gesprochen wird, so muss zwischen dem kalendarischen, dem biologischen und dem sozialen Alter unterschieden werden.

## Das kalendarische Alter

Die WHO definiert Alter nach kalendarischen Aspekten:

| | |
|---|---|
| Ältere Menschen | 60 bis 75 Jahre |
| Alte Menschen | 75 bis 90 Jahre |
| Sehr Alte/Hochbetagte | über 90 Jahre |
| Langlebige | über 100 Jahre |

Neugarten:
junge Alte (50 bis 75 Jahre)
alte Alte (älter als 75 Jahre)

Laslett:
drittes und viertes Lebensalter

## Das soziale Alter

Der Lebenslauf ist psychologisch eine (zumeist) zweck- und zielgerichtete Kreation des Individuums. Vergangenheit und Zukunft werden variabel ausgelegt und im Wechselspiel mit der Umwelt wird eine einzigartige Biographie konstruiert (Clausen). Während des Lebenslaufes

2 J. F. FRIES, Ageing, natural death and the compression of morbidity. In: New England Journal of Medicine 313 (1980) 407–428; Derselbe, Physical activity, the copression of morbidity and the health of the elderly. In: Journal of Rehabilitation and Social Medicine 89 (1996) 64–68.

steht zunächst die Phase des Wachstums, wird gefolgt von der Aufrechterhaltung und Wiederherstellung (Resilienz) und führt schließlich zur Verlustregulation.

Im hohen Alter sind die subjektiven und objektiven Verluste im Funktionsstatus größer als die Gewinne.

Dennoch hat sich das Altersbild gewandelt:
Es kam zu einer Verjüngung des Alters – waren noch vor 20 Jahren Menschen mit 60 Lebensjahren alt, werden sie heute mit aktiven und lebensbejahenden Menschen assoziiert.

Gleichzeitig ist es aber durch die Zunahme der Alten und Hochbetagten zu einer Veränderung der gesellschaftlichen Struktur gekommen. Der Begriff der ergrauenden Gesellschaft spiegelt diese Entwicklung wider. Altern wird auch mit Entberuflichung, Singularisierung und Femininisierung gleichgesetzt.

Rosenmayr sieht die Alterskultur als eine Vielzahl von Prozessen der Kultivierung, die zu Strukturen des selbstbestimmten Verhaltens und zu einer Anerkennung der älteren Generation in der Gesellschaft führen könnte.[3] Alterskultur setzt die Auffindung, Stützung und Verwirklichung von Erwartungen, Werten und Normen voraus, durch die spätere Lebensabschnitte gestaltet werden. Die Integration von Erfahrungen und Tradition, aber auch von Neuerungen und deren individueller Bewertung verstärken die Möglichkeiten der Alterskultur. Alterskultur setzt Vorausschau und Planung dieser Lebensphase voraus. Das heißt, Altern ist ein Prozess, der von Neugier erfüllt, aktiv gestaltet werden soll. Durch das positive und eigengestaltete Altersbild kann auch die Umwelt und deren Zutritt zum Alter verändert werden.

## Das biologische Alter

Das biologische Alter ist unabhängig vom kalendarischen Alter zu sehen und erfasst die Veränderungen der Haut, des Knochens, der Muskulatur, der Stoffwechselvorgänge, der Sinne sowie der Koordination und Kognition. Die Veränderungen sind meist langsam fortschreitend, unterschiedlich ausgeprägt und erlangen erst nach einiger Zeit Krankheitswert, der zur Behandlung führt. Manche verloren gegangene Funktionen werden kompensiert, manche nicht mehr eingesetzt – das Repertoire des alternden Menschen verändert sich.

## Demographie

Im Jahr 1999 lebten in Wien 115.865 Frauen und 88.934 Männer im Alter zwischen 60 und 75 Jahren und 93.562 Frauen und 37.109 Männer älter als 75 Jahre. Nahm der Anteil der über 60-Jährigen an der Wie-

3 Leopold ROSENMAYR, Eine neue Kultur des Alterns. In: Alter als Chance – Spielräume – Aufgaben – Herausforderungen, Hsg.: Wissenschafts-Zentrum Wien und Referat Wissenschafts- und Forschungsförderung der Stadt Wien (Wien 2001).

ner Gesamtbevölkerung in den letzten Jahrzehnten zunächst ab, so steigt er in den letzten Jahren wiederum langsam an, sodass der Prozentsatz der über 60-Jährigen in Wien nun bei etwa 20 % liegt und bis zum Jahr 2030, bei gleichbleibender Geburtenrate und unveränderter Einwanderungspolitik, auf bis zu 30 % ansteigen wird. Mit dem Ansteigen dieser Bevölkerungsgruppe ist auch ein deutlicher Zuwachs der über 80-Jährigen und zunehmend auch der über 100-Jährigen zu erwarten.

Gleichzeitig verändert sich die klassische Familienstruktur, d.h. die Anzahl der Einpersonenhaushalte sowie der Teilfamilien steigt an, die Zahl der klassischen Familien nimmt ab.

Aus der überschaubaren 3-Generationen-Familien ist eine 5-Generationen-Familie geworden.

Gleichzeitig zeigen zahlreiche Untersuchungen, dass die soziale Schichtzugehörigkeit, welche sich aus der Ursprungsfamilie, der Ausbildung im beruflichen Status und dem Einkommen ergibt, einen wesentlichen Einfluss auf die Gesundheit, die Lebenserwartung, aber auch die Pflegeabhängigkeit in den späten Jahren haben wird. Dies lässt sich zum Teil auf die physische und psychische Überlastung, aber auch auf das Wissen um das Gesundheitsrisiko und die Förderung der Eigenverantwortlichkeit zurückführen.

## Erkrankungen des alternden Menschen

Isaak beschrieb die typischen Altersveränderungen mit den vier großen I – die Instabilität, die Immobilität, die Inkontinenz und die soziale Isolation. Die Instabilität bezieht sich vorrangig auf Erkrankungen des Herzkreislaufsystems sowie auf die Einschränkungen kognitiver Fähigkeiten.[4]

Im Mikrozensus des Jahres 1995 ist für 55 % der über 60-Jährigen eine chronische Krankheit registriert, bei den über 70-Jährigen leiden etwa 62 % unter chronischen Krankheiten, wobei der Anteil bei den Frauen prozentuell gesehen höher ist als bei den Männern. Als häufigste Todesursache werden bei den über 65-Jährigen immer noch Herzkreislauferkrankungen angegeben, wobei der Prozentsatz bei Männern und Frauen annähernd gleich hoch liegt.

Einschränkungen der kognitiven Fähigkeiten sowie Demenzerkrankungen treten mit zunehmendem Alter häufig auf und stellen die häufigste Ursache dar, die zu Pflegeheimeinweisungen führt. Mit zunehmender Demenz steigt auch der Pflegebedarf, was sich nicht nur in der Pflegeheimeinweisung, sondern auch in der Höhe der Pflegegeldstufe widerspiegelt. Die Belastung für pflegende Angehörige wird derzeit noch nicht ausreichend kommentiert und bewertet.

4 Christine K. CASSEL et al., Geriatric Medicine. Third Edition (New York, Berlin, Heidelberg 1997).

Die Inkontinenz von Harn, mehr als von Stuhl, ist die zweithäufigste Ursache, die zu Pflegeheimeinweisung führt. Etwa _ aller Pflegeheimbewohner sind harninkontinent und in diesem Sinne auf intensivere Pflege angewiesen.

In engem Zusammenhang mit Demenzerkrankungen und Harninkontinenz steht die Mobilität.

Die Einschränkung der Bewegungsfreiheit führt nicht nur zu einer Gangunsicherheit mit erhöhtem Sturzrisiko und damit der Gefahr der Schenkelhalsfraktur, sondern begünstigt auch die Entstehung von Harninkontinenz (einerseits durch die verlangsamte Gehgeschwindigkeit und Schwierigkeiten beim Transfer, andererseits durch die Insuffizienz der Beckenbodenmuskulatur und der Glutealmuskulatur). Die Einschränkung der Mobilität, die Inkontinenz und eine Einschränkung der kognitiven Fähigkeiten hat auch einen wesentlichen Einfluss auf das soziale Umfeld und führt zu einer zunehmenden Isolation der betroffenen Patienten. Da sich diese Grundkrankheiten älterer Menschen gegenseitig negativ beeinflussen, spricht man auch von der Inkompetenzkaskade, in welche der ältere Mensch einsteigt, die ihn schließlich über die Einschränkung der Alltagsfunktionen zur Depression, zur inneren Kündigung und letztendlich zum Tod führt.

Dieses Szenario ist aber bei der steigenden Lebenserwartung im 20. Jahrhundert und den weiterhin positiven Perspektiven zu trist. Auch wenn im Alter die Zahl der Erkrankungen zunimmt, so ist weder ein medizinischer Nihilismus – typische Altersveränderungen – noch ein Überdiagnostizieren und vor allem Behandeln von physiologischen und pathophysiologischen Veränderungen sinnvoll.

## Gesundheitsförderung, Prävention

Abhängig vom zu erreichenden Alter des Menschen und von den bereits bestehenden Einschränkungen werden Gesundheitsförderung, Primärprävention und Sekundärprävention nebeneinander angeboten werden müssen.

Die Gesundheitsförderung für alternde Menschen zielt vor allem darauf ab, ältere Menschen zu befähigen, möglichst selbstständig und eigenverantwortlich zu altern und durch Veränderung des Lebensstiles das Gesundheitspotential zu optimieren. Dazu zählen vor allem Lebensstilfaktoren wie Ernährung, Konsum von Drogen, körperliche und geistige Aktivitäten, Bewegung bis hin zu Sport, Partizipation an der Umwelt und politischen Veränderungen, generationsübergreifende Kontakte.[5]

Grundsätzlich muss im Bereich der Gesundheitsvorsorge ein unterschiedlicher Zutritt von Frauen und Männern postuliert werden. Es

5 Desmond O'NEILL, Brian WILLIAMS, Ian HASTIES, Ageing and Health in Europe. Challenges, opportunities and the role of Specialist Health Care for Older People (Berlin 2002). In: Ageing and Health in Europe – A role for Geriatric Medicine. Position Paper of the EUGMS and the Section of Geriatric Medicine

konnte dargestellt werden, dass Frauen Ärzte häufiger aufsuchen und mehr Medikamente, vor allem Psychopharmaka verordnet bekommen, dass aber Männer, wenn sie zum Arzt gehen, mit mehr Konsequenz zu weiterführenden Untersuchungen geschickt werden. Gleichzeitig ist die Lebenserwartung für Männer in Mitteleuropa signifikant niedriger als für Frauen.

Erste Daten zeigen, dass Männer das Angebot von Vorsorgeuntersuchungen und Gesundheitsförderungsprogrammen weniger häufig annehmen. In unseren eigenen Daten waren in vergleichbaren Alterskohorten nur 15 % Männer unter den Teilnehmern an solchen Programmen zu registrieren.

Diese Beobachtung steht in gewissem Widerspruch zu dem hinlänglich bekannten Faktum, dass Männer über eine höhere Schulbildung, ein höheres Einkommen und ein höheres Sozialprestige verfügen als Frauen und dass Gesundheit mit eben diesen Faktoren direkt assoziiert ist. Es bleibt abzuwarten, inwieweit die geänderten Ausbildungsnormen und Berufsbiographien von Frauen die geschlechtsspezifischen Gesundheitsrisiken beeinflussen.

Im Folgenden werden einzelne medizinische Aspekte exemplarisch herausgegriffen – Veränderungen des Knochens und des Herz-Kreislauf-Systems.

## Knochengesundheit, Prävention von Osteoporose und Osteoarthrose

Osteoporose entsteht durch eine veränderte Balance von Osteoblasten- und Osteoklastenaktivität, der Knochenabbau überwiegt den Aufbau neuer Knochenzellen. Dieser Prozess wird neben zahlreichen anderen Faktoren vor allem durch die hormonelle Umstellung während der Menopause induziert. Grundsätzlich ist dieser Prozess nicht zu verhindern, aber durch Veränderung des Lebensstils zu verzögern. Anti-Aging-Programme bieten zahlreiche Möglichkeiten, die altersbedingte Involution zu verzögern. Sie sind aber mit der nötigen Vorsicht zu betrachten. Vor allem Frauen geraten unter einen starken Druck, einerseits durch Hormoneinnahme typische Alterserscheinungen an Haut, Schleimhaut und Knochen zu verzögern. Gleichzeitig zeigen bereits erste Studien, dass das Risiko für Tumorerkrankungen steigt.

Ein weiterer Aspekt ist, dass das Klischee der für immer jungen Frau die neu gewonnene Offenheit über Probleme wie Harninkontinenz zu sprechen wieder verdrängt.

Da durch die Zunahme der Lebenserwartung, insbesondere der Lebenserwartung der Frauen, die Zahl der osteoporosebedingten Frakturen, vor allem aber der Stürze im letzten Jahrzehnt deutlich zugenommen hat[6], gilt diesen Präventionsprogrammen besondere Aufmerksamkeit[7]. In zahlreichen Studien konnte der positive Einfluss von körperlicher Aktivität auf den Knochenstoffwechsel und das Gleichgewichtsgefühl nachgewiesen werden.

Carolyn Crandall untersuchte die Geschlechtsunterschiede von Männern und Frauen in Bezug auf Behandlung von Osteoporose. Dies war von Interesse, da, wie bereits erwähnt, mit der steigenden Lebenserwartung auch Männer ein erhöhtes Risiko besitzen, an Osteoporose zu erkranken. Dennoch werden von der „food and drug administration, USA" lediglich Frauen angesprochen. In einer entsprechenden Literatursuche fanden sich nur zwei Publikationen, die beide Geschlechter berücksichtigten. Diese untersuchten die Effizienz von Pharmakotherapie bei Patienten mit kortisoninduzierter Osteoporose.[8]

Der positive Effekt von Calcium, Vitamin D, Calcitonin, Alendronat oder Risendronat auf die Entstehung und den Schweregrad der Osteoporose ist ausschließlich an Frauen untersucht worden. In diesem Review findet die Bewegungstherapie und deren Bedeutung zur Osteoporoseprävention keine Erwähnung.

Bereits im sechsten Lebensjahrzehnt steigt das Risiko, eine Wirbelkörperfraktur oder einen Deckplatteneinbruch zu erleiden. Sinaki und ihre Mitarbeiter konnten den positiven Einfluss von Widerstandstraining auf die Rückenmuskulatur und somit auf die aufrechte Haltung nachweisen. Noch 10 Jahre nach Trainingsbeginn war die Muskelkraft signifikant höher, die Zahl der Wirbelkörpereinbrüche signifikant geringer in der Trainingsgruppe.[9]

In einer weiteren Studie untersuchten Sinaki und Lynn den Einfluss von dynamischem Propriorezeptorentraining auf die Aufrichtung bei Frauen mit bereits ausgeprägten Haltungsschwächen und Rundrücken. Selbst nach einem kurzen Beobachtungszeitraum verbesserte sich das Gleichgewicht, die Muskelkraft blieb nach einem Monat noch unverändert.[10]

Preisinger zeigte mit ihren Mitarbeitern in einer 10 Jahre prospektiven Studie an postmenopausalen Frauen den positiven Einfluss eines dreimal wöchentlich durchgeführten Trainings, zunächst in physiotherapeutisch geleiteten Kleingruppen, später als Heimübungsprogramm.[11] Kannus, Nelson und Sinaki konnten in unterschiedlichen Studien bei prä- und postmenopausalen Frauen den positiven Einfluss von regelmäßigem Training auf den verzögerten Knochenabbau nachweisen.[12] Es konnte nachgewiesen werden, dass eine Verzögerung des Knochenabbaus oder ein minimaler Zuwachs der Knochendichte zu einer signifikanten Verringerung des Frakturrisikos führt. Gleichzeitig konnte

6 MA-L/Dezernat für Gesundheitsplanung (Hrsg.), Wiener Gesundheitsbericht 2000

7 Mary E. TINETTI et al., A multifactorial intervention to reduce the risk of falling among elderly people living in the community. In: New England Journal of Medicine 331 (1994) 821–827.

8 Carolyn CRANDALL, Gender Differences in osteoporosis treatment: a review of Clinical Research. In: The Journal of Gender-Specific Medicine 3 (8) (2000) 42–46.

9 M SINAKI et al., Stronger back muscles reduce the incidence of vertebral fractures: a prospective 10 year follow-up of postmenopausal women. In: Bone 30(6) (2002) 836–841.

10 M. SINAKI et al., Stronger back muscles (Anm. 9).

11 Elisabeth PREISINGER, Yesim ALACAMGLIOGLU, Katharina PILS et al., Therapeutic Exercise in the prevention of bone loss. A controlled trial with women after menopause. American Journal of Physical Medicine and Rehabilitation 74 (2) (1995) 120–123.

12 Pekka KANNUS, Preventing osteoporosis, falls and fractures among elderly people. In: British Medical Journal. 318 (1999) 205–206; ME NELSON et al., Effect of high intensity strength training on multiple risk factors for osteoporotic fractures. A randomized controlled trial. In: Journal of the American Medical Association 272 (1994) 1909–1914; M. SINAKI, Stronger back muscles (Anm. 9).

aber auch ein direkter Zusammenhang zwischen Knochendichte und Muskelkraft nachgewiesen werden. Die Zunahme der Muskelkraft ist von der Sportart, aber vor allem von der Frequenz, der Dauer und der Intensität abhängig. Im mittleren Lebensalter scheinen vor allem Aerobics, Tennis, Ballspiele, wie Volleyball, Kraft- und Ausdauertraining geeignet zu sein. Im fortgeschrittenen Lebensalter werden rasches Gehen, langsames Laufen, Golfen, Tanzen, Stiegen steigen und Gymnastik empfohlen.

Regelmäßige Gymnastik verbessert aber auch Gleichgewicht, Koordination, Propriorezeption und Reaktionszeit. Diese Faktoren gewinnen mit zunehmendem Alter an Bedeutung. Gillespie und Gillespie konnten in einem Review der Cochrane Library allerdings nur bedingt die Effizienz unterschiedlicher Trainingsprogramme bezüglich des Sturzrisikos nachweisen.[13] Der Bias scheint unter anderem dadurch zu entstehen, dass jene Menschen, die an Präventionsprogrammen teilnehmen, nicht nur in Trainingskursen, sondern auch im Alltag aktiver sind. Dennoch sinkt für körperlich aktive Menschen das Frakturrisiko.

Da die angegebenen Trainingsmethoden einfach und leicht durchzuführen sind, sollte im Rahmen von Gesundheitsförderungsprogrammen starkes Augenmerk auf diesen Aspekt gelegt werden.

Tai-Chi-Trainingsprogramme scheinen in unterschiedlichen Settings und für unterschiedliche Altersgruppen eine effiziente Möglichkeit zur Sturzprävention darzustellen. Wolf und Mitarbeiter konnten im FISCIT-Trail den positiven Effekt von Tai Chi für ältere Menschen nachweisen, diese Resultate wurden in nachfolgenden Studien bestätigt. Es scheint neben der Muskelkraft vor allem die Koordination der Bewegungen und den Einsatz von Schutzschritten zu fördern.[14]

In den meisten Sturzinterventionsstudien zeigt sich jedoch, dass körperliche Aktivität nur einen Teil des Sturzrisikos abdeckt. Begleitende medizinische Maßnahmen und vor allem Wohnungsadaptierungen müssen angeboten werden. Tinetti zeigte in mehreren Arbeiten die Komplexität des Sturzgeschehens und die Bedeutung der zeitgerechten Prävention.

Mit fortschreitenden Jahren, mit Abnahme der Knochenstruktur, der muskulären Kraft und der damit verbundenen Einschränkung von Ausdauer und Koordination, wird gezieltes Training der bedrohten Funktionen immer wichtiger. Gezielte präventive Bewegungstherapiekonzepte sollten den alternden Menschen, angepasst an seine Fähigkeiten, lebenslang begleiten. Im Rahmen eines Gesundheitsförderungskonzeptes ist es jedoch wichtig, zwischen der zu erwartenden Morbidität, Behinderung der funktionellen Fähigkeiten, vor allem der selbst wahrgenommenen Gesundheit zu unterscheiden.

13 LD GILLESPIE et al., Interventions to reduce the incidence of falling in the elderly. In: The Cochrane Library. Cochrane Collaboration (Oxford 1997) IV.

14 SL WOLF et al. and the Atlanta FISCIT Group, Reducing frailty and falls in older persons: an investigation of tai chi and computerized balance training. In: Journal of the American Geriatric Society 44 (1996) 489–497; MA PROVINCE et al., The effects of exercise on falls in elderly patients. A preplanned meta-analysis of the FISCIT trials. In: Journal of the American Medical Association 273 (1995) 1341–1347.

Durch Wissensangebot kann Kompetenz des Individuums erreicht werden. Darüber hinaus müssen aber Rahmenbedingungen geschaffen werden, die Autonomie und Eigenverantwortung zulassen. Dazu zählen neben Veränderungen in Wohnbauverordnungen, Veränderungen der öffentlichen Transportmittel auch städteplanerische Gesamtkonzepte. Altengerechte Städte sollen nicht das Ziel dieser Überlegungen sein, es sollen vielmehr lebensbegleitende Rahmenbedingungen geschaffen werden, in welcher ein generationenübergreifender Umgang ermöglicht wird. In einer neuen Gemeinsamkeit liegt Förderung und Akzeptanz der „Neuen Alten".

## Prävention von Herz-Kreislauf-Erkrankungen

Letzten Endes sind Erkrankungen des Herzens, der Gefäße sowie deren Folgen die häufigsten Todesursachen älterer Menschen.

Herz-Kreislauf-Erkrankungen finden ihren Ursprung zu einem großen Teil in Lebensstilfaktoren wie Ernährung, Übergewicht und Stoffwechselerkrankungen, wie Diabetes Mellitus (Zuckerkrankheit), aber auch in regelmäßigem Nikotingenuss. Beruflicher Stress, persönliche Belastungen und Bewegungsmangel unterstützen die Krankheitsentwicklung. Zunächst hatten Männer auf Grund der Arbeitsprofile, der Ernährung sowie des vermehrten Nikotingenusses ein höheres Risiko. Gleichzeitig wurden die Frauen vor der Menopause durch die körpereigenen Östrogene geschützt. Durch die steigende Lebenserwartung einerseits und durch die veränderten geschlechtsabhängigen Lebensstilfaktoren andererseits ist das Herzinfarktrisiko von Frauen deutlich angestiegen.

Vor diesem Hintergrund gilt es, präventive Maßnahmen und deren Effizienz zu evaluieren.

Blair, Cheng und Holder konnten in einem breiten Literaturreview die Wirksamkeit von regelmäßigem körperlichen Training und somit allgemeiner Fitness zur Prävention von Herz-Kreislauf-Erkrankungen, wie Herzinfarkt, Schlaganfall, aber auch Dickdarmkarzinom nachweisen.[15]

Fillit, Butler et al. konnten einen Zusammenhang zwischen Lebensstil und Risikofaktoren nachweisen. Gleichzeitig zeigten sie auch den positiven Einfluss von körperlicher Fitness durch regelmäßiges Training auf und legten die Assoziation von Ernährungsfaktoren, Nikotin- und Alkoholkarenz und geistiger Kompetenz dar.[16]

Im Gegensatz dazu zeigten Myers und Praksch einen direkten Zusammenhang zwischen körperlicher Fitness und Lebenserwartung.[17] Das Todesrisiko korrelierte direkt mit der geringeren Leistungskapazität. Die schlechte körperliche Fitness war als Risikofaktor für ein frühes

15 S. N. BLAIR., Y. CHENG, J.S. HOLDER, Is physical activity or physical fitness more important in defend health benefits? In: Medicine and Science in Sport and Exercise 33 (2001) 379–399.

16 H.M. FILLIT, R.N. BUTLER, A. W. O,CONNEL et al., Achieving and maintaining cognitive vitality with ageing. In: Mayo Clinical Proceedings 77 (7) (2002) 681–696.

17 J. MYERS, M. PRAKASH, V. FROELICHER et al., Exercise capacity and mortality among men referred for exercise testing. In: New England Journal of Medicine 346 (2002) 793–801.

Lebensende wichtiger als andere Risikofaktoren wie Rauchen, hoher Blutdruck oder Zuckerkrankheit.

Wie von Manson gezeigt, steigt bei Frauen das Risiko für cardiovaskuläre Erkrankungen im mittleren Lebensalter, also nach der Menopause, deutlich an.[18] Dies trifft vor allem für körperlich wenig aktive Frauen zu.

Zusammenfassend kann gesagt werden, dass das Herzinfarktrisiko zunächst für Männer deutlich höher ist als für Frauen. Neben einer genetischen Prädisposition, angeborenen Vitien und anderen Erkrankungen, stellen Lebensstilfaktoren wie Bewegungsmangel, Übergewicht, Nikotinabusus die wichtigsten Risikofaktoren dar.

Nach dem Wechsel steigt das Risiko für Frauen ebenfalls deutlich an. Als Spiegel unserer Zeit, in der immer mehr Frauen auch Arbeitsbiographien wie Männer haben und somit auch deren Lebensstil übernehmen, haben Frauen und Männer im mittleren Lebensalter ein annähernd gleich hohes Risiko.

Wie von Hochleitner gezeigt, werden jedoch entsprechende Untersuchungen und diagnostische Interventionen häufiger bei Männern als bei Frauen durchgeführt.

## Zusammenfassung

Kompetent Altern ist für Frauen auch in der heutigen Gesellschaftsstruktur schwierig. Denn obwohl immer mehr Frauen eigenständige Existenzen aufbauen, so hinkt ihr Sozialprestige hinter dem der Männer nach. Das durchschnittliche Einkommen von Frauen ist niedriger, die Lebensumstände bescheidener und die Möglichkeit, auf finanzierte Hilfe zurückzugreifen, geringer. Gleichzeitig haben Frauen durch die Veränderungen in der Rollenverteilung, wie oben dargestellt, männliche Risikofaktoren dazu erworben.

Trotz der neuen Familienmuster sind Frauen nur bedingt aus der Rolle der Pflegenden herausgetreten. Noch immer übernehmen Frauen den Großteil der offiziellen, also bezahlten, aber auch der inoffiziellen und somit nicht bezahlten Pflege. Dies gilt nicht nur für die Kinder und Enkelkinder, sondern vor allem für Mütter, Schwiegermütter und Großmütter. Die Zahl der Fünfgenerationenfamilien steigt laufend. Die Zahl der zu Pflegenden ebenfalls. Die Zahl der Kinder sinkt, die Zahl der Pflegenden ebenfalls.

Gesundheitsvorsorge für Frauen kann sich daher nicht nur auf die klassischen Erkrankungen älterer Frauen wie Osteoporose, Inkontinenz und Herz-Kreislauf-Erkrankungen richten, sondern muss auch Bezug

18 J. E. MANSON, P. GREENLAND, A.Z. LaCROIX et al., Walking compared with vigorous exercise for the prevention of cardiovascular events in women. In: New England Journal of Medicine 347 (2002) 716–725.

nehmen auf das soziale Umfeld. Um die Schere aus Pflegebedürftigkeit, Abhängigkeit und mangelnder Pflege nicht noch weiter aufgehen zu lassen, müssen die klassischen Frauenberufe eine soziale Aufwertung erfahren. Dies darf nicht nur über höhere Gehälter passieren, sondern muss auch mit besseren Arbeitsbedingungen und vor allem mit einer Anerkennung dieser Leistungen einhergehen.

Gleichzeitig müssen breite, und niederflurige Gesundheitsförderungsprogramme die Autonomie der alternden Gesellschaft fördern. Es soll Wissen über den Einfluss von Lebensstilfaktoren auf den Alterungsprozess, aber auch über alterstypische Veränderungen und Krankheiten vermittelt werden. Hier sind insbesondere Erkrankungen des Knochens, des Herzens, kognitive Störungen bis hin zur Demenz sowie die Harninkontinenz zu nennen. Diese Erkrankungen haben nicht nur einzeln betrachtet, sondern vor allem, wenn mehrere gleichzeitig auftreten, einen hohen prädiktorischen Wert für Pflegabhängigkeit und Verlust der Autonomie. Sie beeinflussen einander auch im Sinne der Inkompetenzkaskade. Das heißt, dass zum Beispiel Immobilität die Entstehung von Harninkontinenz begünstigt. Beide gemeinsam fördern den persönlichen Rückzug und somit die soziale Isolation. Diese lässt wiederum intellektuelle Anregungen geringer werden, der geistige Abbauprozess wird eingeleitet. Letztlich kommt des zum innerlichen Rückzug, zur Depression und zum Tod.

Um diesem Prozess rechtzeitig entgegen zu wirken, müssen Lebensräume so adaptiert werden, dass Altern mit kleineren Behinderungen möglich wird. Dies betrifft nicht nur den unmittelbaren Wohnraum, sondern auch Kommunikationsflächen, öffentliche Gebäude und Transportmittel. Alte Menschen, vor allem ältere Frauen, dürfen von der Gesellschaft nicht mehr stigmatisiert werden. Durch Verbesserung der Intergenerationenbeziehungen werden nicht nur wertvolle Transferleistungen möglich, sondern auch Wertschätzung und Verhinderung der Entsolidarisierung. Ein Problem älterer Frauen ist nicht nur niedriges Einkommen und dementsprechend niedriger Lebensstandard, sondern vor allem die Einsamkeit und die soziale Isolation. Strategien zur Bekämpfung der sozialen Isolation sind nicht nur aus humanitärer Sicht, sondern auch aus ökonomischen Aspekten wichtig. Letzten Endes ist das Leben in der gewohnten Umgebung nicht nur angenehmer, sondern auch kostengünstiger.

Da es gelungen ist, die Lebenserwartung wesentlich zu steigern und da in der westlichen Welt auch die Zahl der behinderungsarmen Jahre kontinuierlich steigt, wird die Anforderung an unsere Gesellschaft sein, mit diesen gewonnenen Jahren sorgsam umzugehen. Es wird wichtig sein, ein wertschätzendes und respektvolles Klima zu schaffen, in dem alle Generationen von einander profitieren können.

# AUTORINNEN UND AUTOREN

Dr. phil. Elisabeth Dietrich-Daum
Institut für Sozial- u. Wirtschaftsgeschichte
der Universität Innsbruck
Innrain 52
A-6020 Innsbruck

Dr. phil. Irina Valentinovna Egorysheva
N.A.Semashko Institute for Research on Social Hygiene
Economics and Public Health Management
RAMS
Moscow

Prof. Dr. jur. Sibylla Flügge
Fachhochschule Frankfurt am Main
Nibelungenplatz 1
D-60318 Frankfurt/Main

Mag. phil. Martina Gamper
Meidlgasse 39/2/18
A-1110 Wien

Dr. phil. Hans-Georg Hofer
Institut für Geschichte der Medizin der
Albert Ludwigs-Universität
Stefan-Meier-Str. 26
D-79104 Freiburg

Dr. phil. Brigitta Keintzel
Projektzentrum Genderforschung
Spitalgasse 2, Hof 7
A-1090 Wien

Mag. phil. Meike Lauggas
Geblergasse 69/20
A-1170 Wien

Dr. phil. Stefanie Marggraf
Institut für Frauen- u. Geschlechterforschung
TU Berlin
Maßmannstraße 9
D-12163 Berlin

Dr. phil. Anne Masseran
Institut für Wissenschaftsforschung und Wissenschaftstheorie
Universität Wien
Sensengasse 8
A-1090 Wien

Dr.phil. Elisabeth Mixa
Hermanngasse 31/22
A-1070 Wien

Prim. Dr. med. Katarina Pils
Institut für Physikalische Medizin und Rehabilitation
Ludwig-Boltzmann-Institut für Interdisziplinäre Rehabilitation in der Geriatrie
SMZ-Sophienspital
Apollogasse 19
A-1070 Wien

Dr. phil. Petr Svobodny
Institut für Geschichte der Karlsuniversität
Ovocny trh 3
CZ-11636 Praha 1